Paolo Falaschi · David R. Marsh
Editors

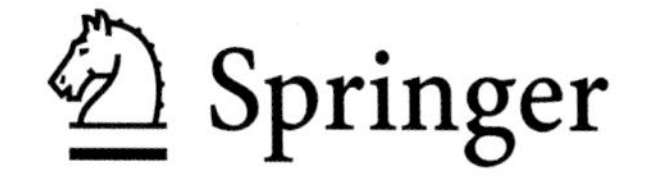

Orthogeriatrics
老年骨科学

王满宜　王　宸
主审

吴新宝　陈　辉　芮云峰
主译

东南大学出版社
SOUTHEAST UNIVERSITY PRESS

图书在版编目(CIP)数据

老年骨科学 / (意)保罗·法拉斯基(Paolo Falaschi),(英)戴维·R.马什(David R. Marsh)主编;吴新宝,陈辉,芮云峰主译.—南京:东南大学出版社,2019.10

书名原文:Orthogeriatrics

ISBN 978-7-5641-8558-9

Ⅰ.①老… Ⅱ.①保… ②戴… ③吴… ④陈… ⑤芮… Ⅲ.①老年人-骨科学 Ⅳ.①R68

中国版本图书馆 CIP 数据核字(2019)第 209652 号

江苏省版权局著作权合同登记

图字 10-2018-172

老年骨科学(Orthogeriatrics)

主　　编	Paolo Falaschi　David R. Marsh
主　　译	吴新宝　陈　辉　芮云峰
出 版 人	江建中
责任编辑	陈潇潇
出版发行	东南大学出版社 (江苏省南京市四牌楼 2 号东南大学校内　邮政编码 210096)
网　　址	http://www.seupress.com
印　　刷	南京顺和印刷有限责任公司
开　　本	710mm×1000mm　1/16
印　　张	14
字　　数	269 千字
版 印 次	2019 年 10 月第 1 版　2019 年 10 月第 1 次印刷
书　　号	ISBN 978-7-5641-8558-9
定　　价	100.00 元

(*东大版图书若有印装质量问题,请直接与营销部联系,电话 025-83791830)

老 年 骨 科 学
Orthogeriatrics

主　编：Paolo Falaschi
Sant' Andrea Hospital
Sapienza University of Rome
Rome, Italy

David R. Marsh
University College London
London, UK

主　审：王满宜　王　宸

主　译：吴新宝　陈　辉　芮云峰
副主译：杨明辉　李荥娟　邱晓东

翻　译：（按姓名拼音排序）
陈　辉　陈民浩　崔学良　代广春　邓春花　李　贺
李　洁　李荥娟　刘俊延　刘松桥　鲁攀攀　陆新健
马彬彬　亓一鸣　邱晓东　任晓妹　芮云峰　石　柳
汪天宇　王　臻　吴燕平　谢　添　徐宏亮

校　对：（按姓名拼音排序）
陈　辉　崔　颖　李新萍　李荥娟　倪　明　邱晓东
任利群　芮云峰　王　宸　王　庚　王　磊　王晓庆
王晓燕　吴新宝　杨建军　杨明辉　杨　毅　张里程
张亚峰　周　雁　邹继红

主译简介

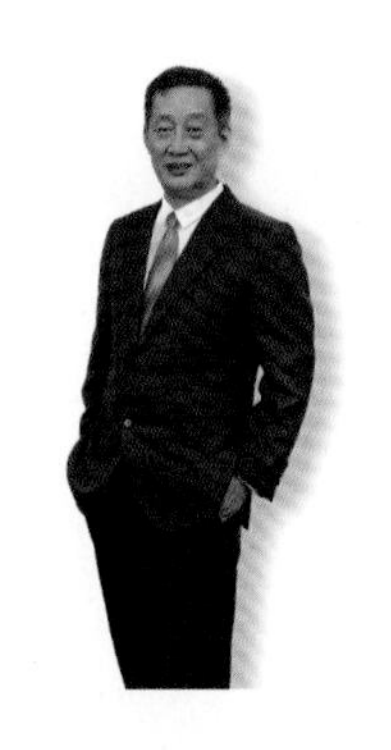

吴新宝，主任医师，教授，硕士研究生导师。现任北京积水潭医院副院长、北京积水潭医院创伤骨科行政主任、北京市创伤骨科研究所所长助理、AO创伤中国区主席。

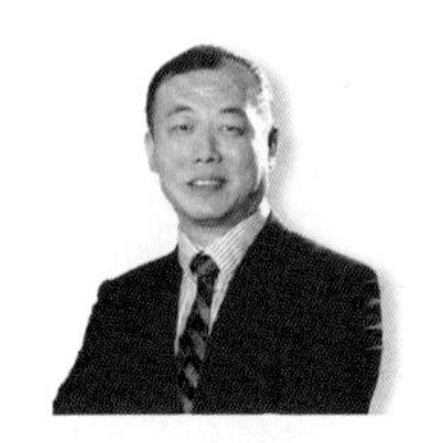

陈　辉，主任医师，现任东南大学附属中大医院创伤中心主任，东南大学创伤骨科研究所常务副所长。

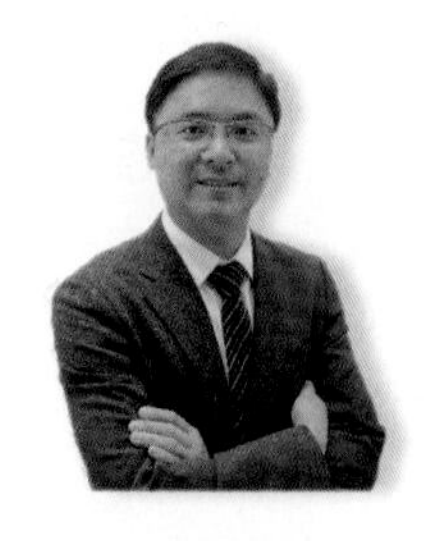

芮云峰，副主任医师，副研究员，博士后，博士生导师。现任东南大学附属中大医院骨科副主任、东南大学创伤骨科研究所副所长。

主　审:

王满宜　北京积水潭医院骨科

王　宸　东南大学附属中大医院骨科

主　译:

吴新宝　北京积水潭医院骨科

陈　辉　东南大学附属中大医院骨科

芮云峰　东南大学附属中大医院骨科

副主译:

杨明辉　北京积水潭医院骨科

李荥娟　东南大学附属中大医院老年科

邱晓东　东南大学附属中大医院麻醉科

翻　译:（按姓名拼音顺序排序）

陈　辉　东南大学附属中大医院骨科

陈民浩　东南大学附属中大医院骨科

崔学良　东南大学附属中大医院骨科

代广春　东南大学附属中大医院骨科

邓春花　东南大学附属中大医院骨科

李　贺　东南大学附属中大医院骨科

李　洁　东南大学附属中大医院老年科

李荥娟　东南大学附属中大医院老年科

刘俊延　东南大学附属中大医院骨科

刘松桥　东南大学附属中大医院重症医学科

鲁攀攀　东南大学附属中大医院骨科

陆新健　东南大学附属中大医院麻醉科

马彬彬　东南大学附属中大医院骨科

亓一鸣　东南大学附属中大医院骨科

邱晓东　东南大学附属中大医院麻醉科

任晓妹　东南大学附属中大医院老年科

芮云峰　东南大学附属中大医院骨科

石　柳　东南大学附属中大医院骨科

汪天宇　东南大学附属中大医院精神心理科

王　臻　东南大学附属中大医院麻醉科

吴燕平　东南大学附属中大医院老年科

谢　添　东南大学附属中大医院骨科

徐宏亮　东南大学附属中大医院无锡分院骨科

校　对（按姓名拼音顺序排序）

陈　辉　东南大学附属中大医院骨科

崔　颖　东南大学附属中大医院手术室

李新萍　北京积水潭医院老年科

李荥娟　东南大学附属中大医院老年科

倪　明　中国人民解放军总医院第一医学中心骨科

邱晓东　东南大学附属中大医院麻醉科

任利群　东南大学附属中大医院老年科

芮云峰　东南大学附属中大医院骨科

王　宸　东南大学附属中大医院骨科

王　庚　北京积水潭医院麻醉科

王　磊　上海交通大学附属第六人民医院骨科

王晓庆　上海交通大学附属第九人民医院骨科

王晓燕　东南大学附属中大医院护理部

吴新宝　北京积水潭医院骨科

杨建军　郑州大学第一附属医院麻醉科

杨明辉　北京积水潭医院骨科

杨　毅　东南大学附属中大医院重症医学科

张里程　中国人民解放军总医院第一医学中心骨科

张亚峰　南通大学附属医院骨科

周　雁　北京积水潭医院麻醉科

邹继红　东南大学附属中大医院老年科

Preface – Why Orthogeriatrics?

Frail, elderly patients with fragility fractures make up a large proportion of the workload of most trauma and orthopaedic (T&O) departments. Their needs are very different from younger patients with musculoskeletal injury or conditions requiring surgery, such as total joint replacements. There is now sufficient evidence from around the world to say with confidence that a multidisciplinary approach to their care is not only better for them, but better also for the efficient and cost-effective running of the T&O unit as a whole.

The editors and most of the authors of this book are active members of the Fragility Fracture Network (FFN) of the Bone and Joint Decade—a global organisation that aims to facilitate the ability of health services everywhere to cope with the rising tide of fragility fractures, particularly hip fractures, that is a consequence of ageing populations. The FFN believes that, despite the differences between the health services of different countries, the superiority of multidisciplinary care in this group of patients is universal.

The term 'orthogeriatrics' is used as shorthand, because historically it was collaboration between the specialities of orthopaedic surgery and geriatric medicine that generated the evidence supporting the multidisciplinary approach. However, there are obviously many parts of the world where the speciality of geriatrics is not sufficiently established for this to be feasible. The purpose of this book is therefore to describe and analyse what are the essential components of the orthogeriatric approach that make a beneficial difference to the care of elderly fracture patients, so that activists in all countries can plan how to develop the necessary competencies within the available resources and deliver the care that patients need.

Several characteristic features of geriatric medicine can immediately be identified as being especially beneficial to elderly fracture patients:

1. Understanding of the geriatric syndrome of frailty. This is a physiological syndrome—quite distinct from fragility which is a mechanical issue affecting bone (it is unfortunate that the same word is used to denote both entities in some languages).
2. A holistic view of older patients' health, with an appreciation of the interactions between body systems and between physical, mental and social dimensions.

3. A pragmatic view of treatment goals, identifying what is achievable given the patient's overall state and what is worth the cost to the patient of treatment.
4. Familiarity with, and influence in, the network of resources available for elderly patients—particularly useful in planning timely discharge from the fracture unit.
5. Resources for, and experience in, coordinated multidisciplinary rehabilitation teams for older patients.

However, physicians with geriatric competencies are not enough to meet the needs of older fracture patients. Without the input of orthopaedic surgeons, their efforts would be the equivalent of one hand clapping. The geriatrician needs the surgeon to restore the patient's locomotor abilities and remove the cause of their pain—just as much as the surgeon needs the physician to keep the patient alive and safe throughout the perioperative and postoperative phases of the acute fracture episode. Furthermore, surgeons need to tailor their treatment to the needs of the frail elderly, for instance by recognising the importance of one single operation that allows full weight-bearing whenever possible (this may seem obvious now, but was not so before the involvement of geriatricians brought the necessary reality check).

Of course, the orthopaedic surgeon and the geriatrician are not the only members of the multidisciplinary team that the patient needs. Anaesthetists are also crucial team members; fracture units that have been fortunate enough to find one who sees the elderly fracture patient as a fascinating challenge—rather than a somewhat scary chore—have seen massive improvements in efficiency and quality. Nurses, particularly specialist nurses with experience of elderly patients and fractures, are an immensely valuable resource, capable of multiplying the contribution of geriatric co-management many fold. In countries with specialists in rehabilitation medicine, the later phases of functional recovery need to be integrated with the earlier pre- and postoperative phases. Psychological support for the patient and their carers has a valuable role to play.

As with all fragility fractures, an essential part of the management of the acute fracture episode is a systematic attempt to prevent another fracture, by addressing osteoporosis and falls risk. The system for reliably achieving this may be led by an osteoporosis specialist, but we consider this function as an integral part of the holistic orthogeriatric approach. Again, the role of nurses is usually central in delivering secondary prevention on the required scale.

We and our contributors have covered all these aspects to the best of our ability. We hope that this book will be helpful in spreading this modern system of management, to the benefit of patients worldwide.

Rome, Italy Paolo Falaschi
London, UK David R. Marsh

译 者 序

随着人口老龄化日益严重，发生在老年人身上的骨质疏松性骨折（脆性骨折）逐渐增多，成为全球面临的严重公共卫生问题。这一问题在我国也日益凸显。脆性骨折会造成老年人功能减退，死亡率增高，同时对家庭、社会都有严重的影响。为应对老年脆性骨折急剧增加的形势，需要全社会的关注，卫生工作者更是责无旁贷。

在临床实践中，我们逐渐认识到脆性骨折的发生与人的衰老和衰弱、骨质疏松、肌少症及合并疾病密切相关，而且它们之间会互相影响，形成恶性循环。在面对发生脆性骨折的老年患者时，尤其是面对迅速增加的老年骨折患者时，无论是理论方面（教材、教科书），还是临床实践方面，我们都准备得不够充分，尤其是现在的学科发展越来越专业化，对于老年骨折患者骨科医生感觉到治疗面对很多困难，单打独斗常常不能获得预期的最佳效果，在老年髋部骨折尤其明显。依据国内外的循证医学证据和临床指南，结合国内的临床经验，成立由骨科、老年科（内科）、麻醉科、护理、康复科等组成的多学科团队，能够明显提高老年脆性骨折的治疗效果。

为了提高全球老年脆性骨折的治疗效果，意大利的老年科医生 Paolo Falaschi 教授和英国的骨科医生 David R. Marsh 教授主编了《老年骨科学》。本书主要推广多学科协作治疗老年脆性骨折的理念，从这一理念的发展历史、全球多个地区的治疗现状、各个学科与老年骨折相关的专业知识、多学科团队的协调配合等方面进行了深入的阐述。非常高兴这本书已经翻译成中文，这为我们处理老年骨折提供了重要的知识和参考，相信本书的中文翻译版一定会为我国老年骨折的治疗起到积极的推动作用！

吴新宝

2019 年 9 月

目　录

感谢江苏省瑞华慈善基金会对本书出版的大力支持！

1 老年骨科模式:全球研究进展

David R. Marsh
翻译:亓一鸣,石柳,芮云峰;一校:倪明;二校:王宸

在 1996 年英国骨科协会举办的秋季会议上,来自英国黑斯廷斯的老年科医生 Bobby Irvine 和骨科医生 Michael Devas 首次提出了"老年骨科单元"的概念[1]。他们报道了由他们共同治疗的 100 位 80 岁以上的髋部骨折患者的治疗结果。这份简短的报告包括以下两个重要方面的陈述:

(1)根据该治疗小组的经验,除非患者术后能立即下地行走,否则针对老年人受伤施行的任何手术都不算好手术。

(2)在 100 名 80 岁以上的患者中,除了"贫血"以外,还作出 209 个其他重要的疾病诊断。

因此,他们在研究的起始阶段就确立了多学科管理的两个基本要素——早期活动和对合并疾病的诊断。这两位医生饱含热情、继续执着地深入研究出更多的治疗原则[2,3]:

(1)必须意识到老年患者功能的丧失就是独立性的丧失。

(2)不论患者年龄多大,都能通过手术减轻疼痛而获益。

(3)入院时应立即开始预防压疮。

(4)骨折的治疗不能脱离患者自身的其他医学和社会问题。

(5)最好由多学科团队对患者进行全面评估。

随后,一些国家试图效仿这种管理模式[4]。尽管许多开展这一工作的先驱者们都相信:通过减少住院时间来提高成本效益是该模式的好处之一,但在 20 世纪 90 年代末,在这方面仍有相当多的负面报道[5,6]。然而,越来越多的研究者确认,该模式下,医疗质量有所改善[6,7]。

D. R. Marsh: University College London, London, UK
E-mail: d. marsh@ ucl. ac. uk

这些早期的经验主要是:骨科医生手术治疗髋部骨折后,由老年医学科医生负责术后康复。然而,在大家越来越清楚地认识到老年髋部骨折患者的衰弱和合并症在急性期和围术期会对患者的生命构成威胁之后,老年患者髋部骨折的管理就发生了根本的改变,和平时负责管理骨折病房的初级骨科医生相比,老年医学科医生更有能力应对这种复杂的情况。正如前面描述的早期经验一样,这种改变首先发生在英国,我们将在下面的 1.2 节中对其进行介绍。

1.1 老年骨科的全球进展

使用单个词语"orthogeriatrics"在谷歌学术中进行检索(截止至 2016 年 5 月),共检索到 2300 篇相关文章,其中许多文章标题中包括词语"orthogeriatrics"。这些文章大多数来自欧洲和北美洲,而在其他一些地方,如澳新地区和新加坡,也有零星的报道。东南亚、拉丁美洲和中东的新兴经济体的文章非常少,而这些地区髋部骨折患者数量预计增长是最迅猛的。因此,这些地区对效率和成本效益最大化的需求是最迫切的。

1.1.1 欧洲(不包括英国)

老年骨科管理在整个欧洲分布不均,北欧和南欧的不均匀程度都很相似。然而,情况转变很快,过去两年有许多新的文章发表。

在意大利,早在 1996 年就成立了一个致力于研究老年创伤和矫形医学的协会(意大利创伤和老年矫形外科学会,Associazione Italiana di Traumatologia ed Ortopedia Geriatrica,AITOG)。虽然其成员只包含外科医生,但 2016 年的 AITOG 大会将"多学科干预"作为其大会主题[8]。2008 年,在 Reggio Emilia 创建了老年骨科通讯,并制定了一个有用的老年骨科协作水平的分类标准[9,10]。随后,由意大利老年医学和老年病学学会(Italian Society of Gerontology and Geriatrics,SIGG)和精神病学协会(Association of Psychogeriatrics,AIP)发起,成立了意大利老年骨科协会(Gruppo Italiano Ortogeriatria,GIOG)。GIOG 参照英国和其他地区老年骨科发展取得的新经验制定了一份关于髋部骨折管理的立场声明[11]。GIOG 成员只包含老年科医生,在国家层面尚未成立一个多学科组织。尽管如此,关于多学科管理的经验已有多篇文章发表[10,12]。来自托斯卡纳的一项研究表明,多学科管理模式可使老年髋部骨折患者 30 天死亡率下降 25%[13]。

在西班牙,医疗系统是以地区而不是按国家为基础组建的。因此,在髋部骨折患者的管理上表现出一定程度的地区差异[14]。然而,人们对老年骨科共同管理的兴趣很高,而且增长迅速。这两届老年骨科年会参会人数众多,吸引了很多骨科医生和老年医学科医生参加。和其他国家一样,西班牙的早期经验也只停留在术后康复阶段。2005 年[15]和 2010 年[16]马德里大学医院发表的两篇高质量的随机对照试验的文章,展示了“急诊老年骨科单元”(Acute Orthogeriatric Units, AOGU)的临床价值。髋部骨折患者被随机分配到由老年科医生会诊的常规骨科病房或者老年科和骨科医生共同管理的 AOGU,两组随机对照试验均未发现在临床上和功能上存在显著性的差异。虽然部分原因可能是他们能力有限,但是入住 AOGU 的患者,其住院时间和其他重要的流程相关指标有了实质性的降低。

西班牙参与了推动国际上对髋部骨折的研究,这将在 1.3.1.2 节进行讨论。已经有几个机构表达了相关兴趣,而且一个机构已经开始小规模的实施,即西班牙骨质疏松性骨折协会(Sociedad Española de Fracturas Osteoporóticas, SEFRAOS)——一个长期的、真正的多学科组织,其致力于解决脆性骨折的两大问题:急性期多学科管理和二级预防。

在奥地利,来自因斯布鲁克的一个优秀团队,创建了蒂洛尔老年骨折中心,以全面的共同管理模式降低了老年髋部骨折患者的住院时间和死亡率[17]。这个中心和美国的罗切斯特中心(见 1.1.2 节)一样,与 1.3.2 部分中描述的 AO 创伤计划相关联。该中心还对几种不同的老年骨科管理模式进行了早期的文献综述[18]。

在德国,急性期多学科管理的需求和实用性正被迅速接受。德国创伤学会(Deutsche Gesellschaft für Unfallchirurgie, DGU)已经开启了两个关键发展步骤。第一个是引入对医院设立的老年创伤中心进行认证的流程。第二个是创建老年骨折登记系统,其数据库包括脆性骨折联盟中关于髋部骨折管理的最小公共数据集(见第 1.3.1.2 节)。这些步骤为未来老年骨科学的发展奠定了良好的基础[19]。此刻,与德国老年医学协会(Deutsche Gesellschaft für Geriatrie, DGG)合作编写,并与英国首创的老年骨科联盟相呼应的(见第 1.2 节)的一项国家专家共识指南即将出版。

尽管这种老年骨科的服务模式尚未普及,斯堪的纳维亚地区的几个国家还是对其表现出了浓厚的兴趣。在 21 世纪第一个十年末期,挪威进行了两项有关老年骨科管理的随机对照试验研究。这两项研究都比较了几乎不涉及骨科干预的老年科病房对髋部骨折病人的整体管理(除了外科手术以外)和很少涉及老年医学科干预的骨科病房对髋部骨折病人的整体管理。来自挪威首都奥斯陆的研究[20]重点关注谵妄的预防。老年骨科管理并没有显示出其优越性。但它确实显示,骨折前住在自己家里的病人的行动能力有所提高。来自挪威特隆赫姆[21]的研究也发现综合性的老年骨科管理可改善患者的活动水平和日常生活活动。与期望相反的是,进一步分析[22]显示:最大的差异出现在骨折前功能更好的患者之中。但是,值得重视的是:这两项研究并不是对真正的多学科管理进行的评价。

与奥斯陆研究中对谵妄影响的阴性结果相反,瑞典于默奥进行的一项随机临床试验发现,仅针对术后病人的老年骨科管理,可显著减少术后谵妄的发生率、谵妄的持续时间[23]、压疮等其他并发症,并减少了住院时间。随后的亚组分析[24]显示,对于术前已合并老年痴呆的患者,术后老年骨科管理在预防谵妄方面能达到相同的疗效。术后 4 个月和 12 个月随访表明:由老年科医生主导康复训练的患者,日常生活和行走能力更好[25]。

2008 年,随着哥本哈根比斯柏格地区老年骨科服务的启用,丹麦发表了一份关于改进髋部骨折管理的研究报告,目前该服务已完全建立起来[26]。同一单位最近的一项研究[27]证实,在根据年龄、性别和 ASA 评分进行调整后,老年髋部骨折患者术后 30 天、90 天和 1 年死亡率大幅减少。有趣的是,这一结果是在老年科医生只负责管理半数患者的情况下得到的,这反映了外科医生和病房其他工作人员医疗能力的提升。

2014 年,在芬兰塞伊奈约基市召开了一场老年骨科研讨会[28],但是当时这个模式在芬兰还没有建立。同样,老年骨科在法国也处在一个非常早期的发展阶段;然而,他们发现通过运用老年患者术后早期随访和康复管理系统,可以增加创伤患者的流动,降低死亡率和较高的出院率[29]。

比利时的一所大学医院[30]通过 RCT 研究评估了住院患者老年咨询小组(Inpatient Geriatric Consultation Teams,IGCTs)的作用。这种干预发生在手术前,尽管该模型缺乏实际的共同管理,其主要任务是给创伤病房团队的详细建议。该研究并未显示出 IGCTs 任何明显的优势,可能是因为创伤病房工作人员的管理能力很强,也可能是他们已经将从 IGCTs 中学到的经验推广到了对照组,实际中 IGCTs 并没有治疗对照组病人。然而,同一项试验的后期报告确实显示了其中的益处:IGCTs 组患者术后谵妄的发生率降低了 30%,但发生谵妄患者的持续时间并未缩短[31]。

荷兰虽然在二级预防[32]和择期骨科手术的快速康复路径[33]等领域已有相关文章发表,但是在急性骨折的多学科管理方面进展较少。在鹿特丹召开的第四届 FFN 会议上,来自代尔夫特、阿纳姆和奈梅亨的多学科代表就髋部骨折多学科管理做了汇报[34],有望在不久的将来会出现更多的相关报道。

爱尔兰按照英国制订的管理路径,快速地在国家和地方层面建立了骨科老年科合作管理的模式。位于都柏林的梅特医院,老年科和骨科协同管理的疗效令人鼓舞[35]:患者死亡率和出院目标都得到改善。但是,由于该研究是由回顾性的比较研究组成,因此其方法学较弱。在爱尔兰老年医学学会(Irish Gerontological Society)和爱尔兰创伤和矫形学会(Irish Institute of Trauma and Orthopaedics)的支持下,爱尔兰仿照UK-NHFD(第1.2.2节)建立了爱尔兰髋部骨折数据库(Irish Hip Fracture Database,IHFD)[36],并从2012年开始对全国性的数据进行前瞻性地收集。他们的第二份年度报告可在网上查阅[37]。最近,来自利默里克的一项研究通过分析IHFD数据[38]发现,通过引进专门的老年骨科服务,患者术后1年死亡率、住院时间和进一步康复需求都得到显著改善。同时,健康经济学分析显示这种模式节省了可观的治疗费用[39]。

2014年,瑞士的一个研究小组报告了一项前瞻性研究[40],在该小组中不仅有创伤团队的管理,同时还包含了高年资的内科住院医师、护理专家和物理治疗师的常规管理。他们模仿美国罗切斯特老年骨折中心的做法,引入了一种管理模式[41],其中包括标准化的流程和更多骨科及内科住院医师整合的协同管理。这一创新将患者的平均住院时间从11.3天缩短至8.6天,并将内科并发症的发生率从73%降低至59%,但是对患者术后1年死亡率或出院去向并没有影响。研究人员强调了早期出院计划各组成部分的重要性和达成这一目标的实施途径。

东欧还没有正式开展骨科和老年科共同管理模式,但是由于AOTrauma和其他项目的推广,这一理念也有了广泛的传播(第1.3.2节),波兰和克罗地亚等国家就希望能获得资助并在当地成立这样的管理模式。

1.1.2 北美

在美国,2001年发表的一项研究显示,老年科积极主动的参与管理可大幅减少患者术后谵妄的发生率[7]。然而,直到2008年,罗切斯特(纽约州)才出现了第一份关于现代老年骨科管理的报道[41]。与当地其他骨折中心相比,老年骨科院内死亡率、再入院率和住院时间都相应减少。罗切斯特老年骨折中心(Geriatric Fracture Center,GFC)成立了一个综合性规划中心,该中心通过与Synthes公司和AOTrauma合作,在美国和国际上倡导全面的骨科和老年科共管模式(1.3.2节)。老年医学临床特刊中以一个特殊议题的方式对GFCs的基础——多学科相关层面进行了详细阐述[42]。2012年,旨在促进世界范围内骨科和老年科共管模式的发展,国际老年骨折学会(International Geriatric Fracture Society)成立[43];其目标与脆性骨折联盟(Fragility Fracture Network)一致。

由美国发表的一项荟萃分析表明,骨科和老年科共管模式可减少患者的住院时间,而且综合性最高的共管模式可降低患者的死亡率[44]。最近的一项健康经济分析表明,要想制定真正的共同管理模式,就需要对服务资源进行重新配置,这种重新分配在中等容量的医疗中心可能会有成本效益,而在高容量的医疗中心可能会节省开支[45]。

在加拿大多伦多,一项由老年科医生主导的强化康复计划[46]结果表明,髋部骨折患者出院后回家的比例有所增加。然而,加拿大在急性期老年科和骨科协同管理方面仍然没有给予太多关注。加拿大髋部骨折协作研究小组[47]正在对开展髋部骨折手术 48 小时标准检查程序的有效性进行评价[48]。

1.1.3 拉丁美洲

拉丁美洲的骨科医生敏锐地意识到,人口构成的定时炸弹正在他们身体下面"滴答"作响[49]。然而,到目前为止,他们只有两个骨科和老年科共同管理的相关研究报道。第一个是 2012 年由智利发表[50]的一篇研究,通过对术前和术后老年科评估疗效的研究发现:患者在生存或住院时间上没有差异,但在减少长期住院和内科并发症等方面有所改善,特别是对于谵妄患者来说,并没有增加其住院时间。第二个是 2016 年来自哥伦比亚的研究[51],该老年骨科项目采用由上文中提到的罗切斯特模式发展而来的标准化流程,由外科医生和麻醉医生共同管理。在比较了项目起始 4 年中的前两年(2008—2010 年)和后两年(2010—2012 年)的结果后发现,患者术后 1 年死亡率显著降低,差异有统计学意义。

1.1.4 亚太地区

老年骨科的发展在印度和中国显然更为当务之急。因为预计到 2050 年,全世界几乎一半的髋部骨折将发生在这两个国家。为此,本书第 13 章将致力于讨论这些国家应如何改善脆性骨折的医疗护理。中国的一篇关于老年科干预髋部骨折管理[52]的荟萃分析显示:老年科医生已经意识到参与髋部骨折管理的意义,但是直到现在,老年科医生的介入还是不够。北京的一篇论文阐释了将国际上类似的研究数据库(见第 1. 3. 1. 2 节)应用到中国的可能性[53],我国台湾的医疗工作者也敏锐地意识到这一发展的需求[54]。

在日本,脆性骨折网络的国家级分支机构已经成立,并在 2016 年召开了第四届年会[55]。富山市立医院已经建立了老年骨科医疗服务体系,在鹿特丹召开的第四届脆性骨折网络年会上积极地展示了其早期的研究结果[56]。

澳大利亚和新西兰在英国的积极影响下,也已经取得了很大的进展。2011 年,澳大利亚和新西兰老年医学会发表了老年骨科专家共识(Position Statement on Orthogeriatric Care)[57],这一声明和英国髋部骨折指南相一致[58]。内科学杂志(*Internal Medicine Journal*)的一篇文章中也提出了强烈的行动号召[59]。墨尔本的一个老年骨科护理及康复服务(Orthopedic Aged Care and Rehabilitation Service, OARS)报道了在骨科病房中老年医学参与的益处[60],尽管这是一个缺乏对照的研究,但患者的死亡率低于全国平均水平。

澳新地区髋部骨折注册登记系统的创立是一次大的飞跃[61],其职责是制定达成共识的国家指南和标准,并评估各骨折单元的依从性,完全像上述 FFN 的战略重点中描述的一样(见第 1.3.1.3 节)。澳大利亚的护士在这一路径中的贡献也很大[62]。

香港中文大学医院的一项回顾性队列研究[63]发现,术前增加老年骨科管理,在手术时间、死亡率、日常活动和生活能力等方面都有惊人的改善。一篇来自新加坡的报道结果令人鼓舞[64]:在鼓励开展老年骨科服务以后,患者的死亡率、术后功能及术后并发症均得到改善。

1.1.5 中东地区

中东地区刚刚成立了老年病学科,目前还没有关于老年科和骨科共同管理的相关报道。一个著名的老年骨科管理模式是来自以色列的(Sheba)模式。根据其开展 5 年的经验,报道了持续良好的结果[65]。来自同一机构的后续健康经济分析[66]结果显示,与标准护理模式相比,Sheba 模式使平均每位患者的花费降低了 23%,并大幅提高了患者的生活质量。

1.2 英国启示

20 世纪 80 年代,在获得了本章开始所描述的早期经验以后,骨科和老年科共管模式发生了一些转变,其中也包括英国。老年科医生从仅仅参与患者的康复阶段的管理向参与急诊围术期的管理转变。在爱丁堡、格拉斯哥[7]、加的夫[68]和贝尔法斯特[69]的一些先行者证明了这种合作模式是可行的,他们作为典范也激励了这种合作模式在全国范围的发展,这对于骨科和老年科共管模式的发展是至关重要的。

1.2.1 谅解备忘录

来自英国矫形外科学会(British Orthopaedic Association,BOA)和英国老年病学学会(British Geriatrics Society,BGS)的小规模专家团队于 2004 成立了两个多学科小组:一个致力于制定脆性骨折的管理指南和标准;另一个旨在建立一个国家髋部骨折数据库,用以上标准来评估依从性。在 2007 年,他们说服了各自的主席签署一份正式的理解备忘录(图 1.1),将指南以“蓝皮书”的形式出版[70]。“蓝皮书”非常清楚地规定,在术前、围术期以及术后康复阶段均需要进行骨科和老年科的协同管理。它还规定,事故导致骨折的治疗直到采取措施防止进一步的再次骨折后才能算完成,即二级预防。

MEMORANDUM OF UNDERSTANDING
(Collaboration on Fragility Fractures)

The British Geriatrics Society
The British Orthopaedic Association

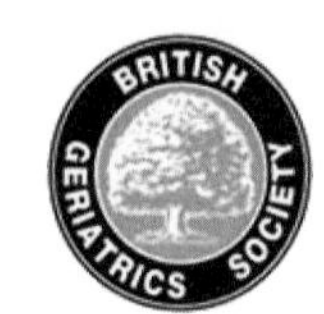

Introduction

Older people make up the majority of the 310,000 UK patients who present with fracture each year. Around a quarter are hip fractures, for which demography and a rising age-specific incidence are leading to an overall 2% increased incidence per annum. Subsequent mortality is high, about 5 fold compared to their peers without fractures in the following 12 months.
These hip fractures account for direct healthcare costs of £1.8 billion per annum, estimated to reach £2.2 billion by 2020. As much again results from the social care costs, associated with incomplete functional recovery.
Other fragility fractures, notably those of the wrist, humerus and pelvis, also contribute significant pain, disability and health and social care costs. These are often accompanied or preceded by other manifestations of osteopenia or osteoporosis such as vertebral fractures.

Aims and Objectives

The British Geriatrics Society [BGS] and the British Orthopaedic Association [BOA] will collaborate on a range of initiatives intended to improve knowledge and clinical practice in the prevention, treatment and rehabilitation of patients with fragility fractures.

We recognise that success in this aim is a challenge to our complex health services: primary and secondary care, surgeons and physicians, nurses and therapists must all contribute to the pathways of care, as outlined in various Department of Health policies and expert clinical guidance.

图 1.1 2007 年 BOA 和 BGS 签署的谅解备忘录

这两个全国性协会的专业性意见引起了国家健康保健研究所(National Institute for Health and Care Excellence,NICE)的重视,它成立了一个关于老年髋部骨折管理指南的制定小组。2011 年出版的指南[71]完全赞同蓝皮书的建议,提倡骨科和老年科的共同管理。2012 年,这些建议作为质量标准发表以后[72],成为英国国民健康保险制度(NHS)的官方政策。

但是,这些国家层面的发展只代表了一半。同样重要的另一半是地方一级的医务人员的意识形成和实践的改变。这些都是通过国家髋部骨折数据库(National Hip Fracture Database,NHFD)来实现的。

1.2.2 全国髋部骨折数据库

系统地监测髋部骨折患者个体基础护理的想法起源于瑞典的 Rikshöft 系统。Rikshöft 系统早在 1988 年开始建立,直到今天仍然运行良好[73]。

这一系统从瑞典传到苏格兰以后，苏格兰髋部骨折研究(Scottish Hip Fracture Audit, SHFA)从1993年持续到2010年,直到政府居然认为髋部骨折管理的问题已经得到了解决并停止了对该研究的资助！与SHFA并行的是苏格兰学院间指南网络(Scottish Intercollegiate Guidelines Network, SIGN),该网络制定了《老年髋部骨折管理指南》(*Management of Hip Fracture in Older People*),并进行定期更新(SIGN－15,1997年;SIGN－56;2009年,SIGN－111,2009年)。SIGN指南的制定是以一种SHFA能够测量和记录的方式,得益于SHFA搜集的数据,而髋部骨折管理的实践,得益于这些指南的发表。苏格兰的这一经验是极为重要的,因为它显示了指南或标准和研究在改善临床行为方面强大的协同作用。然而,需要注意的是,这种协同作用仅适用于研究是在不断进行的情况下:个体水平的数据反馈给参与者并作为与全国其他同行进行比较的基准。明确这一点在英国NHFD的设计中是至关重要的。

在建立NHFD过程中得到的另一个经验是,仅包括基准测试所需变量的最小数据集,比一个复杂的数据库更有用,在繁忙的骨折病房中小型数据库是唯一可以保证数据完整性的手段。然而,收集更详细的数据需要更多的时间,所以在NHFD的设计中,基础数据库是可以在有限的医院群体中和有限的时间里通过更多的细节进行补充的。

NHFD数据库包含一些与患者有关的变量,这些变量(包括ASA评分和骨折前的住所)是对病例组合对照的结果所必需的,并对围术期的老年骨科护理、压疮预防、手术时间和二级预防(预防跌倒和骨质疏松)进行衡量。测量结果还包括出院后30天内回家率和术后30天、120天、一年死亡率,其中死亡率可以从国家统计局获得可靠的数据。从一开始,专家们一致认为,由于管理是一个团队的努力,不会由外科医生个体层面上报数据,而是以骨折管理的整个团队作为整体上报数据。因而,在公共领域的年度报告中列出了医院名录[74]。

NHFD通过募集企业资助资金于2007年上线[75],雇佣协作人员耗费了大部分资金,经验丰富的骨科护士是由NHS占据第二位的工作人员组成。这些护士,连同来自骨科和老年科的临床医生在以下工作中一起扮演着关键的角色:持续不断地宣传进行研究的理念;如何运用数据以获取更好的设施;帮助数据录入者更好地理解基于网页的数据录入表格。随着使用NHFD的医院数量稳步上升,直到2009年,政府在意识到NHFD正在帮助改善患者的医疗护理质量后提供了资金支持。

NHFD不仅提供涵盖所有医院的年度报告,还向各个医院提供基于网络的近乎实时的反馈,并通过运行图表显示一段时间的趋势。例如,它们可以显示某个医院全部髋部骨折患者30天的死亡率或平均手术时间,并以时间序列的形式与国家或地区的平均水平进行比较。这些为骨折单元研究或策略的研讨会议提供了理想的讨论材料,这对于保持员工较高的兴趣和意识水平有着重要的作用,尽管员工流动是不可避免的。

2010 年,英国卫生部通过制定最佳操作协定(Best Practice Tariff,BPT)来进一步管理髋部骨折。这意味着对患者而言,与以低标准要求相比,以高标准要求进行治疗的支付比例会更高一些。质量标准由骨科和老年科共同管理,手术在受伤后 36 小时内进行及实施二级预防(同时包括跌倒和骨质疏松的预防)。这使得剩下的医院逐渐加入 NHFD,现在至少有 95%病例数据被 NHFD 收录。NHFD 的年度报告显示,接受高质量医疗护理的患者比例(根据 BPT 标准)从 2010 年的 24%上升到 2015 年的 67%。

Neuberger 及其同事开展的一项使用独立于 NHFD 数据(NHS 医院统计数据库)的研究[76]显示,医院在开始加入 NHFD 后,其对髋部骨折病人的管理逐年改进,临床结果也快速改善。然而,该研究还表明,在 BPT 推出之前,情况至少也是同样如此。这说明经济激励并不是根本的原因;参与对髋部骨折医疗护理的持续研究本身就是积极变化的强大动力。

1.2.3 护士的角色

在英国,受过专业训练的护士是这种标准能被如此迅速地实施的关键因素之一。尽管英国的老年科医生资源相对较好,但对于他们来说,除了那些每年治疗数百例骨折患者的骨科以外,老年科医生是不可能在日常生活中花费大量时间在骨科病房的。一些具有老年医学或骨科(或两者)背景的经验丰富的护士,被永久雇用为老年创伤护士协调员或者冠以类似头衔。在骨折病房,他们可以迅速成为能够识别并发症和合并症,并协助低年资外科医生根据协议来管理患者或者帮助他们联系有经验的老年骨科医学的专家。

许多国家的医生很难接受这一点,因为在他们的传统观念里,护士的职责是根据医嘱进行护理工作。然而很明显的是,已经专门从事髋部骨折护理工作 5 年、经历过超过千例患者的有经验的护士,可以在很多方面给予年轻的只有不到 6 个月培训经历的外科医生指导。英国的经验是,这种融洽的关系会使大家全面受益。它需要通过增加每周查房的次数来进行加强,而查房的时候有经验的老年科医生会给予相关指导。对于年轻的医生,特别是那些注定不会成为外科医生的医生,这个训练是无价的,因为管理平均年龄 83 岁的髋部骨折患者会积累丰富的内科疾病诊疗经验。

希望国际上对护士角色的态度能够迅速改变,因为世界上有很多地方既没有足够的时间,也没有足够的经费去培训大量老年科医生以应付髋部骨折病人“海啸”式的增长。

1.3 国际传播

英国的上述经验在很多其他国家也得到了推广,主要集中在欧洲、北美和澳新地区。现在很清楚的是,急性老年脆性骨折患者的多学科管理方法纳入了老年医学的思维和原理,不仅提供了更好的医疗护理质量,同时也更具经济效益[44]。虽然世界各地不同的卫生保健系统中关于如何最好地提供这种服务的细节会有所不同,但是这个原则可能适用于任何地方。那么问题就出现了:在实践中,这个观点如何在全世界共享,特别是如何在人口老龄化加剧导致发病率会非常迅速增加的新兴经济体中共享。目前,有两个国际组织在应对这一挑战方面做得非常突出。

1.3.1 脆性骨折联盟(FFN)

1.3.1.1 起源

2002年,国际骨折修复学会(International Society for Fracture Repair, IS-FR)在博洛尼亚召开了一次论坛,主题是关于骨质疏松性骨折修复。最初的会议重点是手术技术,但老年骨质疏松性骨折患者的临床治疗必须是一个多学科的事务这一观点很快就被人们所接受,因为老年髋部骨折患者通常比较虚弱并可能合并其他疾病。在那次会议上,ISFR发起了骨质疏松性骨折运动(Osteoporotic Fracture Campaign, ISFR - OFC)[77],直到现在,该运动仍一直保持活跃。它主要通过研讨会综合各种脆性骨折治疗的证据,同时也包含科学和更全面的其他问题,如急性期多学科管理和二级预防。然而,作为研究机构,ISFR对脆性骨折需要面临的政治性和运动式的挑战感到有些不适应。

2009年,骨与关节十年(Bone and Joint Decade, BJD)发起了一项倡议,最初名为"Osteoporotic Fracture Line",该倡议确实渴望更具有运动性质。然而直到2010年9月BJD网络会议和在瑞典隆德举行的该组织的十年回顾活动时(现在改名为Fragility Fracture Network)仍未开始流行——因为它没有包含多学科而几乎完全是由骨科医生组成。ISFR - OFC的多学科性和BJD - OFL的运动性需要组合成一个目标明确的组织。

因此,一个新的组织FFN于2011年在瑞士注册,其成立的目的是为了铭记并实现这些目标。来自世界各地的前两个组织的100多名成员,受邀参加了在柏林举行的"专家会议",安排了多学科议程并举行了第一次大会,正式通过了其章程并经选举产生了第一届委员会。在第一次委员会会议中,经过

令人难忘的长时间的讨论,他们确立了 FFN 的使命,这一使命经受住了时间的考验:

在全球范围内,推动最佳的老年脆性骨折患者的多学科管理,包括二级预防。

随后,全球年度大会逐年举办,组织活动缓慢发展而稳定。2016 年在罗马举行了第五届年会。FFN 的主旨是建立一个活动网络,参与者为自己的国家和自己的专业机构工作,但是联合在一起旨在改变卫生政策,发展造福老年人脆性骨折的医疗服务。原则上,急性骨折和再发脆性骨折的二级预防的多学科管理是同等重要的。在撰写本文时,FFN 成员中骨科医生不到一半,但仍是最大的一个群体,这一比例是非常合理的,因为他们会接手治疗绝大多数的脆性骨折患者。两个最大的非手术组是由老年科医生和创伤护士组成。

1.3.1.2 FFN 髋部骨折审核项目

如上所述,瑞典髋部骨折登记处(Swedish Hip Fracture Registry)、苏格兰髋部骨折审核项目(Scottish Hip Fracture Audit)、英国国家髋部骨折数据库(UK National Hip Fracture Database)、爱尔兰和澳新地区及其他地区的类似项目在推动改善髋部骨折治疗方面发挥了关键作用。因此,FFN 内部自然会产生这样一个问题:这些项目通过与已达成一致的标准相比,来评估其在脆性骨折管理中的表现,它们能不能得到更广泛的应用?为此,成立了一个特别兴趣小组,它首先定义了一个包含衡量髋部骨折治疗效果的所需基本项目的最小公共数据库,并在 FFN 网站上发布[78],随后引起了大家很大的兴趣。2014 年,在邦美公司的资助下,一个髋部骨折研究数据库成立了,并在克罗地亚、德国、西班牙和马耳他进行了一项队列研究,以此证明了简单的国际髋部骨折研究是可行的[79]。

1.3.1.3 2015 年战略回顾

这一战略回顾重申了前一节提到的使命声明,并以愿景声明对其进行补充:

愿世界上所有脆性骨折患者都可以获得最佳的康复:具有独立的功能和最佳生活质量,同时不再会遭受新发骨折。

讨论还得出结论:1.2 节中描述的英国的发展历程,仍然是最有希望实现积极变革的模式。我们没有理由认为它在其他地区不会取得成功。据此制定了 2015—2020 年战略重点:

在未来五年,FFN 将促进国家(或地区)的多学科联盟以制定出关于老年脆性骨折患者管理的:

共识指南;

质量标准;

系统施行的评估。

只要有可能,该声明中提及的多学科联盟应该基于骨科和老年科之间的协作,因为这两个学科最能涵盖老年骨折患者的需求。但是,人们已经认识到在许多国家还缺乏老年科医生的参与。另外,无论如何,该联盟还需要涵盖其他学科,如麻醉科和护理组。

声明中的“系统施行的评估”特别指出了髋部骨折的研究,因为这已被证明可以带来积极的变化。出于这个原因,FFN 髋部骨折研究数据库项目是战略重点实施的一个关键组成部分。但是,其他用于监测急性骨折多学科管理的方法原则上也被认为是可以发展的。此外,对于二级预防,重要的一个方面是要采用不同的监管方法,因为其不仅需要包括髋部骨折,还应包括其他脆性骨折的预防。这一方面的内容将在第 12 章中进行介绍。

1.3.2 AOTrauma

Synthes 公司(被 Johnson & Johnson 公司兼并,后并入 DePuy Synthes 公司)是上文提到的 ISFR 骨质疏松性骨折运动最热心的工业赞助商之一。可能受 OFC 多学科合作的启发,Synthes 公司启动了老年骨折课程(Geriatric Fracture Program)[80]。AOTrauma 组织了一个雄心勃勃的全球教育计划作为对它的补充[81]。AOTrauma 是 AO 基金会的一部分,历史上与 Synthes 联系密切。而该课程主要针对骨科医生。

这个教育计划的价值和目标与 FFN 的目标非常接近。但是,“老年骨折课程”计划并不旨在影响医疗保健政策,而 FFN 的目标明确如此,因此这两个组织相互补充。该课程的质量非常高,而且对新兴经济体的渗透率是首屈一指的。

AOTrauma 还领导了一个项目来确定结果参数,这些参数主要用于评估和比较不同的老年骨科服务。他们组建了一个由临床医生组成的多学科国际小组,这些医生在老年骨折患者管理方面具有丰富的临床经验,他们还发布了关于以患者为中心的多维度参数和最佳参数测量时间的共识和建议[82]。推荐的参数包括住院时间、死亡率、手术时间、内科和外科并发症、30 天再入院率、机动性、生活质量、疼痛水平、药物不良反应、日常生活活动水平、居住地点和医疗护理费用。

另一个富有想象力的举措是开发手机或平板电脑应用程序,以供骨科医生在床边照顾老年骨折患者时使用。它涵盖了四个关键的老年骨科问题:骨质疏松症、谵妄、抗凝和疼痛,其具体内容由来自瑞士、德国和奥地利的多学科小组来设计。全球近 18 000 名用户对它的评价显示其认可率极高,80%的用户找到了他们想要的APP，47%的用户反映该程序给他们的管理工作带来了改变[83]。

结论

近年来，老年脆性骨折患者的骨科和老年科共同管理模式发展迅速。它从主要参与术后康复发展为涵盖急性期和围术期的多学科管理。这已被证明可以提高医疗质量、挽救生命和节约费用。它以各种形式在欧洲，北美和澳新地区广泛传播，在新兴经济体中也有一些渗透。而这些新兴经济体恰恰是需要引进骨科和老年科共同管理模式的国家，因为他们正面临着快速增长的疾病负担，尤其是由人口迅速老龄化导致的髋部骨折患者的增加。因此，未来全球范围内医护工作者的任务是明确的，而且极富挑战性。

参考文献

[1] Irvine RE, Devas MB (1967) The geriatric orthopaedic unit. J Bone Joint Surg 49B: 186－187.

[2] Devas M (1976) Geriatric orthopaedics. Ann R Coll Surg Engl 58(1):16－21.

[3] Irvine RE (1982) A geriatric orthopaedic unit. In: Coakley D (ed) Establishing a geriatric service. Croom Helm, London.

[4] Sainsbury R (1991) Hip fracture. Rev Clin Gerontol 1(1):67－80.

[5] Parker MJ, Todd CJ, Palmer CR et al (1998) Inter-hospital variations in length of hospital stay following hip fracture. Age Ageing 27(3):333－337.

[6] Cameron I, Crotty M, Currie C et al (2000) Geriatric rehabilitation following fractures in older people: a systematic review. Health Technol Assess 4(2):i－iv.

[7] Marcantonio ER, Flacker JM, Wright RJ, Resnick NM (2001) Reducing delirium after hip fracture: a randomized trial. J Am Geriatr Soc 49(5):516－522.

[8] Congresso Nazionale AITOG (2016) La fragilità scheletrica nell'anziano: approccio multidisciplinare [Online]. Available: http://www.igea.it/sites/default/files/news_events_press/files_allegati/congressoaitogprogrammamilano20－21maggio2016－igea.pdf. Accessed 18 June 2016.

[9] Pioli G, Giusti A, Barone A (2008) Orthogeriatric care for the elderly with hip fractures: where are we? Aging Clin Exp Res 20:113－122.

[10] Giusti A, Barone A, Razzano M, Pizzonia M, Pioli G (2011) Optimal setting and

care organization in the management of older adults with hip fracture. Eur J Phys Rehabil Med 47:281 - 296.

[11] Pioli G, GIOG et al (2014) The management of hip fracture in the older population. Joint position statement by Gruppo Italiano Ortogeriatria (GIOG). Aging Clin Exp Res 26(5): 547 - 553.

[12] Pioli G, Pellicciotti F, Davoli ML, Pignedoli P, Sabetta E, Ferrari A (2010) Hip fracture management and outcomes in Italy. Eur Geriatr Med 1:104 - 107.

[13] Fornia S, Pierallib F, Alessandro Sergia A et al (2016) Mortality after hip fracture in the elderly: the role of a multidisciplinary approach and time to surgery in a retrospective observational study on 23,973 patients. Arch Gerontol Geriatr 66:13 - 17.

[14] Álvarez-Nebreda ML, Vidán MT, Serra JA (2010) Hip fracture management and outcomes in Spain. Eur Geriatr Med 1:108 - 111.

[15] Vidán M, Serra JA, Moreno C, Riquelme G, Ortiz J (2005) Efficacy of a comprehensive geriatric intervention in older patients hospitalized for hip fracture: a randomized, controlled trial. J Am Geriatr Soc 53:1476 - 1482.

[16] González-Montalvo JI, Teresa Alarcón T, Mauleón JL, Gil-Garay E, Gotor P, Martín-Vega A (2010) The orthogeriatric unit for acute patients: a new model of care that improves efficiency in the management of patients with hip fracture. Hip Int 20(2):229 - 235.

[17] Kammerlander C, Gosch M, Blauth M, Lechleitner M, Luger TJ, Roth T (2011) The Tyrolean Geriatric Fracture Center. Z Gerontol Geriatr 44:363 - 367.

[18] Kammerlander C, Roth T, Friedman SM et al (2010) Ortho-geriatric service - a literature review comparing different models. Osteoporos Int 21(Supp 4):S637 - S646.

[19] Friess T, Hartwig E, Liener U, Sturm J, Hoffmann R (2016) Alterstraumazentren von der Idee bis zur Umsetzung. Was wurde erreicht? Unfallchirurg 119:7 - 11.

[20] Watne LO, Torbergsen AC, Conroy S et al (2014) The effect of a pre- and postoperative orthogeriatric service on cognitive function in patients with hip fracture: randomized controlled trial (Oslo Orthogeriatric Trial). BMC Med 12:63.

[21] Prestmo A, Hagen G, Sletvold O et al (2015) Comprehensive geriatric care for patients with hip fractures: a prospective, randomised, controlled trial. Lancet 385:1623 - 1633.

[22] Prestmo A, Saltvedt I, Helbostad JL et al (2016) Who benefits from orthogeriatric treatment? Results from the Trondheim hip-fracture trial. BMC Geriatr 16:49.

[23] Lundstrom M, Olofsson B, Stenvall M et al (2007) Postoperative delirium in old patients with femoral neck fracture: a randomized intervention study. Aging Clin Exp Res 19:178 - 186.

[24] Stenvall M, Berggren M, Lundström M, Gustafson Y (2012) A multidisciplinary intervention program improved the outcome after hip fracture for people with dementia: subgroup analyses of a randomized controlled trial. Arch Gerontol Geriatr 54:e284 - e289.

[25] Stenvall M, Olofsson B, Nyberg L, Lundström M, Gustafson Y (2007) Improved performance in activities of daily living and mobility after a multidisciplinary postoperative rehabilitation in older people with femoral neck fracture: a randomized controlled trial with 1-year follow-up. J Rehabil Med 39:232-238.

[26] Pedersen SJ, Borgbjerg FM, Schousboe B et al (2008) A comprehensive hip fracture program reduces complication rates and mortality. J Am Geriatr Soc 56(10):1831-1838.

[27] Stenqvist C, Madsen CM, Riis T, Jørgensen HL, Duus BR, Lauritzen JB, van der Mark S (2016) Orthogeriatric service reduces mortality in patients with hip fracture. Geriatr Orthop Surg Rehabil 7(2):67-73.

[28] Ihmisen terveyden tähden (2014) The Seinäjoki orthogeriatrics symposium 30. 10. 2014 [Online]. Available: http://www. epshp. fi/files/6765/Symposium_programme_30. 10. 2014. pdf. Accessed 18 June 2016.

[29] Mahamdia R et al (2015) [Towards the development of the orthogeriatric care model]. Article in French. Soins Gerontol 114:22-25.

[30] Deschodt M, Braes T, Broos P et al (2011) Effect of an inpatient geriatric consultation team on functional outcome, mortality, institutionalization, and readmission rate in older adults with hip fracture: a controlled trial. J Am Geriatr Soc 59(7):1299-1308.

[31] Deschodt M, Braes T, Flamaing J et al (2012) Preventing delirium in older adults with recent hip fracture through multidisciplinary geriatric consultation. J Am Geriatr Soc 60(4):733-799.

[32] van den Berg P et al (2015) Meeting international standards of secondary fracture prevention: a survey on Fracture Liaison Services in the Netherlands. Osteoporos Int 26: 2257-2263.

[33] den Hartog YM, Mathijssen NMC, Vehmeijer SBW (2013) Reduced length of hospital stay after the introduction of a rapid recovery protocol for primary THA procedures. Acta Orthop 84(5):444-447.

[34] F. F. Network (2015) 4th FFN Global Congress - workshop 3-1 [Online]. Available: http://fragilityfracturenetwork. org/cug/resources-und-webinars/4th-ffn-global-congress-2015/. Accessed 18 June 2016.

[35] Cogan L, Martin AJ, Kelly LA, Duggan J, Hynes D, Power D (2010) An audit of hip fracture services in the Mater Hospital Dublin 2001 compared with 2006. Ir J Med Sci 179: 51-55.

[36] The National Office of Clinical Audit (NOCA). Irish Hip Fracture Database [Online]. Available: https://www. noca. ie/irish-hip-fracture-database. Accessed 16 June 2016.

[37] Irish Hip Fracture Database. Irish Hip Fracture Database. National report 2014 [Online]. Available: https://www. noca. ie/wp-content/uploads/2015/11/IHFD-National-Report-2014-Online-Version. pdf. Accessed 16 June 2016.

[38] Henderson CY, Shanahan E, Butler A, Lenehan B, O'Connor M, Lyons D, Ryan JP (2016) Dedicated orthogeriatric service reduces hip fracture mortality. Ir J Med Sci. [Epub ahead of print] PMID: 27059996.

[39] Irish Medical Journal. Dedicated orthogeriatric service saves the HSE a million euro [Online]. Available: http://imj.ie/1964-2/. Accessed 16 June 2016.

[40] Suhm N, Kaelin R, Studer P et al (2014) Orthogeriatric care pathway: a prospective survey of impact on length of stay, mortality and institutionalisation. Arch Orthop Trauma Surg 134:1261 - 1269.

[41] Friedman SM, Mendelson DA, Kates SL, McCann RM (2008) Geriatric co-management of proximal femur fractures: total quality management and protocol-driven care result in better outcomes for a frail patient population. J Am Geriatr Soc 56:1349 - 1356.

[42] Friedman SM, Mendelson DA (eds) (2014) Fragility fractures. Clin Geriatr Med 30 (2):175 - 394.

[43] International Geriatric Fracture Society. Homepage [Online]. Available: http://www.geriatricfracture.org/. Accessed 20 June 2016.

[44] Grigoryan KV, Javedan H, Rudolph JL (2014) Orthogeriatric care models and outcomes in hip fracture patients: a systematic review and meta-analysis. J Orthop Trauma 28(3): e49 - e55.

[45] Swart E, Vasudeva E, Makhni EC, Macaulay W, Bozic KJ (2016) Dedicated perioperative hip fracture comanagement programs are cost-effective in high-volume centers: an economic analysis. Clin Orthop Relat Res 474(1):222 - 233.

[46] McGilton KS et al (2013) Evaluation of patient-centered rehabilitation model targeting older persons with a hip fracture, including those with cognitive impairment. BMC Geriatr 13:136.

[47] The canadian collaborative study of hip fractures. Evaluating the 48-hour benchmark for surgery [Online]. Available: http://c2e2.ca/research/health-services-and-outcomes-research-program/evaluating-48-hour-benchmark-surgery-canadian. Accessed 20 June 2016.

[48] Sheehan KJ, Sobolev B, Guy P et al (2016) Constructing an episode of care from acute hospitalization records for studying effects of timing of hip fracture surgery. J Orthop Res 34(2):197 - 204.

[49] Garcez-Leme LE, Leme MD, Espino DV (2005) Geriatrics in Brazil: a big country with big opportunities. J Am Geriatr Soc 53(11):2018 - 2022.

[50] Wagner P et al (2012) Comparison of complications and length of hospital stay between orthopedic and orthogeriatric treatment in elderly patients with a hip fracture. Geriatr Orthop Surg 3(2):55 - 58.

[51] Suarez S et al (2016) Impact on hip fracture mortality after the establishment of an orthogeriatric care program in a Colombian hospital. J Aging Health. epub before print. doi:10.

1177/0898264316636839.

[52] Wang H et al (2015) The influence of inpatient comprehensive geriatric care on elderly patients with hip fractures: a meta-analysis of randomized controlled trials. Int J Clin Exp Med 8(11):19815 - 19830.

[53] Tian M, Gong X, Rath S et al (2016) Management of hip fractures in older people in Beijing: a retrospective audit and comparison with evidence-based guidelines and practice in the UK. Osteoporos Int 27(2):677 - 681.

[54] Chen YT et al (2011) Orthogeriatrics in Taiwan: overview and experiences. J Clin Gerontol Geriatr 2:66 - 70.

[55] F. Japan (2016) FFNJ (Fragility Fracture Network Japan) [Online]. Available: http://ffnjapanmeeting2012. kenkyuukai. jp/special/index. asp? id = 8238. Accessed 20 June 2016.

[56] Shigemoto K et al (2015) Effect of ortho-geriatric co-management on hip fractures [Online]. Available: http://fragilityfracturenetwork. org/files/207_1100_shigemoto_vwe_sat_37. pdf. Accessed 20 June 2016.

[57] Mak J, Wong E, Cameron I (2011) Australian and New Zealand society for geriatric medicine. Position statement - orthogeriatric care. Australas J Ageing 30(3):162 - 169.

[58] NICE (2014) Hip fracture: management. [CG124] [Online]. Available: https://www. nice. org. uk/guidance/cg124. Accessed 20 June 2016.

[59] Close JC (2013) Hip fracture in Australia: missed opportunities and a chance to improve care. Intern Med J 43(12):1262 - 1264.

[60] Chong C et al (2008) Description of an orthopedic-geriatric model of care in Australia with 3 years data. Geriatr Gerontol Int 8:86 - 92.

[61] ANZHFR. Australian & New Zealand hip fracture registry. Homepage [Online]. Available: http://www. hipfracture. org. au/. Accessed 20 June 2016.

[62] Lynch G, Tower M, Venturato L (2015) Identifying outcomes associated with co-managed care models for patients who have sustained a hip fracture: an integrative literature review. Int J Orthop Trauma Nurs 19:140 - 154.

[63] Leung AHC et al (2011) An orthogeriatric collaborative intervention program for fragility fractures: a retrospective cohort study. J Trauma 71:1390 - 1394.

[64] Doshi HK et al (2014) Orthogeriatric model for hip fracture patients in Singapore: our early experience and initial outcomes. Arch Orthop Trauma Surg 134:351 - 357.

[65] Adunsky A et al (2005) Five-year experience with the 'Sheba' model of comprehensive orthogeriatric care for elderly hip fracture patients. Disabil Rehabil 27:1123 - 1127.

[66] Ginsberg G, Adunsky A, Rasooly I (2013) A cost-utility analysis of a comprehensive orthogeriatric care for hip fracture patients, compared with standard of care treatment. Hip Int 23 (6):570 - 575.

[67] Gilchrist WJ, Newman RJ, Hamblen DL, Williams BO (1988) Prospective randomised study of an orthopaedic geriatric inpatient service. BMJ 297:1116 – 1118.

[68] Johansen A (1996) Collaborative hip-fracture rehabilitation: defining current strategies in Wales. Age Ageing 25(S2):12.

[69] Heyburn G, Beringer T, Elliott J, Marsh D (2004) Orthogeriatric care in patients with fractures of the proximal femur. Clin Orthop 425:35 – 43.

[70] British Orthopaedic Association (2007) The care of patients with fragility fracture [Online]. Available: http://www.fractures.com/pdf/BOA-BGS-Blue-Book.pdf. Accessed 11 June 2016.

[71] National Clinical Guideline Centre (2011) The management of hip fracture in adults [Online]. Available: https://www.nice.org.uk/guidance/CG124. Accessed 12 June 2016.

[72] NICE quality standard [QS 16] (2012) Hip fracture in adults [Online]. Available: https://www.nice.org.uk/guidance/qs16. Accessed 12 June 2016.

[73] RIKSHÖFT. About Rikshöft [Online]. Available: http://rikshoft.se/about-rikshoft/. Accessed 12 June 2016.

[74] RCP – Falls and Fragility Fractures Audit Program (2016) National Hip Fracture Database (NHFD) annual report 2015 [Online]. Available: http://www.nhfd.co.uk/nhfd/nhfd2015reportPR1.pdf. Accessed 12 June 2016.

[75] Boulton C, Wakeman R (2016) Lessons from the national hip fracture database. Orthop Trauma 30(2):123 – 127.

[76] Neuburger J, Currie C, Wakeman R et al (2015) The impact of a national clinician-led audit initiative on care and mortality after hip fracture in England: an external evaluation using time trends in non-audit data. Med Care 53:686 – 691.

[77] International Society for Fracture Repair. Osteoporotic fracture campaign [Online]. Available: http://www.fractures.com/about_ofc.html. Accessed 13 June 2016.

[78] Fragility Fracture Network (2014) FFN Hip Fracture Audit Database (HFAD) [Online]. Available: http://web1.crownaudit.org/FFN/info.nsf/vwcontent/MCDv1.6. Accessed 13 June 2016.

[79] Fragility Fracture Network (2015) REPORT of the pilot phase [Online]. Available: http://fragilityfracturenetwork.org/files/ffn-hfad_pilot_phase_2nd_report.pdf. Accessed 13 June 2016.

[80] DePuy Synthes (2016) Synthes geriatric fracture program [Online]. Available: http://www.synthes.com/sites/NA/MedicalCommunity/geriatric-fracture-program/Pages/default.aspx. Accessed 13 June 2016.

[81] AOTrauma (2016) Courses: orthogeriatrics [Online]. Available: https://aotrauma.aofoundation.org/Structure/education/educational-programs/orthogeriatrics/Pages/courses.aspx. Accessed 13 June 2016.

[82] Liem IS, Kammerlander C, Suhm N et al (2013) Identifying a standard set of outcome parameters for the evaluation of orthogeriatric co-management for hip fractures. Injury 44: 1403 – 1412.

[83] Roth T, Beck S, Cunningham M, Gosch M (2016) Development and initial evaluation of a point-of-care educational app on medical topics in orthogeriatrics. Arch Orthop Trauma Surg 136(1):65 – 73.

2 髋部骨折的流行病学和社会成本

Nicola Veronese and Stefania Maggi

翻译:马彬彬,石柳,芮云峰;一校:张里程;二校:王宸

2.1 引言

髋部骨折由于其高致残率和高死亡率,在工业化国家已经成为严重的公共健康问题[1]。因此,髋部骨折带来的巨大的社会经济成本是毋庸置疑的。此外,髋部骨折的发生率与患者年龄增长呈线性关系。据估计,未来老年人将占全球人口中相当大的比例,因而髋部骨折花费可能也会随之增加。在本章节中,我们旨在总结当前关于髋部骨折的流行病学数据,并特别关注其经济影响。

2.2 流行病学数据

2.2.1 髋部骨折的危险因素

髋部骨折的发病机制是多因素的。尽管许多情况都与髋部骨折的发生相关,但主要因素可归纳为两大类:影响/降低骨密度(BMD)的因素和跌倒率增加的因素。

N. Veronese: Geriatrics Division, Department of Medicine (DIMED), University of Padova, Padova, Italy Institute of Clinical Research and Education in Medicine (IREM), Padova, Italy
S. Maggi, MD:National Research Council, Neuroscience Institute, Aging Branch, Via Giustiniani 2, Padova 35128, Italy
E-mail: stefania. maggi@ in. cnr. it

2.2.2 影响骨密度的因素

影响 BMD 的负面因素与增加骨质疏松症风险的因素相同。由于下文另有章节会专门讨论这个重要的问题,因此我们只先作简略讨论。影响 BMD 的负面因素可进一步分为:不可控因素和可控因素[2,3]。

在第一类中,我们应当考虑到年龄、性别、种族,以及具有骨质疏松症和骨折的家族病史以及较小的身材骨架。在这一类中,我们讨论了众多基因和突变因素所引起的骨质疏松症和脆性骨折风险的提高。

相反,在可控因素中,我们考虑了钙摄入量低,日光照射减少,炎症性疾病(特别是影响胃肠系统疾病),某些药物(如可的松),过量饮酒,进食障碍(特别是神经性厌食症)和体重指数(BMI),这些因素与髋部骨折发生率呈 U 形相关性[4-6]。

2.2.3 增加发病率的因素

尽管在文献中提到发生髋部骨折可以没有任何创伤,但这很少见。事实上,老年人在创伤后会发生髋部骨折,但一般都是轻微的创伤,例如站立高位的跌倒。我们可以说创伤与低 BMD 之间的共同作用通常会导致髋部骨折。不同于其他骨质疏松性骨折,特别是与无明显创伤所引起的椎体骨折有所不同,这可能是因为这些部位的骨骼组成有所不同。

因此,了解增加跌倒率的相关因素对制定适当的预防性干预措施具有重要的指导作用。跌倒的风险因素可以分为内在的(即与主体有关)和外在的(即与人的生活环境有关)。

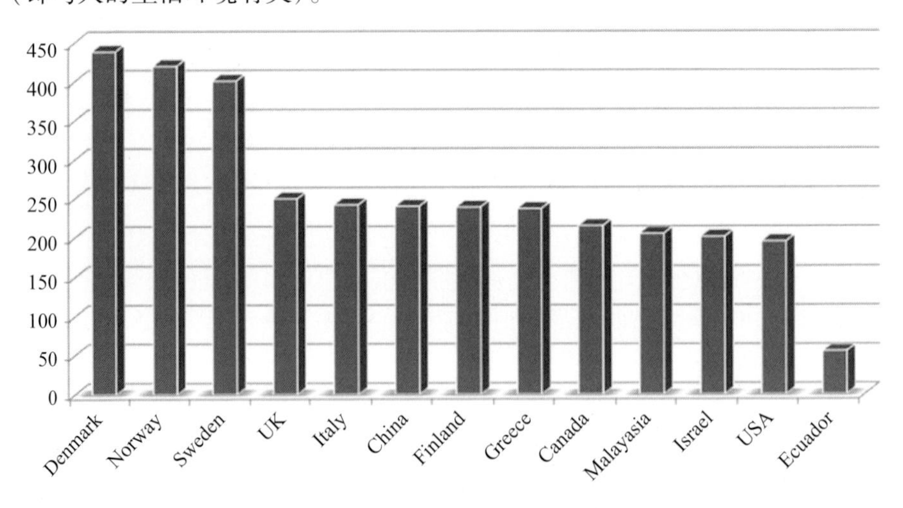

图 2.1 一些代表性国家的年龄标准化的髋部骨折发病率(/100 000)

首先,内在因素有:

——高龄;

——身体状况差(包括步态和平衡问题):众所周知,身体状况差,特别是肌无力增加了跌倒的风险[7];

——视力和听力不佳[8];

——体位性低血压[9];

——包括骨关节炎、糖尿病、神经系统疾病等在内的慢性疾病:这些疾病通常通过改变关节的解剖结构(如骨关节炎),降低敏感性(糖尿病)或大剂量使用精神活性药物(如痴呆或帕金森病)从而增加了跌倒的风险;

——对跌倒的恐惧。

外在因素包括影响老年人居住环境的条件。这些特别重要,因为它们很容易改变[10]。例如:

——缺少楼梯扶手;

——糟糕的楼梯设计;

——缺少浴室扶手;

——灯光昏暗或刺眼;

——阻碍和绊倒危险;

——地面滑溜或不平整;

——不恰当的辅助装置。

2.3 髋部骨折的患病率和发病率

不同研究中报道的髋部骨折的患病率和发病率在全球范围内显著不同,并提示性别和种族因素是导致这些差异的两个主要原因。国际骨质疏松症基金会(IOF)估计在全球范围内,髋部骨折的女性发病率为18%,而男性则是6%[11]。图2.1显示了一些代表性国家的年龄标准化的髋部骨折发病率(/10万)。不考虑性别差异,丹麦的发病率最高(439/10万),厄瓜多尔最低(55/10万)[12]。按照髋部骨折部位统计,美国65岁以上的患者股骨颈和股骨粗隆间骨折的发生率非常相似,白人女性的发生率高于男性[13]。

2.3.1 性别差异

在工业化国家,因为女性比男性骨量丢失更多,跌倒率更高,所以在任意年龄段女性的发病率约为男性的2倍[3]。

据估计,女性到80岁时约有1/3有过一次髋部骨折[14]。这种风险发生率与所有的泌尿生殖系统癌症的综合风险发生率相当[15]。在女性中,尼日利亚的年发病率最低(2/10 万),北欧国家最高,如丹麦(574/10 万),挪威(563/10 万)和瑞典(539/10 万)[12]。

据估计,每年髋部骨折的患者中,男性约占 1/3。然而,对于男性来说,70 岁以后髋部骨折的风险呈指数增长,据报道其中超过 80 岁的人中有 17%会发生髋部骨折[16]。虽然发病率不及女性,但男性髋部骨折似乎更危险,因为报道称 1/3 的男性髋部骨折会在 1 年内死亡[16]。在男性中,厄瓜多尔的发病率最低(35/10 万),丹麦最高(290/10 万)[12]。

2.3.2 种族差异

白人(特别是生活在高纬度地区人群)的年龄和性别标准化后的髋部骨折发病率较高,约在挪威的 420/10 万[17]至美国的 195/10 万[18]之间。50 岁以后,白人女性髋部骨折的风险几乎是男性发病率最高的人群(80 岁以上)的 2 倍。[1,12]。

有趣的是,生活在地中海地区的人,虽然主要也是白人,但报道的骨折发生率较低。这可能归于几个因素,主要是体内更高的血清 25-羟维生素 D(25-OH-D)水平和更健康的生活方式[19]。最近的研究也强调了地中海饮食的作用,因为这种饮食模式与较低的炎症水平、较低的肥胖症和降低的跌倒风险相关,这些因素都与髋部骨折的发生息息相关[19,20]。

相反,很少有研究调查其他种族髋部骨折的流行病学。

与白人相比,黑人的髋部骨折风险似乎有所下降,报告年龄和性别标准化后的发病率范围在班图人口的 31/10 万[21]和加利福尼亚的 185/10 万[22]之间。

亚洲人髋部骨折发生率介于白人和黑人之间[23,24]。全球髋部骨折的 30%发生在亚洲人群,特别是在中国,这使得这个国家特别重要[25]。男性和女性在 1966—1985 年期间观察到的发病率显著增加(男性 1.7 倍,女性 2.5 倍),但在 1985—1995 年期间,发病率保持稳定[25]。来自中国香港和新加坡的最新研究表明,时间趋势可能已达到一个平台,但来自日本的研究表明,年龄标准化的发病率显著增加[26,27]。

最后,西班牙裔人群在所有调查的种族中髋部骨折发病率最低,有趣的是男女比例相反[1,12]。然而,与其他种族相比,1983—2000 年期间,西班牙裔人口的年骨折率显著增加(男性为 4.2%,女性为 4.9%)[28]。

2.3.3 髋部骨折发病的时间趋势

随着人口老龄化的加剧,在未来几年,预计受髋部骨折影响的人数可能会增加。据推测,到 2050 年,髋部骨折的绝对数量预计将增加到 450 万[25]。然而,这些预测没有考虑到几个重要混杂因素,如抗骨质疏松药物的使用增加,钙和维生素 D 补充剂的使用以及一些国家早期筛查诊断骨质疏松症的策略。

目前,各国报道的趋势差异显著:一些研究报道发病率显著增加[29-32],一些报道发病率减少[33-37],另一些则报道发病率稳定[38-40]。随着研究的深入,我们在年龄和性别特异性的髋部骨折发生率降低的研究中发现,这种发生率降低的原因可能与抗骨质疏松药物的依从性增加,钙剂和维生素 D 补充剂使用的增加、避免吸烟和酒精,以及更有效的防止跌倒的策略等因素相关[41]。

总之,除了少数例外,直至 1980 年,西方人群髋部骨折的年龄特异性发病率均显著上升,随后出现稳定或有时下降。在西方国家,女性的发病趋势似乎比男性更显著[25]。然而,关于这个相关问题没有一个最终结论,并且需要未来的纵向研究(特别是在不包括白人的人群中)来了解我们正在向哪个方向发展。

2.4 社会花费

与其他类型的脆性骨折(例如椎体骨折)相比,髋部骨折通常需要立即干预并住院。在美国每年大约有 30 万患者因髋部骨折住院[42]。大约 1/3 的骨折患者接受假体置换。因此仅在美国,1990 年估计的治疗费用约为每年 103 亿~152 亿美元[43],2002 年为 170 亿[3]也就不会奇怪了。

除了精神疾病外,髋部骨折患者需要长期住院,通常比其他内科疾病更长[44]。

髋部骨折对个人和社会的负担是巨大的,包括直接骨折治疗费用和由功能障碍和致残率增加导致的社会成本增加[45]。

2.4.1 住院花费和康复花费

现有的数据表明,髋部骨折是一种高社会成本的疾病,尤其是住院和康复所需的费用。费用支出增长很快,并且引起许多国家关注[3]。在比利时进行为期一年的前瞻性研究中,一组 159 名老年女性的初次住院费用平均为 9 534 美元,出院后一年的总直接费用为 13 470 美元。这些费用几乎是没有髋部骨折的一组年龄和性别相匹配的对照组的 3 倍[46]。

据估计,在美国髋部骨折所需的支出超过了乳腺癌和妇科癌症的总和,但不及心血管疾病的费用[47]。髋部骨折和心血管疾病之间的费用比较是有趣的。例如在瑞士,骨质疏松性髋部骨折比心肌梗死和中风占了更多的住院天数,因此导致花费增加[48],而在意大利,髋部骨折的花费与急性心肌梗死的花费相当[44]。

2.4.2 医院花费

医院费用包括与手术相关的费用(植入物和手术费用),实验室和放射学检查以及急诊期间的住院费用[49]。

平均住院时间差异很大。在英国,一项研究报告指出,在年龄超过 80 岁的人群中,除去康复期间的时间以后,平均住院时间为 23 天[49]。在意大利,对 45 岁以上人群进行的另一项研究发现,平均住院时间约为 15 天,未计入康复时间[44]。相反,在美国,1990—2003 年期间,髋部骨折患者平均住院时间下降了大约一半,平均住院时间为 6. 5 天[50]。应该指出,这些巨大的差异可能取决于不同的卫生系统和每天的住院费用。例如,在美国,营利性医院每天的住院医疗费用为 1 791 美元,州/地方政府医院为 1 878 美元,非营利性医院为 2 289 美元[50],而在英国,1 天的费用为 600 美元[51]。值得注意的是,瑞典的一项研究表明缩短住院时间提高了髋部骨折患者 30 天内的死亡率[52]。相反,美国最近的一项研究表明,住院时间缩短可降低早期死亡率[53]。这种差异可能与术前等待时间增加与住院时间延长之间的相关性有关,并且我们知道术前等待时间(骨折后超过 24/48 小时)是预测早期死亡率的关键因素[54]。

2.4.3 康复和家庭护理成本

对于髋部骨折的人来说,康复是一个必经的过程[55]。然而,高龄和相关并发症往往使得髋部骨折患者的康复过程处在长期护理(Long-term care, LTC)机构或家庭护理之中[56]。有 6%到 60%的髋部骨折患者需要 LTC 或类似机构进行康复,费用从 19 000 美元到 66 000 美元不等[56]。LTC 所需的花费几乎是康复机构所需的 2 倍[57]。然而,这些组织对老年患者康复的作用仍然存在争议。在一项众所周知的研究中,入住康复医院的髋部骨折患者,在返回社区或残疾率方面,与家庭护理的患者没有区别[58]。此外,康复医院患者的费用显著高于家庭护理的患者,而且这些机构对老年患者的价值的相关证据存在争议[58-60]。

2.4.4 与髋部骨折有关的其他社会成本

髋部骨折与多种负面结果相关。例如,报道称因髋部骨折初次住院患者的永久致残率达 32%~80%[56]。然而,髋部骨折的最常见和严重的后果是死亡率增加。据估计,约有 20%的患者在受伤后 3~6 个月内死亡[61]。此外,就心血管疾病而言,住院期间发生的可能性增加 231%,任一继发事件都会使其后的继发事件的发生率增加 9. 4%、总住院天数增加 21. 3%、总费用增加 16. 3%[62]。其他不良后果如肌肉力量减小,平衡能力降低和步行速度下降,可以导致功能性肌肉量减少,肌肉减少症以及最终导致致残[61]。髋部骨折对残疾的影响是显著的:在髋部骨折后 1 年,40%的患者仍然无法独立行走,60%的患者至少有一项日常生活中的基础活动困难,80%的患者日常生活被限制在仪器的辅助下,如驾车和外出购物[63]。最后,髋部骨折与高社会成本的其他并存疾病的发生有关。最近的研究表明,髋部骨折患者抑郁发生率更高[64],因此抗抑郁药物的使用率更高[65]。另一个值得关注的领域是髋部骨折和心血管疾病发病之间的可能关系。事实上,髋部骨折似乎会增加冠心病的风险,特别是在骨折发生后的第一年[66]。由于心血管疾病是最昂贵的医疗事件之一[67],髋部骨折对医疗和社会成本增加有着巨大影响。

结论

髋部骨折是一种常见的、危害重大的疾病,尤其对于老年人。尽管某些国家的年龄(和性别)特异性发病率正在下降,但全球髋部骨折发病率正在不断上升。这表明在预防方面应该做更多的工作,同时也要考虑到其对社会成本和生活质量的影响。因此,未来需要进行流行病学研究,以更好地验证髋部骨折发生率的趋势以及制定有效预防髋部骨折的策略。

参考文献

[1] Maggi S, Kelsey JL, Litvak J, Heyse SP (1991) Incidence of hip fractures in the elderly: a cross-national analysis. Osteoporos Int 1(4):232 - 241.

[2] Seeman E, Allen T (1989) Risk factors for osteoporosis. Aust N Z J Med [Internet]. [cited 2016 Apr 13]; 19(1): 69 - 75. Available from: http://doi.wiley.com/10.1111/j.1445 - 5994.1989.tb01682.x.

[3] Cummings SRML, Melton LJ (2002) Epidemiology and outcomes of osteoporotic fractures. Lancet 359:1 - 1761.

[4] Veronese N, Solmi M, Rizza W, Manzato E, Sergi G, Santonastaso P, et al (2014) Vitamin D status in anorexia nervosa: a meta-analysis. Int J Eat Disord [Internet]. [cited 2015 Sep 25]; Available from: http://www.ncbi.nlm.nih.gov/pubmed/25445242.

[5] Solmi M, Veronese N, Correll CU, Favaro A, Santonastaso P, Caregaro L, et al (2016) Bone mineral density, osteoporosis, and fractures among people with eating disorders: a systematic review and meta-analysis. Acta Psychiatr Scand [Internet]. [cited 2016 Apr 13]; Available from: http://www. ncbi. nlm. nih. gov/pubmed/26763350.

[6] De Laet C, Kanis JA, Odén A, Johanson H, Johnell O, Delmas P, et al (2005) Body mass index as a predictor of fracture risk: a meta-analysis. Osteoporos Int [Internet]. 16 (11):1330 - 1338. Available from: http://www. ncbi. nlm. nih. gov/pubmed/15928804.

[7] Veronese N, Bolzetta F, Toffanello ED, Zambon S, De Rui M, Perissinotto E, et al (2014) Association between short physical performance battery and falls in older people: the Pro. V. A study. Rejuvenation Res [Internet]. 1 - 29. Available from: http://www. ncbi. nlm. nih. gov/ pubmed/24387140.

[8] Gleeson M, Sherrington C, Keay L (2014) Exercise and physical training improve physical function in older adults with visual impairments but their effect on falls is unclear: a systematic review. J Physiother [Internet]. [cited 2016 Apr 13];60(3):130 - 135. Available from: http:// www. ncbi. nlm. nih. gov/pubmed/25066935.

[9] Veronese N, De Rui M, Bolzetta F, Zambon S, Corti MC, Baggio G, et al (2015) Orthostatic changes in blood pressure and mortality in the elderly: the Pro. V. A study. Am J Hypertens [Internet]. [cited 2015 Sep 25];28(10):1248 - 1256. Available from: http://www. ncbi. nlm. nih. gov/pubmed/25767137.

[10] Berg RL, Cassells JS (1992) Falls in older persons: risk factors and prevention. In: Berg RL, Cassells JS (eds) The second fifty years: promoting health and preventing disability [Internet]. National Academies Press, Washington, DC, pp 263 - 290. [cited 2016 Apr 13]. Available from: http://www. ncbi. nlm. nih. gov/books/NBK235613/.

[11] Cooper C, Campion G, Melton LJ (1992) Hip fractures in the elderly: a world-wide projection. Osteoporos Int 2(6):285 - 289.

[12] Kanis JA, Odén A, McCloskey EV, Johansson H, Wahl DA, Cooper C (2012) A systematic review of hip fracture incidence and probability of fracture worldwide. Osteoporos Int 23(9):2239 - 2256.

[13] Karagas MR, Lu-Yao GL, Barrett JA, Beach ML, Baron JA (1996) Heterogeneity of hip frac-ture: age, race, sex, and geographic patterns of femoral neck and trochanteric fractures among the US elderly. Am J Epidemiol [Internet]. [cited 2016 Apr 23];143(7):677 - 682. Available from: http://www. ncbi. nlm. nih. gov/pubmed/8651229.

[14] Gallagher JC, Melton LJ, Riggs BL, Bergstrath E (1980) Epidemiology of fractures of the proximal femur in Rochester, Minnesota. PubMed - NCBI [Internet]. [cited 2016 Apr 13]. Available from: http://www. ncbi. nlm. nih. gov/pubmed/7428215.

[15] Elffors L (1988) Are osteoporotic fractures due to osteoporosis? Impacts of a frailty pandemic in an aging world. Aging (Milan, Italy) [Internet]. [cited 2016 Apr 23];10(3):

191 – 204. Available from: http://www. ncbi. nlm. nih. gov/pubmed/9801729.

[16] Iqbal MM (2000) Osteoporosis: epidemiology, diagnosis, and treatment. South Med J [Internet]. [cited 2016 Apr 13];93(1):2 – 18. Available from: http://www. ncbi. nlm. nih. gov/ pubmed/10653058.

[17] Emaus N, Olsen LR, Ahmed LA, Balteskard L, Jacobsen BK, Magnus T, et al (2011) Hip fractures in a city in Northern Norway over 15 years: time trends, seasonal variation and mor-tality: the Harstad Injury Prevention Study. Osteoporos Int [Internet]. [cited 2016 May 2];22(10):2603 – 2610. Available from: http://www. pubmedcentral. nih. gov/articleren-der. fcgi? a rtid = 3169771&tool = pmcentrez&rendertype = abstract.

[18] Ettinger B, Black DM, Dawson-Hughes B, Pressman AR, Melton LJ (2010) Upda-ted fracture incidence rates for the US version of FRAX ©. Osteoporos Int 21(1):25 – 33.

[19] Haring B, Crandall CJ, Wu C, LeBlanc ES, Shikany JM, Carbone L, et al (2016) Dietary patterns and fractures in postmenopausal women. JAMA Intern Med [Internet]. [cited 2016 Mar 28]; Available from: http://www. ncbi. nlm. nih. gov/pubmed/27019044.

[20] Romero Pérez A, Rivas Velasco A (2014) Adherence to Mediterranean diet and bone health. Nutrición hospitalaria [Internet]. [cited 2016 Apr 14];29(5):989 – 996. Available from: http:// www. ncbi. nlm. nih. gov/pubmed/24951976.

[21] Solomon L (1968) Osteoporosis and fracture of the femoral neck in the South African Bantu. J Bone Joint Surg Br [Internet]. [cited 2016 Apr 23];50(1):2 – 13. Available from: http://www. ncbi. nlm. nih. gov/pubmed/5641595.

[22] Silverman SL, Madison RE (1988) Decreased incidence of hip fracture in Hispanics, Asians, and blacks: California Hospital Discharge Data. Am J Public Health [Internet]. [cited 2016 Apr 23];78(11):1482 – 1483. Available from: http://www. pubmedcentral. nih. gov/ar-ticlerender. fcgi? artid = 1350247&tool = pmcentrez&rendertype = abstract.

[23] Wong PC (2008) Fracture epidemiology in a mixed southeastern Asian community (Singapore). Clin Orthop Relat Res [Internet]. [cited 2016 Apr 23];45:55 – 61. Available from: http://www. ncbi. nlm. nih. gov/pubmed/5939474.

[24] Chalmers J, Ho KC (1970) Geographical variations in senile osteoporosis. The asso-ciation with physical activity. J Bone Joint Surg Br [Internet]. [cited 2016 Apr 23];52(4): 667 – 675. Available from: http://www. ncbi. nlm. nih. gov/pubmed/5487566.

[25] Cooper C, Cole ZA, Holroyd CR, Earl SC, Harvey NC, Dennison EM, et al (2011) Secular trends in the incidence of hip and other osteoporotic fractures. Osteoporos Int [Inter-net]. [cited 2016 Mar 18];22(5):1277 – 1288. Available from: http://www. pubmedcentral. nih. gov/articler-ender. fcgi? artid = 3546313&tool = pmcentrez&rendertype = abstract.

[26] Hagino H, Furukawa K, Fujiwara S, Okano T, Katagiri H, Yamamoto K, et al (2009) Recent trends in the incidence and lifetime risk of hip fracture in Tottori, Japan. Osteo-poros Int [Internet]. [cited 2016 May 2];20(4):543 – 548. Available from: http://www. nc-

bi. nlm. nih. gov/ pubmed/18633667.

[27] Koh LK, Saw SM, Lee JJ, Leong KH, Lee J (2001) Hip fracture incidence rates in Singapore 1991 – 1998. Osteoporos Int [Internet]. [cited 2016 Apr 18];12(4):311 – 318. Available from: http://www. ncbi. nlm. nih. gov/pubmed/11420781.

[28] Zingmond DS, Melton LJ, Silverman SL (2004) Increasing hip fracture incidence in California Hispanics, 1983 to 2000. Osteoporos Int [Internet]. [cited 2016 May 2];15(8): 603 – 610. Available from: http://www. ncbi. nlm. nih. gov/pubmed/15004666.

[29] Arakaki H, Owan I, Kudoh H, Horizono H, Arakaki K, Ikema Y, et al (2011) Epidemiology of hip fractures in Okinawa, Japan. J Bone Miner Metab [Internet]. [cited 2016 Apr 23]; 29 (3): 309 – 314. Available from: http://www. ncbi. nlm. nih. gov/ pubmed/20814705.

[30] Piscitelli P, Tarantino U, Chitano G, Argentiero A, Neglia C, Agnello N, et al (2011) Updated incidence rates of fragility fractures in Italy: extension study 2002 – 2008. Clin Cases Miner Bone Metab [Internet]. [cited 2016 Apr 23];8(3):54 – 61. Available from: http://www. pubmed-central. nih. gov/articlerender. fcgi? artid = 3279067&tool = pmcentrez&rendertype = abstract.

[31] Mann E, Meyer G, Haastert B, Icks A (2010) Comparison of hip fracture incidence and trends between Germany and Austria 1995 – 2004: an epidemiological study. BMC Public Health [Internet]. [cited 2016 Apr 23];10:46. Available from: http://www. pubmedcentral. nih. gov/articlerender. fcgi? artid = 2831031&tool = pmcentrez&rendertype = abstract.

[32] Tuzun S, Eskiyurt N, Akarirmak U, Saridogan M, Senocak M, Johansson H, et al (2012) Incidence of hip fracture and prevalence of osteoporosis in Turkey: the FRACTURK study. Osteoporos Int [Internet]. [cited 2016 Apr 23];23(3):949 – 955. Available from: http://www. ncbi. nlm. nih. gov/pubmed/21594756.

[33] Langley J, Samaranayaka A, Davie G, Campbell AJ (2011) Age, cohort and period effects on hip fracture incidence: analysis and predictions from New Zealand data 1974 – 2007. Osteoporos Int [Internet]. [cited 2016 Apr 23];22(1):105 – 111. Available from: http:// www. ncbi. nlm. nih. gov/pubmed/20309526.

[34] Nymark T, Lauritsen JM, Ovesen O, Röck ND, Jeune B (2006) Decreasing incidence of hip fracture in the Funen County, Denmark. Acta Orthop [Internet]. [cited 2016 Apr 23];77(1):109 – 113. Available from: http://www. ncbi. nlm. nih. gov/pubmed/16534709.

[35] Leslie WD, O'Donnell S, Jean S, Lagacé C, Walsh P, Bancej C, et al (2009) Trends in hip fracture rates in Canada. JAMA [Internet]. [cited 2016 Apr 15];302(8):883 – 889. Available from: http://www. ncbi. nlm. nih. gov/pubmed/19706862.

[36] Cassell E, Clapperton A (2013) A decreasing trend in fall-related hip fracture incidence in Victoria, Australia. Osteoporos Int [Internet]. [cited 2016 Apr 23];24(1):99 – 109. Available from: http://www. ncbi. nlm. nih. gov/pubmed/22349962.

[37] Adams AL, Shi J, Takayanagi M, Dell RM, Funahashi TT, Jacobsen SJ (2013) Ten-year hip fracture incidence rate trends in a large California population, 1997 - 2006. Osteoporos Int [Internet]. [cited 2016 Apr 23];24(1):373 - 376. Available from: http://www. ncbi. nlm. nih. gov/ pubmed/22349963.

[38] Wu T-Y, Jen M-H, Bottle A, Liaw C-K, Aylin P, Majeed A (2011) Admission rates and in-hospital mortality for hip fractures in England 1998 to 2009: time trends study. J Public Health (Oxford, England) [Internet]. [cited 2016 Apr 23];33(2):284 - 291. Available from: http://www. ncbi. nlm. nih. gov/pubmed/20926392.

[39] Hernández JL, Olmos JM, Alonso MA, González-Fernández CR, Martínez J, Pajarón M, et al (2006) Trend in hip fracture epidemiology over a 14-year period in a Spanish population. Osteoporos Int [Internet]. [cited 2016 Apr 23]; 17(3): 464 - 470. Available from: http://www. ncbi. nlm. nih. gov/pubmed/16283063.

[40] Rosengren BE, Ahlborg HG, Gärdsell P, Sernbo I, Nilsson J-Å, Daly RM, et al (2012) Forearm bone mineral density and incidence of hip fractures in Swedish urban and rural men 1987 - 2002. Scand J Public Health [Internet]. [cited 2016 Apr 23];40(1):102 - 108. Available from: http://www. ncbi. nlm. nih. gov/pubmed/22006168.

[41] Brauer CA, Coca-Perraillon M, Cutler DM, Rosen AB (2009) Incidence and mortality of hip fractures in the United States. JAMA [Internet] 302(14): 1573 - 1579. Available from: http://jama. jamanetwork. com/article. aspx? doi = 10. 1001/jama. 2009. 1462. http:// www. ncbi. nlm. nih. gov/pubmed/19826027. http://www. pubmedcentral. nih. gov/articlerender. fcgi? artid = PMC4410861.

[42] Kannus P, Parkkari J, Sievänen H, Heinonen A, Vuori I, Järvinen M (1996) Epidemiology of hip fractures. Bone [Internet]. [cited 2016 Apr 23]; 18(1 Suppl): 57S - 63S. Available from: http://www. ncbi. nlm. nih. gov/pubmed/8717549.

[43] Cummings SR, Rubin SM, Black D (1990) The future of hip fractures in the United States. Numbers, costs, and potential effects of postmenopausal estrogen. Clin Orthop Relat Res [Internet]. [cited 2016 Apr 23]; (252): 163 - 166. Available from: http://www. ncbi. nlm. nih. gov/ pubmed/2302881.

[44] Piscitelli P, Iolascon G, Gimigliano F, Muratore M, Camboa P, Borgia O et al (2007) Incidence and costs of hip fractures compared to acute myocardial infarction in the Italian population: a 4-year survey. Osteoporos Int 18(2):211 - 219.

[45] Johnell O, Kanis J (2005) Epidemiology of osteoporotic fractures. Osteoporos Int [Internet]. [cited 2016 Apr 4]; 16(Suppl 2): S3 - S7. Available from: http://www. ncbi. nlm. nih. gov/ pubmed/15365697.

[46] Haentjens P, Autier P, Barette M, Boonen S (2001) The economic cost of hip fractures among elderly women. A one-year, prospective, observational cohort study with matched-pair analysis. Belgian Hip Fracture Study Group. J Bone Joint Surg Am [Internet]. [cited 2016

Apr 25]; 83 - A (4): 493 - 500. Available from: http://www. ncbi. nlm. nih. gov/pubmed/11315777.

[47] Hoerger TJ, Downs KE, Lakshmanan MC, Lindrooth RC, Plouffe L, Wendling B, et al (1999) Healthcare use among U. S. women aged 45 and older: total costs and costs for selected post-menopausal health risks. J Womens Health Gender Based Med [Internet]. [cited 2016 Apr 23]; 8 (8): 1077 - 1089. Available from: http://www. ncbi. nlm. nih. gov/pubmed/10565666.

[48] Lippuner K, von Overbeck J, Perrelet R, Bosshard H, Jaeger P (1997) Incidence and direct medical costs of hospitalizations due to osteoporotic fractures in Switzerland. Osteoporos Int [Internet]. [cited 2016 Apr 23];7(5):414 - 425. Available from: http://www. ncbi. nlm. nih. gov/ pubmed/9425498.

[49] Lawrence TM, White CT, Wenn R, Moran CG (2005) The current hospital costs of treating hip fractures. Injury [Internet]. [cited 2016 Mar 19];36(1):88 - 91; discussion 92. Available from: http://www. ncbi. nlm. nih. gov/pubmed/15589923.

[50] National Hospital Discharge Survey (2010) Health data interactive, health care use and expenditures.

[51] Department of Health (2013) National schedule of NHS reference costs 2012 - 13 - critical care. 57 p.

[52] Nordstrom P, Gustafson Y, Michaelsson K, Nordstrom A (2015) Length of hospital stay after hip fracture and short term risk of death after discharge: a total cohort study in Sweden. BMJ [Internet]. [cited 2016 Apr 25];350(feb20 1):h696 - h696. Available from: http://www. bmj. com/content/350/bmj. h696.

[53] Nikkel LE, Kates SL, Schreck M, Maceroli M, Mahmood B, Elfar JC (2015) Length of hospi-tal stay after hip fracture and risk of early mortality after discharge in New York state: retro-spective cohort study. BMJ (Clin Res ed) [Internet]. [cited 2016 May 2];351:h6246. Available from: http://www. pubmedcentral. nih. gov/articlerender. fcgi? artid = 4674667&tool = pmcentrez &rendertype = abstract.

[54] Maggi S, Siviero P, Wetle T, Besdine RW, Saugo M, Crepaldi G (2010) A multicenter survey on profile of care for hip fracture: predictors of mortality and disability. Osteoporos Int [Internet]. [cited 2016 May 2];21(2):223 - 231. Available from: http://www. ncbi. nlm. nih. gov/ pubmed/19415372.

[55] De Rui M, Veronese N, Manzato E, Sergi G, De Rui Marina, Veronese N, et al (2013) Role of comprehensive geriatric assessment in the management of osteoporotic hip fracture in the elderly: an overview. Disabil Rehabil [Internet] 35(9):758 - 765. Available from: http://eutils. ncbi. nlm. nih. gov/entrez/eutils/elink. fcgi? dbfrom = pubmed&id = 22877311&retmode = ref&cm d = prlinks \ \npapers3://publication/doi/10. 3109/09638288. 2012. 707747. http://www. ncbi. nlm. nih. gov/pubmed/22877311. http://informahealthcare. com/

doi/abs/10. 3109/09.

[56] Braithwaite RS, Col NF, Wong JB (2003) Estimating hip fracture morbidity, mortality and costs. J Am Geriatr Soc 51(3):364 - 370.

[57] Hektoen L, Lund J (2014) Costs of treatment, care, and rehabilitation after hip fractures - a case study from Norway: Liv Faksvag Hektoen. Eur J Public Health [Internet]. [cited 2016 Apr 25];24(Suppl 2):cku166. 126. Available from: http://eurpub. oxfordjournals. org/content/24/ suppl_2/cku166. 126.

[58] Kramer AM, Steiner JF, Schlenker RE, Eilertsen TB, Hrincevich CA, Tropea DA, et al (1997) Outcomes and costs after hip fracture and stroke. A comparison of rehabilitation settings. JAMA [Internet]. [cited 2016 Apr 27];277(5):396 - 404. Available from: http://www. ncbi. nlm. nih. gov/pubmed/9010172.

[59] Ward D, Severs M, Dean T, Brooks N (2003) Care home versus hospital and own home envi-ronments for rehabilitation of older people (Cochrane Review). Cochrane Database Syst Rev [Internet]. Issue 3(4): Art. No.: CD003164. Available from: doi: 10. 1002/14651858. CD003164.

[60] Huusko TM (2000) Randomised, clinically controlled trial of intensive geriatric rehabilitation in patients with hip fracture: subgroup analysis of patients with dementia. BMJ [Internet]. [cited 2016 Apr 26];321(7269):1107 - 1111. Available from: http://www. bmj. com/con-tent/321/7269/1107. short.

[61] Marks R, Allegrante JP, Ronald MacKenzie C, Lane JM (2003) Hip fractures among the elderly: causes, consequences and control. Ageing Res Rev [Internet] 2(1):57 - 93. Available from: http://www. sciencedirect. com/science/article/pii/S1568163702000454.

[62] Wolinsky FD, Fitzgerald JF, Stump TE (1997) The effect of hip fracture on mortality, hospitalization, and functional status: a prospective study. Am J Public Health [Internet]. [cited 2016 Apr 26];87(3):398 - 403. Available from: http://www. pubmedcentral. nih. gov/articlerender. fcgi ? artid=1381011&tool=pmcentrez&rendertype=abstract.

[63] Cooper C (1997) The crippling consequences of fractures and their impact on quality of life. Am J Med [Internet] 103(2):S12 - S19. Available from: http://linkinghub. elsevier. com/retrieve/ pii/S000293439790022X.

[64] Cristancho P, Lenze EJ, Avidan MS, Rawson KS (2016) Trajectories of depressive symptoms after hip fracture. Psychol Med [Internet] 46(07):1413 - 1425. Available from: http://www. journals. cambridge. org/abstract_S0033291715002974.

[65] Iaboni A, Seitz DP, Fischer HD, Diong CC, Rochon PA, Flint AJ (2015) Initiation of antidepressant medication after hip fracture in community-dwelling older adults. Am J Geriatr Psychiatry [Internet]. [cited 2016 Apr 26];23(10):1007 - 1015. Available from: http://www. ncbi. nlm. nih. gov/pubmed/25488107.

[66] Tsai C-H, Lin C-L, Hsu H-C, Chung W-S (2015) Increased risk of coronary heart

disease in patients with hip fracture: a nationwide cohort study. Osteoporos Int [Internet] 26 (6): 1849-1855. Available from: http://link.springer.com/10.1007/s00198-015-3097-y.

[67] Patricoski CT, Steiner G (1999) Cost of medications for patients with ischemic heart disease in a rural family practice center. J Am Board Fam Pract [Internet]. [cited 2016 Apr 26];12(3):200-205. Available from: http://www.ncbi.nlm.nih.gov/pubmed/10395416.

3 老年性骨质疏松

Paolo Falaschi and Stefania Giordano

翻译:任晓姝;一校:李新萍;二校:邹继红

3.1 定义

骨质疏松症是一种以骨量减少和骨质量改变为特征,继而导致骨折风险增加的全身性骨病。原发性骨质疏松症包括绝经后骨质疏松症和随着年龄的增长而出现的老年性骨质疏松。继发性骨质疏松症则与其他影响骨代谢的疾病和药物有关[1]。

根据世界卫生组织定义,如下文所述,骨质疏松症的诊断阈值为骨密度测定 $T<-2.5$[1,2]。

3.2 流行病学

骨质疏松症是一种对社会具有显著影响的疾病。其发病率随着年龄的增长而增加,事实上,骨质疏松症对大多数 70 岁以上的人群均有影响[1]。骨质疏松性骨折的常见部位是脊柱、髋部、前臂远端和肱骨近端。据估计,仅 2000 年一年,欧洲年龄 50 岁以上的男性和女性中,就有 620 000 例新发髋关节骨折,574 000 例前臂骨折,250 000 例肱骨和 620 000 例临床脊柱骨折。这

P. Falaschi, S. Giordano: Geriatric Unit, Sapienza University of Rome, Sant'Andrea Hospital, via di Grottarossa 1035,00189 Rome, Italy
E-mail: paolo.falaschi@uniroma1.it

些骨折占世界范围内同类骨折的34.8%[3]。2006年欧洲有270万人骨质疏松性骨折,总体费用达360亿欧元[4]。据最近的估计(2010年),欧盟最大的5个国家(法国、德国、意大利、西班牙和英国)直接花费为290亿欧元[5],整个欧盟27个国家花费为387亿欧元[6]。

骨质疏松性骨折是导致死亡的主要原因之一。髋部骨折常因急性疼痛和功能丧失需要住院治疗。骨折恢复缓慢,往往不能完全康复,许多患者因此长期住在养老院。

脊柱骨折会导致急性疼痛和功能丧失,也可能无明显症状。但是,脊柱骨折往往会再发,随着脊柱骨折数目的增加,残疾的发生率也随之增加。桡骨远端骨折也会导致急性疼痛和功能丧失,但通常功能恢复良好,甚至很好[7]。普遍认为,除了前臂骨折以外,骨质疏松症及其引起的骨折与死亡率的增加有关。就髋部骨折而言,大多数死亡发生在骨折发生后的3~6个月,其中20%~30%与骨折本身存在因果关系[8]。据估计,2010年欧盟国家因骨质疏松性骨折导致的死亡人数约为43 000人[6]。关于骨质疏松症和脆性骨折的流行病学分布的详细描述见第2章。

3.3 危险因素

骨质疏松性骨折的危险因素(表3.1)。

表3.1 临床危险因素汇总[1,2]

临床危险因素
年龄
女性
低体重指数
既往有脆性骨折病史,特别是髋部、腕部和脊柱骨折
父母有髋骨骨折史
糖皮质激素治疗(每日泼尼松龙≥5 mg或剂量相当,持续3个月或更长时间)
吸烟
每日饮酒≥3U
过早绝经
维生素D缺乏

续表

钙摄入不足
药物
骨质疏松症相关性疾病(见表 3.2)
器官移植

3.3.1 骨密度(BMD)

有研究证明, BMD 每下降一个标准偏差,骨折风险将增加 1.5~3 倍。与高血压可预测卒中的发生率相似[1],BMD 也可以预测骨折的风险。然而,骨折风险不仅与骨密度相关,还取决于许多其他因素。因此,单凭 T 值不足以确定骨折发生的概率,以及患者何时需要治疗[9]。而且,大多数骨折发生在骨量减少的患者(T 值为-2.5~1.0)[10]。

3.3.2 年龄

年龄是独立于 BMD 的骨折危险因素。因此,相同的 BMD 评分,老年人发生骨折的风险高于年轻人[9,11]。另一个主要问题是老年人的肌肉功能降低。这是一种与年龄有关的疾病,常常因营养不良和行动不便而恶化。弗雷德和他的团队提出了"衰弱综合征"的五个定义,其中之一是"衰弱",其他的为不明原因的体重下降、容易疲劳、步伐缓慢和体力下降[12]。此外,"衰弱的表型"与导致骨折的跌倒高风险相关[13]。

3.3.3 骨折史

如果既往发生过骨折,无论其发生在什么部位,无论 BMD 如何,都是再发骨折的重要危险因素,并且独立于骨密度水平。最常见的骨折部位是椎骨、髋骨、肱骨和腕关节骨折。并且,再次发生骨折的风险随着既往骨折次数的增加而增加,与从未发生骨折的患者相比,以往发生过 3 次或以上骨折的患者再发骨折的风险增高 10 倍[1]。

3.3.4 骨折家族史

与其他导致骨质疏松性骨折的危险因素相比,父母有过髋部骨折史的,其后代发生髋部骨折的风险显著增高[1]。

3.3.5 合并疾病

许多疾病会增加骨折风险(表 3.2)。在一些疾病中,骨密度减少是导致骨折风险增加的因素,但通常还有其他机制参与其中:慢性炎症,骨质量的改变,健康状况受损,活动能力的下降,肌少症,跌倒风险增加以及其他并发疾病。常与这些疾病并存的维生素 D 缺乏症是另一个不利因素[1]。

表 3.2 骨质疏松症相关性疾病

相关系统	疾 病
内分泌疾病	性腺功能减退
	皮质醇增多症
	甲状旁腺功能亢进症
	甲状腺功能亢进症
	高泌乳素血症
	1 型和 2 型糖尿病
	肢端肥大症
	GH 缺乏
血液系统疾病	骨髓淋巴增殖性疾病
	多发性骨髓瘤和单克隆丙种球蛋白血症
	系统性肥大细胞增生症
	地中海贫血
	镰状细胞性贫血
	血友病
胃肠疾病	慢性肝病
	原发性胆汁性肝硬化
	乳糜泻
	慢性炎症性肠病
	胃肠切除术
	胃旁路术
	乳糖不耐症
	肠道吸收不良
	胰腺功能不全

续表

相关系统	疾　　病
风湿性疾病	类风湿关节炎
	强直性脊柱炎
	银屑病关节炎
	硬皮病
	其他形式的结缔组织炎
肾脏疾病	肾源性特发性高钙尿症
	肾小管酸中毒
	慢性肾衰竭
神经系统疾病	帕金森综合征
	多发性硬化症
	截瘫
	卒中后遗症
	肌营养不良症
遗传性疾病	成骨不全症
	埃勒斯-多洛斯综合征
	戈谢综合征
	糖原贮积病
	低磷酸酯酶症
	血色病
	高胱氨酸尿症
	囊性纤维化
	马凡综合征
	门克斯综合征
	卟啉症
	赖利-戴综合征

3.3.6 药物

许多药物都会增加骨折风险。最重要的一类药物是对骨骼有副作用的糖皮质激素,可导致骨质量迅速下降和 BMD 丢失。近年来的药物中,激素抑制剂(用于治疗女性乳腺癌术后的芳香酶抑制剂和男性前列腺癌的 GnRH 激动剂)也可导致 BMD 下降,但速度较慢。其他的药物有 SSRI,PPI,H_2 抑制剂,抗惊厥药,袢利尿剂,抗凝剂,过量甲状腺激素和抗反转录病毒治疗药物。

3.3.7 骨折风险评估

如上所述,虽然 BMD 是诊断骨质疏松症的基石,但仅使用 BMD 不足以确定何时干预。这也是为什么会有许多评分标准的原因,目的是为了更好地识别骨折风险。FRAX®是使用最广泛的评估工具。该工具可以在互联网上直接访问(http://www.shef.ac.uk/FRAX),FRAX®可以计算出 10 年内常见部位(髋部、脊柱、肱骨或腕关节)发生骨折以及髋关节骨折的发生概率。这些骨折风险概率计算的主要依据包括:年龄,体重指数和其他危险因素(包括既往脆性骨折史、父母髋部骨折史、目前的吸烟情况、长期服用糖皮质激素、类风湿性关节炎病史、其他继发性骨质疏松症因素和饮酒)。

股骨颈 BMD 有助于预测骨折风险。全世界不同国家的骨折发生率差异很大,这就是为什么 FRAX 需要根据不同国家的骨折发生率和死亡率进行修正的原因[14]。

FRAX 存在一定的局限性:没有考虑到危险因素的量效关系,例如糖皮质激素的剂量,吸烟量,饮酒量和既往骨折的次数[15]。另一个局限性是 FRAX 仅使用股骨颈的 *T* 值,未纳入腰椎的 *T* 值,尤其是在这两个部位测量结果不一致的情况下[16]。

尽管文献证实了 FRAX 评估骨折风险的有效性,但骨质疏松症的干预阈值目前仍取决于治疗区域和与成本效益评估关系日渐密切的医疗报销政策[17]。

3.4 诊断

欧洲没有针对骨质疏松症或骨折高风险的人群进行普查的政策。此类高风险人群仅能通过既往的脆性骨折史或具有显著的骨折风险因子来发现(见第 12 章)[2]。

3.4.1 仪器诊断

骨密度(BMD)可以通过多种技术检测。骨密度仪可以准确测量骨量，是骨质疏松性骨折风险的最佳预测指标，结果以 *T* 值表示。*T* 值是指受试者的 BMD 值与同性别的健康年轻成人(峰值骨量)的平均 BMD 值之间的差异，以标准差(SD)表示。BMD 也可通过比较相同年龄和性别的受试者的平均值(*Z* 值)来表示。根据 WHO 的标准，诊断骨质疏松症所需的阈值是 *T* 值<-2.5 SD。

目前，双能 X 射线测定法(DXA)是评估骨量、诊断骨质疏松症及预测骨折风险和随访的最佳方法。该技术使用两种不同能量的 X 射线，可通过减去软组织对射线的吸收来计算骨组织中的骨钙含量。当射线投射到表面时，可产生骨矿物质密度(BMD，单位：g/cm^2)参数，继而可推断出骨矿物质含量(BMC，单位：g/cm^3)。一般来说，在特定区域进行测量可以更准确地估计该区域的骨折风险。由于临床上与骨质疏松性骨折关系密切的骨折常发生于脊柱和髋部，所以最常用的测量部位为腰椎和股骨近端。然而，采用 DXA 诊断骨质疏松症仍存在许多技术限制。例如，由于骨矿化的减少，DXA 会低估骨软化患者的总体骨基质水平。此外，骨关节病、脊柱或髋关节骨关节炎会导致骨密度升高而不是骨强度[2]。如果存在后一种情况，分析骨密度时必须排除受影响位点；并且至少评估两处椎体，如此方可使骨密度测量结果合理准确。因此，推荐 65 岁以上人群进行股骨密度评估。近来开发的软件，使得 DXA 不仅可以测量 BMD，还可以测量一些与骨强度相关的几何参数，如 HSA(髋部结构分析)和 TBS(骨小梁评分)。TBS 通过处理椎体密度测量扫描的不均匀性，从而提供有关小梁微观结构的间接信息。虽然这种设备已被 FDA 批准，但其在临床中的应用仍然有限。

定量计算机断层扫描(QCT)，这种技术能够区分骨小梁与骨皮质的 BMD，可以测量椎骨和股骨的整体和局部单位体积的 BMD(g/cm^3)。但是，QCT 使患者暴露于高水平的辐射剂量(约 100 μSv)。因此与 QCT 相比，DXA 因其具有准确、扫描时间短、校准稳定、辐射剂更低、成本低等优势而更受青睐。

定量超声(QUS)，该技术能够提供两个参数(速度和衰减)，这两个参数间接反映了骨量和结构完整性，主要测量趾骨和跟骨两个部位。现已证实，对于绝经后妇女和男性，定量超声对骨质疏松性骨折(股骨和椎骨)风险的预测，其精确度不亚于 DXA，但 QUS 不能直接检测骨密度。定量超声检测与 DXA 结果不一致既不意外也不少见，但并不表示 QUS 是错的。相反，QUS 可受到骨组织其他特征影响，从而是骨折风险的独立预测因子。但根据 WHO 标准，QUS 不能用于骨质疏松症的诊断。QUS 可用于 DXA 无法评估的腰椎或股骨 BMD 检测。QUS 因其成本较低,便于运输和无辐射,推荐用于流行病学调查和初级筛查。

3.4.2 腰背部脊柱 X 线检查

不管 BMD 水平如何,非创伤性椎体骨折反映骨骼脆性,并且是一个提示需要进行治疗以降低再发骨折风险的强烈指标。由于大多数椎骨骨折症状较轻甚至无症状,影像学诊断是确诊椎骨骨折的唯一方法。应用 Genant 半定量方法(SQ),椎体高度降低 20%即可确定为骨折。

3.4.3 实验室检测

实验室检测是诊断骨质疏松症不可缺少的一部分,因为病理性骨折和其他骨骼代谢疾病可能会出现与骨质疏松症类似的临床表现,实验室检查可以区分病理骨折和其他骨骼代谢疾病。此外,实验室检查能明确可能的致病因素,明确继发性骨质疏松症。如果存在病因,则有助于病因治疗。基本检查包括血细胞分析、蛋白质电泳、血清钙和磷水平、总碱性磷酸酶、肌酐、红细胞沉降率和 24 小时尿钙。如上述检查结果正常,则其他疾病或继发性骨质疏松症可排除 90%。所以说有时这些检测很有必要。

3.5 治疗

3.5.1 一般处理

制动是导致骨质流失的最重要原因之一,应当尽可能避免。负重运动是骨骼健康的最佳选择,因此也是骨质疏松症患者管理的重要组成部分[18]。

预防跌倒 跌倒的危险因素包括骨折/跌倒史、头晕和直立性低血压、视力障碍、步态障碍、尿失禁、慢性肌肉骨骼疼痛、抑郁、功能和认知障碍、低体重指数、女性、勃起功能障碍(成年男性)和年龄超过 80 岁以上的人群[19]。其中有些危险因素可以改变:矫正视力、减少或者停用可能改变意识和/或平衡的药物、改善家庭环境(避免湿滑的地板,固定或去除垫子,改善照明,在浴室安装扶手等)[20]。通过有计划的锻炼可以保持肌肉力量从而提升自信心和协调性,以预防跌倒。但目前还没有最适合"高龄老人"的锻炼计划的共识[20,21]。

维生素 D 维生素 D 参与肠道钙和磷的吸收,是促进骨骼矿化和维持肌肉所必需的维生素,对其他器官也具有有益的作用。大多数维生素 D 由皮肤通过日光照射合成,但由于老年人合成维生素 D 的能力下降,因此其维生素 D 水平低下;而且与年轻人相比,老年人皮肤日照更少,因此,大多数老年人患有维生素 D 缺乏症[22]。维生素 D 的阈值如表 3.3 所示。众多试验表明,与血浆25-羟基维生素 D(25-OH-D)浓度低于 30 nmol/L 的患者相比,25-OH-D 不低于 60 nmol/L 的患者骨折风险明显降低[23]。越来越多的证据表明,除了骨骼,补充维生素 D 对其他系统也有益处。研究表明,改善 25-OH-D 水平可降低老年人跌倒事件的发生率;也有实验表明,补充维生素 D 与全因死亡率下降有关[24]。对于 50 岁以上的人群,RNI(Recommended Nuterient Intakes)推荐的维生素 D 摄入量为 800 IU/d[2]。对于骨质疏松症、特别是接受骨保护治疗的患者推荐每日至少摄入维生素 D 800 IU[25]。考虑到老年人群普遍存在维生素 D 缺乏症,骨折高危患者没有必要测量血浆 25-OH-D 水平[22]。应在骨质疏松症药物治疗之前尽早补充维生素 D[25]。由于维生素 D(胆钙化醇)的非活性成分储存在脂肪组织中,因此,推荐持续小剂量负荷使维生素 D 储存达到饱和,然后继续予以维持剂量。

钙 钙是骨骼矿化所必需的元素,主要存在于乳制品中,如酸奶和牛奶含有钙和维生素 D。对于 50 岁以上的人群,RNI 推荐每天摄入至少 1 000 mg 钙[2]。通过均衡饮食保证适当的钙摄入量至关重要,如果不能做到,建议每天补充 0.5~1.2 g 的钙,尤其是在接受骨保护治疗的患者[5,26],补充钙和维生素 D 可减少继发性甲状旁腺功能亢进,从而减少骨吸收。尽管荟萃分析发现补钙可能会增加心肌梗死的风险,但也有研究发现相反的结果[27,28]。

蛋白质 营养不良尤其是蛋白质-能量营养不良在老年人中很常见[29]。充足的营养对骨骼健康非常重要。

胰岛素样生长因子-Ⅰ(IGF-Ⅰ) IGF-Ⅰ调控生长激素(GH)并且对多种组织,特别是骨骼肌、软骨和骨骼具有促进作用。此外,IGF-Ⅰ还参与调节肾脏对磷酸盐的重吸收,通过促进肾脏合成骨化三醇继而促进肠道摄取钙和磷酸盐。营养不良状态下,肝脏合成 IGF-Ⅰ下降,因此血浆 IGF-Ⅰ浓度有助于评估营养状态[30]。另一个评估营养状况的有效工具是营养评估简表(Mini Nutritional Assessment, MNA)。由于老年人蛋白质吸收功能受损,应将 RDA 从 0.80 g/(kg·d)增加到 1.0 或 1.2 g/(kg·d)[21]。

表 3.3 维生素 D 阈值

血清维生素 D 水平(nmol/L)	血清维生素 D 水平(ng/ml)	定 义
<25	<10	严重缺乏
25~50	10~20	缺乏
50~75	20~30	不足
75~125	30~50	目标

3.5.2 抗骨质疏松药

双膦酸盐 双膦酸盐属于稳定的焦膦酸盐类似物,其特征是含有P-C-P键。目前已经合成的数种双膦酸盐其效价取决于侧链的长度和结构。双膦酸盐与骨羟磷灰石有很强的亲和性,通过抑制破骨细胞的附着和活性,诱导破骨细胞凋亡,抑制骨吸收。膦酸盐通过抑制胞膜质子泵ATP酶、改变细胞骨架和皱褶缘,从而对破骨细胞发挥作用。氨基膦酸盐还能抑制甲戊酸钠途径中的法尼焦膦酸合酶,修饰鸟苷三膦酸盐结合蛋白的异戊二烯酰化。口服双膦酸盐生物利用度低(摄入剂量的1%),食物、钙、铁、咖啡、茶和橙汁可降低其生物利用度。双膦酸盐能迅速从血浆中清除:50%沉积在骨骼中,其余通过尿液排泄。双膦酸的半衰期较长,安全性良好。最常见的副作用是轻微的胃肠紊乱,有时是食管炎。静脉注射双膦酸盐可引起一过性发热反应以及骨骼肌疼痛。大剂量静脉注射帕米膦酸钠或唑来膦酸钠的癌症患者偶有下颌骨坏死。最后,使用双膦酸盐可能会引起不典型转子下骨折,但目前这个结果仍有争论。然而,风险与收益比仍然是乐观的[2]。

阿仑膦酸盐 阿仑膦酸盐是最常用的双膦酸盐之一。对年龄超过75岁,参与骨折干预试验(FIT-I)的病人的回顾性分析发现,与服用安慰剂的人相比,这些病人新发脊椎骨折的风险明显下降(38%)[31]。此外,一项针对需要长期护理的女性的小型研究表明,与安慰剂组相比,阿仑膦酸钠治疗2年后患者的骨密度增加(脊柱+4.4%,股骨颈+3.4%)[32]。

伊班膦酸盐 每日摄入2.5 mg伊班膦酸盐可使椎体骨折风险降低50%~60%,但对非椎体骨折的作用仅是从回顾性研究中分析得到[33,34]。研究表明,在增加骨密度和降低骨转化生物标志物方面,伊班膦酸钠每月150 mg的疗效相当于或优于伊班膦酸钠2.5 mg/d[35]。

一项由髋关节干预治疗计划、利塞膦酸盐治疗椎体疗效(Vertebral Efficacy with Risedronate Therapy,VERT)的多国研究和VERT北美研究的多项关键研究组成的针对80岁以上患者的荟萃分析发现,利塞膦酸钠可以使脊椎椎体新发骨折风险降低44%[36]。多项研究表明,与安慰剂组相比,连续3年每年一次(每次5mg)唑来膦酸静脉注射,可使椎体骨折发生率降低70%,髋关节骨折发生率降低40%[37,38]。研究证实,在第一次髋关节骨折后不久,但不早于骨折后15天,尽早静脉注射唑来膦酸可以降低骨折风险和死亡率[39]。

雷奈酸锶 尽管其应用于人的作用机理尚不清楚,但雷奈酸锶已被批准用于绝经后骨质疏松症的治疗。推荐每日一次口服,每次2 g。由于食物,尤其是牛奶及其衍生物会抑制肠道对雷奈酸锶的吸收,因此应在睡前服用(至少饭后2小时)。高龄或者轻中度肾功能损害患者无须调整剂量,严重肾功能损害患者不建议使用。多项研究表明,雷奈酸锶预防骨折的疗效适应证广泛,适用于无论既往有无椎体骨折的骨质疏松症患者到 80 岁以上的女性。在降低骨折风险方面,雷奈酸锶与口服双磷酸盐疗效相当[40,41]。雷奈酸锶最常见的副作用是腹泻、恶心,通常在治疗开始时出现,数月后消失。有报道称雷奈酸锶会增加静脉血栓栓塞(venous thromboembolism,VTE)和心肌梗死的发生,因此雷尼酸锶禁用于既往发生或有上述疾病风险的患者[42]。

地诺单抗 地诺单抗是一种对 RANKL 具有高亲和性的人来源抗体,可以阻断 RANKL 与其受体结合[43]。地诺单抗每 6 个月皮下给药一次,每次剂量为 60 mg。研究证实经过 3 年的地诺单抗治疗,新发椎体骨折的发生率降低 68%,非椎体骨折降低 20%,髋关节骨折降低 40%[44]。持续的诺单抗治疗 5 年可以增加腰椎和髋关节的骨密度,长期应用没有增加不良事件的发生[45]。对于高骨折风险的患者,地诺单抗在降低骨折风险方面的作用尤为突出[46]。

特立帕肽 原发性或继发性甲状旁腺功能亢进或外源性的给予甲状旁腺激素可以促进骨的吸收,但是通过每天皮下注射甲状旁腺素间断给药,可以提高成骨细胞的数量和活性从而增加骨量、改善骨架结构。1~34 N 末端片段(特立帕肽)用于治疗骨质疏松症,每日一次皮下注射给药,每次 20 μg,时间不超过 24 个月[47]。特立帕肽可以显著降低椎体和非椎体的骨折风险,对降低非椎体骨折的疗效可延续到停药后 30 个月[48]。特立帕肽最常见的副作用是恶心、四肢疼痛、头痛和头晕。血钙正常患者注射特立帕肽射 4~6 小时后血钙浓度会有一过性的升高,16~24 小时后血钙浓度会恢复到基线水平。这种浓度变化较小,因此治疗过程中不需监测血钙浓度。特立帕肽可导致尿钙增加,因此不用于有活动性或近期新发生的尿石症患者。禁用于骨转化异常增高的患者(如甲状旁腺功能亢进症和佩吉特骨病,不明原因的碱性磷酸酶升高,既往接受骨体外照射、植入放射治疗或骨恶性肿瘤、骨转移瘤的患者),严重肾功能不全的患者。动物研究表明,长期大剂量应用特立帕肽会增加大鼠骨肉瘤的发生,但这些发现并不适用于小剂量应用特立帕肽的人群[47]。

3.5.3 骨质疏松症的治疗依从性

在慢性无症状疾病的药物治疗中,依从性差的问题普遍存在,而且在骨质疏松症的治疗中尤为常见。Rabenda 团队的流行病学研究证实,与每日服用阿仑膦酸钠的患者相比,每周服用阿仑膦酸钠的患者 12 个月内的药物持有率(medication possession ratio, MPR)更高[49]。低药物依从性的临床后果是骨折风险增加。尤其是对于那些通常要服用很多药物的老年人而言,保持药物治疗方案的依从性是具有挑战性的。老年人容易健忘,然而大多数老年患者不能坚持治疗似乎是有意而为之的，因为老年人出于对自身利益的考虑，进行了（错误的）风险/收益分析。非痴呆的老年人不能坚持治疗的主要原因是对疾病的误解，担心药物和多药治疗的副作用。对骨折患者进行宣教，告知患者骨折是由于骨质疏松症和骨脆性增加造成的、药物治疗如何改善骨质疏松症是非常重要的。了解患者不能坚持药物治疗的原因和借口也至关重要。总之，定期随访很有益处：随访期间应询问患者如何服用药物，同时避免任何主观判断[21]。

参考文献

[1] Adami S, Bertoldo F, Brandi ML, Cepollaro C, Filipponi P, Fiore E, Frediani B, Giannini S et al (2009) Guidelines for the diagnosis, prevention and treatment of osteoporosis. Reumatismo 61:260 – 284.

[2] Kanis J, McCloskey E, Johansson H, Cooper C, Rizzoli R, Reginster J et al (2013) European guidance for the diagnosis and management of osteoporosis in postmenopausal women. Osteoporos Int 24:23 – 57.

[3] Johnell O, Kanis J et al (2006) An estimate of the worldwide prevalence and disabilityassociated with osteoporotic fractures. Osteoporos Int 17:1726 – 1733.

[4] Kanis J, Borgstrom F, De Leat C, Johansson H, Johnell O, Jonsson B, Odea A, Zethraeus N, Pfleger B, Khaltaev N et al (2005) Assesment of fracture risk. Osteoporos Int 16: 581 – 589.

[5] Strom O, Borgstrom F, Kanis J, Compston J, Cooper C, McCloskey E, Jonsson B (2011) Osteoporosis: burden, healthcare provision and opportunities in the EU. A report prepared in collaboration with the International Osteoporosis Foundation (IOF) and the European Federation of Pharmaceutical Industry Associations (EFPIA). Arch Osteoporos 6:59 – 155.

[6] Kanis J, Compston J, Cooper C et al (2012) The burden of fractures in the European Union in 2010. Osteoporos Int 23:S57.

[7] Cooper C, Atkinson E, Jacobsen S, O'Fallon W, Melton L (1993) Population-based study of survival after osteoporotic fractures. Am J Epidemiol 137:1001 – 1005.

[8] Kanis J, Oden A, Johnell O, De Laet C, Jonsson B, Oglesby A (2003) The components of excess mortality after hip fracture. Bone 32:468 – 473.

[9] Kanis J, Johnell O, Oden A, Dawson A, De Laet C, Jonsson B (2001) Ten year probabilities of osteoporotic fractures according to BMD and diagnostic thresholds. Osteoporos Int 12(12):989 – 995.

[10] Miller P, Barlas S, Brenneman S, Abbott T, Chen Y, Barrett-Connor E, Siris E (2004) An approach to identifying osteopenic women at increased short-term risk of fracture. Arch Intern Med 164:1113 – 1120.

[11] Hui S, Slemenda C, Johnston C (1998) Age and bone mass as predictors of fracture

in a prospective study. J Clin Invest 81:1804 – 1809.

[12] Fried L, Tangen C, Walston J, Newman A, Hirsch C, Gottdiener J, Seeman T, Tracy R, Kop W, Burke G, McBurnie M (2001) Frailty in older adults: evidence for a phenotype. J Gerontol A Biol Sci Med Sci 56:M146 – M156.

[13] Tom S, Adachi J, Anderson F Jr, Boonen S, Chapurlat R, Compston J, Cooper C, Gehlbach S, Greenspan S, Hooven F, Nieves J, Pfeilschifter J, Roux C, Silverman S, Wyman A, LaCroix A (2013) Frailty and fracture, disability, and falls: a multiple country study from the global longitudinal study of osteoporosis in women. J Am Geriatr Soc 61:327 – 334.

[14] Kanis J, Johnell O, Oden A, Johansson H, McCloskey E (2008) FRAX and the assessment of fracture probability in men and women from UK. Osteoporos Int 19:385 – 397.

[15] Kanis J, Hans D, Cooper C et al (2011) Interpretation and use of FRAX in clinical practice. Osteoporos Int 22:2395 – 2411.

[16] Leslie W, Lix L, Johansson H, Oden A, McCloskey E, Kanis J (2011) Spine-hip discordance and fracture risk assessment: a physician-friendly FRAX enhancement. Osteoporos Int 22:839 – 847.

[17] Hiligsmann M, Kanis J, Compston J, Cooper C, Flamion B, Bergmann P, Body J, Boonen S, Bruyere ODJ, Goemaere S, Kaufman J, Rozenberg S, Reginster J (2013) Health technology assessment in osteoporosis. Calcif Tissue Int 93:1 – 14.

[18] Howe T, Rochester L, Neil F, Skelton D, Ballinger C (2011) Exercise for improving balance in older people. Cochrane Database Syst Rev 11:CD004963.

[19] AGS/BGS/AAOS (2001) Guideline for the prevention of falls in older persons. American Geriatrics Society, British Geriatrics Society, and American Academy of Orthopaedic Surgeons Panel on Falls Prevention. J Am Geriatr Soc 49:664 – 672.

[20] Michael Y, Whitlock E, Lin J, Fu R, O'Connor E, Gold R (2010) Primary care-relevant inter-ventions to prevent falling in older adults: a systematic evidence review for the U.S. Preventive Services Task Force. Ann Intern Med 153:815 – 825.

[21] Rizzoli R, Branco J, Brandi M, Boonen S, Bruyere O, Cacoub P, Cooper C (2014) Management of osteoporosis of the oldest old. Osteoporos Int 25:2507 – 2529.

[22] Boucher B (2012) The problems of vitamin D insufficiency in older people. Aging Dis 3:313 – 329.

[23] Bischoff-Ferrari H, Willett W, Orav E, Lips P, Meunier P, Lyons R, Flicker L, Wark J, Jackson R, Cauley J, Meyer H, Pfeifer M, Sanders K, Stahelin H, Theiler R, Dawson-Hughes B (2012) A pooled analysis of vitamin D dose requirements for fracture prevention. N Engl J Med 367:40 – 49.

[24] Bischoff-Ferrari H, Dawson-Hughes B, Staehelin H, Orav J, Stuck A, Theiler R, Wong J, Egli A, Kiel D, Henschkowski J (2009) Fall prevention with supplemental and active forms of vitamin D: a meta-analysis of randomised controlled trials. BMJ 339:b3692.

[25] Rizzoli R, Boonen S, Brandi N, Bruyer O, Cooper C, Kanis J, Kaufman J, Ringe J,

Weryha G, Reginster J (2013) Vitamin D supplementation in elderly or postmenopausal women: a 2013 update of 2008 reccomandations from the European Society for Clinical and Economic Aspects of Osteoporosis and Osteoarthritis (ESCEO). Curr Med Res Opin 29:305 – 313.

[26] Bischoff-Ferrari H, Kiel D, Dawson-Hughes B, Orav J, Li R, Spiegelman D, Dietrich T, Willett W (2009) Dietary calcium and serum 25-hydroxyvitamin D status in relation to BMD among U. S. adults. J Bone Miner Res 24:935 – 942.

[27] Bolland M, Avenell A, Baron J, Grey A, MacLennan G, Gamble G, Reid I (2010) Effect of calcium supplements on risk of myocardial infarction and cardiovascular events: meta-analysis. BMJ 341:c3691.

[28] Burckhardt P (2011) Potential negative cardiovascular effects of calcium supplements. Osteoporos Int 22:1645 – 1647.

[29] Genaro P, Martini L (2010) Effect of protein intake on bone and muscle mass in the elderly. Nutr Rev 68:616 – 623.

[30] Livingstone C (2013) Insulin-like growth factor-I (IGF-I) and clinical nutrition. Clin Sci (Lond) 125:265 – 280.

[31] Ensrud K, Black D, Palermo L, Bauer D, Barrett-Connor E, Quandt S, Thompson DKD (1997) Treatment with alendronate prevents fractures in women at highest risk: results from the Fracture Intervention Trial. Arch Intern Med 157:2617 – 2624.

[32] Greenspan S, Schneider D, McClung M, Miller P, Schnitzer T, Bonin R, Smith M, De Lucca P, Gormley G, Melton M (2002) Alendronate improves bone mineral density in elderly women with osteoporosis residing in long-term care facilities. A randomized, double-blind, placebo-controlled trial. Ann Intern Med 136:742 – 746.

[33] Chesnut I, Skag A, Christiansen C et al (2004) Effects of oral ibandronate administered daily or intermittently on fracture risk in postmenopausal osteoporosis. J Bone Miner Res 19: 1241 – 1249.

[34] Harris S, Blumentals W, Miller P (2008) Ibandronate and the risk of non-vertebral and clinical fractures in women with postmenopausal osteoporosis: results of a meta-analysis of phase III studies. Curr Med Res Opin 24:237 – 245.

[35] Reginster J, Adami S, Lakatos P et al (2006) Efficacy and tolerability of once-monthly oral ibandronate in postmenopausal osteoporosis: 2 year results from the MOBILE study. Ann Rheum Dis 65:654 – 661.

[36] Boonen S, McClung M, Eastell R, El-Hajj F, Barton I, Delmas P (2004) Safety and efficacy of risedronate in reducing fracture risk in osteoporotic women aged 80 and older: implications for the use of antiresorptive agents in the old and oldest old. J Am Geriatr Soc 52: 1832 – 1839.

[37] Reid I, Brown J, Burckhardt P et al (2002) Intravenous zoledronic acid in postmenopausal women with low bone mineral density. N Engl J Med 346:653 – 661.

[38] Black D, Delmas P, Eastell R, Reid I, Boonen S, Cauley J et al (2007) Once-yearly

zoledronic acid for treatment of postmenopausal osteoporosis. N Engl J Med 356:1809 - 1822.

[39] Lyles K, Colon-Emeric C, Magaziner J et al (2007) Zoledronic acid and clinical fractures and mortality after hip fracture. N Engl J Med 357:1 - 11.

[40] Meunier P, Roux C, Seeman EOS, Badurski J, Spector T et al (2004) The effects of strontium ranelate on the risk of vertebral fracture in women with postmenopausal osteoporosis. N Engl J Med 350:459 - 468.

[41] Reginster J, Seeman E, De Vernejoul M et al (2005) Strontium ranelate reduces the risk of nonvertebral fractures in postmenopausal women with osteoporosis: Treatment of Peripheral Osteoporosis (TROPOS) study. J Clin Endocrinol Metab 90:2816 - 2822.

[42] Stevenson M, Davis S, Lloyd-Jones M, Beverley C (2007) The clinical effectiveness and costeffectiveness of strontium ranelate for the prevention of osteoporotic fragility fractures in post-menopausal women. Health Technol Assess 11:1 - 134.

[43] Lecart M, Reginster J (2011) Current options for the management of postmenopausal osteoporosis. Expert Opin Pharmacother 12:2533 - 2552.

[44] Cummings S, San Martin J, McClung M et al (2009) Denosumab for prevention of fractures in postmenopausal women with osteoporosis. N Engl J Med 361:756 - 765.

[45] Papapoulos S, Chapurlat R, Libanati C et al (2012) Five years of denosumab exposure in women with postmenopausal osteoporosis: results from the first two years of the FREEDOM extension. J Bone Miner Res 27:694 - 701.

[46] McCloskey E, Johansson H, Oden A, Austin M, Siris E, Wang A, Lewiecki E, Lorenc R, Libanati C, Kanis J (2012) Denosumab reduces the risk of osteoporotic fractures in postmenopausal women, particularly in those with moderate to high fracture risk as assessed with FRAX(R). J Bone Miner Res 27(7):1480 - 1486.

[47] Neer R, Arnaud C, Zanchetta J et al (2001) Effect of parathyroid hormone (1 - 34) on fractures and bone mineral density in postmenopausal women with osteoporosis. N Engl J Med 344:1434 - 1441.

[48] Prince R, Sipos A, Hossain A, Syversen U, Ish-Shalom S, Marcinowska E, Halse J, Lindsay R, Dalsky G, Mitlak B (2005) Sustained nonvertebral fragility fracture risk reduction after dis-continuation of teriparatide treatment. J Bone Miner Res 20:1507 - 1513.

[49] Rabenda V, Mertens R, Fabri V, Vanoverloop J, Sumkay F, Vannecke C, Deswaef A, Verpooten G, Reginster JY (2008) Adherence to bisphosphonates therapy and hip fracture risk in osteoporotic women. Osteoporos Int 19:811 - 818.

4 衰弱、肌少症、跌倒和骨折

Finbarr C. Martin

翻译:吴燕平;一校:王晓燕;二校:崔颖

4.1 衰弱

人们一致认为,衰弱会使人容易发生健康问题。然而,临床和研究文献中出现了两个截然不同的概念。首先,衰弱是一种与潜在的生理和代谢变化有关的症状,这些症状导致了机体和认知能力障碍的进展,从而导致功能丧失,通常急性、慢性疾病或损伤会加速这样的进程。这可以用20年前提出的定义来概括[1]:

> 衰弱是由多系统降低储备能力而产生的一种状态或综合征,其程度与许多生理系统接近或达到引起症状性衰竭的阈值相关。其结果是,身体衰弱的人会因轻微的外部压力而增加残疾或死亡的风险。

第二个概念支撑了一种务实的方法,它将衰弱视为未来发生不良事件的风险因素的总集,而不一定会对这些结果产生某种病理生理关系。

正如后面所讨论的,这些关系并不是互不相容的。无论从意识形态上还是从概念上来说,两者都有重叠,但与疾病的发病率和残疾有明显区别[2]。在横断面研究中,一些身体衰弱的人既没有多种疾病也没有残疾,但是多种疾病的个体比其他人更有可能是衰弱的,而衰弱的个体更有可能出现新的残疾。

F. C. Martin: Division of Health and Social Care Research, King's College London, London, UK
E-mail: finbarr. martin@ gstt. nhs. uk

4.1.1 衰弱的诊断

衰弱有多种诊断方法和判定方式，且这些诊断方法和判定方式已经在不同人群中得到了验证，而这些验证是基于衰弱预测新的不利结果（如新的残疾、住院和死亡的发生率增加）而进行的。美国 Fried 研究组开发的表现型模型[3]和加拿大 Rockwood、Mitnitski 开发的缺陷积累模型[4]是目前两种最成熟的判断衰弱的表型方法。这个表型方法主要有 5 个组成部分——无意识体重减轻、自我疲乏、低体力活动、握力降低和步速减慢。具备其中三条或更多异常即可定义为衰弱；而具备其中一条或两条可定义为衰弱前期。判断上述 5 个组分异常的标准如表 4.1 所示；但在实践中，后续研究人员将这些标准的定义与可用数据进行了适应化调整。

然而，这种表型模型不包括认知或心理社会特征，但上述特征也被认为是对不良健康结果的预测。尽管如此，仍有大量证据表明，这种以身体衰弱为主要特征的表型，对一些老年人群的不良健康状况具有预测价值。

缺陷累积法与表型方法是完全不同的。它将衰弱作为所有可能被认为有害的因素（“赤字”）的总和。这些因素可能是症状、感觉障碍、异常的临床发现或实验室检查结果、疾病、残疾或缺乏社会支持。一般来说，每个因素都被认为是有或无，因而赋值 0 或 1；尽管有些条目可以分成三种或偶尔更多等级。衰弱指数（Frailty Index，FI）是通过将所有的缺陷因素分数的总和除以所包含的项目数量计算所得到的数值。因此，FI 的理论范围是 0（无明显缺陷，健康）到 1（每个项目都有缺陷）；但在实践中，许多研究表明：若 FI 在 0.7 分以上，存活的概率会非常低。缺陷累积模型是一种方法，而不是固定的工具，因此具有高度灵活性。只要个体数据库广泛涉及健康领域相关的内容，并含有 30 个条目以上，那么就可以从任何一个个体的综合数据中构建一个 FI。尽管这些方法存在较大差异，但它们应用于一个普通数据集而识别衰弱的能力基本是相当的[5,6]。

表 4.1 衰弱成分的异常阈值

衰弱的表型模型	
体重减轻	自我报告的体重下降超过 4.5kg 或记录体重下降“5%/年”
疲惫	基于美国的流行病学研究中心抑郁自评量表 73，自我报告存在疲惫（每周 3~4 天或大部分时间）
低能量消耗	能量支出<383 kcal/w（男性）或<270 kcal/w（女性）
行动缓慢	基于性别和身高划分的标准化步行时间内步行 4.57 m
握力减弱	性别和体重指数分层的握力

4.1.2 衰弱的流行病学

无论采用何种方法来定义衰弱,随着年龄的增长,衰弱都将变得越来越普遍。据报道 65 岁以上人群,衰弱的发病率为 5%~10%;但在 85 岁以上人群中,这个比例会上升到 20%~50%[7]。衰弱在女性中更为常见,但有几项研究表明,女性比男性更能抵御衰弱。由于发病率与国家经济指标有显著的联系,在衰弱流行程度上存在的地理差异可能与健康不平衡有关,而国家内部的差异也可能与社会经济因素(包括社会剥夺)有关[8]。

4.1.3 衰弱发展的原因和方式

从衰老和进化的角度来看,衰弱可能是最好的理解。衰老是身体结构和功能发生有害变化的退化过程,并会不同程度地影响到所有个体,但却不与特定的外部原因有关。衰老会增加某些"退行性"疾病的发生可能性,但这并不是普遍现象。残疾是由于某些特定属性(如力量或平衡)的严重损害而产生的,这些缺陷是由衰老或疾病单独或同时引起的。

这些与衰老相关的损伤是由于未修复的细胞与分子损伤长期累积所造成的。这种损伤具有多种形式,尤其是在 DNA 复制、蛋白质转录和转录后合成中出现的随机错误。氧化损伤是代谢活动不可避免的产物,它是衰老发生的一种重要机制。但一些监测和修复过程也逐渐开始,从而限制了上述变化的影响。然而这些防御系统的效率也会随着年龄的增长而降低。生物经济需要优化生存机会,这意味着这些过程有助于促进生长、发育和繁殖,但不需提供数百年的保护。因此,机体储备能力是有限的,但当机体在细胞水平受到足够损害时,器官和系统的功能就会下降。

尽管从出现分子细胞损伤改变到明显临床症状变化的病理生理学途径尚未完全阐明,但细胞因子和炎症反应的其他成分可能是其潜在原因[9]。对衰弱本身的内在定义主要是源于代谢或生理储备丧失到一定程度而导致额外感应器出现功能显著丧失。这些年龄相关的变化可能会对器官产生不同的影响。但这取决于其他个体因素,如特定暴露,不同的活动水平和机会,因为机体存在独立和关联的机制用以调控器官和生理系统的功能。神经内分泌系统和免疫系统的变化显得尤为重要[10]。这种促炎作用引发了"炎症衰老"学说,并产生了与衰弱相关的网状分解曲线。

初看识别衰弱的表型模型比缺陷积累法更能反映这种解释。纵向研究表明,在表观看来健康的老年人中,衰弱、行走缓慢和体力活动减少通常比体重减轻和自我疲惫这两种维度出现的更早。而这预示着更早衰退的可能性[11]。FI 依赖于缺陷数量的多少而不是缺陷具体是哪些。和高 FI 相关的增加的致残或死亡风险并不一定是由所测定某种特定缺陷所驱动，但如前面所说，由于在工作中存在共同的细胞和系统，年龄相关的缺陷并不会单一出现。

4.1.4 衰弱与临床实践

如果关键的早期病理生理变化可以被识别，那么在达到需要处理的标准之前，就有可能对衰弱的临床前期阶段进行干预。即使没有这种认识，也有公共卫生方面的证据表明，增加身体活动水平、增强社会参与和优化营养与降低年龄相关的细胞损伤有关。

用一种通用的方法治疗衰弱也可以提供额外的临床效益，以及对慢性病患者特定条件的管理。疾病的具体因素并不能完全解释健康和生活质量，衰弱可能与疾病无关。综合的老年评估是一种将疾病特异性和非特异性结合起来到对老年人进行评价和治疗的方法。通过这个方法能够更有针对性地识别衰弱。

通过更好的定义来识别衰弱也可以通过告知预期的好处或临床干预的不良影响的风险，包括药物、手术干预、物理置换等来改善临床决策。例如，提高关于术后功能恢复的预测能力将是无价的，因为基于疾病的预测模型远非完美。关于多发合并疾病治疗，NICE 指南强调了需要针对病人个体的治疗方法进行判断，其中包含对他们衰弱的测评(2016 年 9 月出版)。

表 4.2 临床衰弱的评估

衰弱的类别	具体描述
非常健康	精力充沛、积极、动机明确、适应力强，规律运动，在同龄者中健康状况最好
健康	没有活动性疾病，但没有第一类人健康
健康但伴有需要治疗的疾病	相比亚健康，疾病症状控制良好
亚健康	无明显依赖，但常抱怨行动变慢或有疾病症状
轻度衰弱	IADL 部分依赖
中度衰弱	IADL 部分依赖和 ADL 均有依赖
重度衰弱	ADL 完全依赖或疾病终末期

4.1.4.1 临床实践中衰弱的评估

然而，在常规的临床实践中，无论是衰弱表型模型还是衰弱指数都不是特别可行,所以在临床工作中常使用更为简便的量表,如临床衰弱水平量表[4]或埃德蒙顿(Edmonton)衰弱量表[13]。临床衰弱量表涵盖行动能力、精力、体力活动和功能四个维度,将临床衰弱程度从非常健康到非常严重的衰弱分为七个等级(表 4.2)。该量表为临床常规评估提供了一种可行的方法,但无法从概念上区分衰弱与多发疾病或残疾。它对死亡率的预测与更详细的衰弱 FI 指数是相当的。

埃德蒙顿量表在实施过程中需要一些具体但相当简单的临床辅助评估方法,可以在临床实践中使用。这些领域包括认知(时钟绘图测试)、总体健康状况、功能依赖、社会支持、药物使用、营养、情绪、失禁和移动功能测试——起立行走试验。得分在 0 分到 17 分之间,得分在 8 分或以上通常被认为是衰弱,但相关的切点值可以完全根据评估目的来建立,例如,预测术后并发症的发生率可使用较低的分数。与表型方法不同的是,埃德蒙顿量表明确了对多个临床重要领域进行干预的潜在目标。

在社区或初级保健环境中,关注的问题可能在于确定一个健康促进干预的目标群体,如优化营养和提高体力活动能力。这时就需要一个更简单的筛选方法。最近对可用工具进行的荟萃分析显示,“Prisma - 7”可能最为准确[14],得分为 3 分及以上表明事故致残的可能性更高[15](表 4.3)。

表 4.3 Prisma - 7 问卷

Prisma - 7 问卷:
1. 您已经超过 85 岁吗? 是 = 1 分
2. 男性? 是 = 1 分
3. 一般来说,您是否有任何限制您活动的健康问题? 是 = 1 分
4. 您需要有人定期帮助你吗? 是 = 1 分
5. 一般来说,您有健康问题需要您待在家里吗? 是 = 1 分
6. 如果有需要,您能依靠您亲近的人吗? 没有 = 1 分
7. 您经常使用拐杖、助行器或轮椅吗? 是 = 1 分

4.2 衰弱和肌少症

肌少症由 Rosenberg 首先命名,是指与增龄相关的可识别的肌肉减少[16]。它是衰弱的主要组成部分。骨骼肌占人体总质量的 1/3 或更多。肌肉在温度调节、代谢及活动中起着关键作用。肌肉质量减少与急性疾病的不良结果有关,可能是因为代谢储备的减少,因为肌肉可储存用来合成抗体和葡萄糖的蛋白质和能量。肌肉的质量和强度有相关性,但这种相关是非线性的[17]。对于身体机能和残疾来说,肌肉的功能比质量更重要[18]。

4.2.1 肌少症的主要特征

肌少症的发病机制是由于运动神经元缺失,运动单元数减少,快缩肌纤维丧失,每单位的横截面积的强度降低。肌肉纤维随着运动神经元的缺失而丧失。通过从存活的神经元中产生纤维的神经再生,导致纤维类型的分布不均匀,而Ⅱ型纤维的损失相对更大,Ⅱ型纤维与产生动力有关(产生力的产物和肌肉收缩的速度)[19]。效率的降低也来自纤维内部和纤维之间的脂肪积累和非收缩结缔组织材料的增加。腿部力量在功能状态下降中占 40%[20]。男性在 80 多岁后保持体力运动,可以出现肌肉纤维的补偿性肥大,以弥补纤维数量的减少。

4.2.2 肌少症产生的原因及过程

肌肉纤维的发育在出生之前就发生了,但儿童时期肌肉纤维才开始扩张,到成年早期达到了峰值。到了老年,肌肉纤维质量和功能逐渐下降[21]。峰值质量受母体、遗传和早期生活影响。身体活动、营养和性别都会影响其衰退。女性更年期后的下降更为明显。在老年时期,大约 15%~25%的人不可避免地会出现中度衰退,这是由于急性或慢性疾病的影响,这些疾病通常会通过分解代谢应激的机制,降低食物摄入和体力活动从而对机体产生负面影响。肌肉质量的丧失被认为是多种潜在因素共同作用的结果(图 4.1)

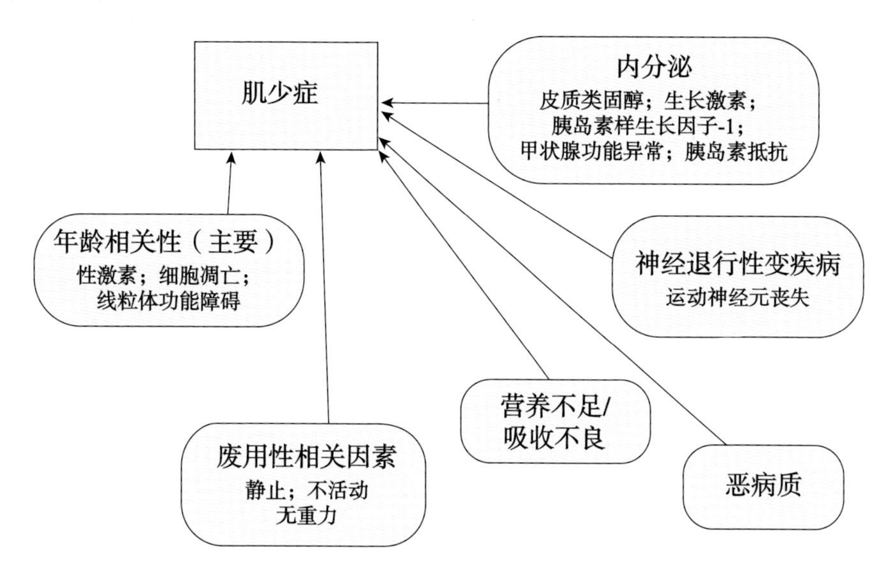

图 4.1 肌少症的病因和机制[23]

肌少症发病的相关的因素与衰弱的相关因素有所重叠。肌少症的一个主要特征是肌肉蛋白合成率降低。这会导致蛋白质水平的降低,包括负责有效工作的线粒体氧化酶。随着年龄增加,激素平衡向低睾丸激素、生长激素和 IGF-I 的转变促使肌肉蛋白合成率下降,这也限制了肌肉损伤或细胞凋亡的结构恢复,并可能减少运动的合成刺激[22]。

细胞因子如白细胞介素 IL-1β、IL-6 和 TNF-α 的作用尚不确定。它们在急性疾病和慢性炎性疾病的分解代谢过程中发挥作用,但还不能明确其在随着年龄增长发生的衰弱和肌少症中的具体差异。

4.2.3 识别肌少症

在老年人社区居住人口报告中,由于不同的诊断标准导致肌少症的患病率不一致。欧洲联盟老年医学学会提出的肌少症共识中明确了肌少症定义及筛查和分类方法[23],如图 4.2 所示。

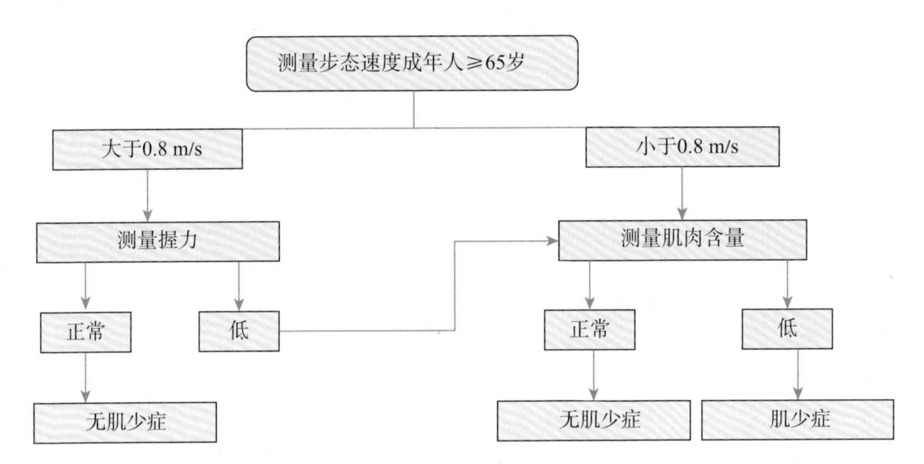

图 4.2 一种用于诊断肌少症的算法[23]

步速的测定在几乎任何环境下都是可行的,它是一种全球范围内均可使用的健康预测指标,慢的步速增加了残疾、跌倒和死亡发生的可能性[24]。握力因其测试工具便携、便捷,测试方法简单、可靠、有效,而被选为评估身体力量的指标,其可以很好地反映肢体物理能力。社区居住的老年人的握力较低与跌倒、残疾和早期死亡率增加均有关。它也预测了患者较差的疾病恢复能力[25]。测量肌肉的质量可以用 CT 扫描或阻力技术,但阻力技术不是很准确。

4.3 衰弱、肌少症和跌倒

跌倒是年龄增长的情况下常容易发生的现象，其原因很多，并与更糟糕的健康状况相关，包括残疾、瘫痪和死亡。跌倒可以被定义为一个事件，指当一个人躺在地上或在另一个较低的水平上时，无论有没有失去意识。这一定义被美、英两国的老年病学协会和国家健康与护理研究所（NICE）发布的指南采用[26,27]。这一定义并没有试图排除晕厥，因为这两者临床表现和病理生理学中存在重叠。

在个别患者的临床情境下，评估往往试图将事件置于一端是晕厥，另一端是由于姿势不稳定所致的失平衡的范围之中。两者有时能明确区分，有时则不能。跌倒可能发生在有特定条件的个体，导致明显的平衡障碍，如中风导致偏瘫。然而，老年人的大多数跌倒与多因素损伤有关，尤其是肌肉功能、平衡和认知，因此最容易理解的是由于复杂系统衰竭导致的衰弱综合征。

4.3.1 跌倒的流行病学

跌倒概率在国际上有所不同，但在大多数研究中，每年65岁以上的社区居民中约1/3会发生跌倒，其中约一半为多次跌倒，然后随着年龄的增长，跌倒的发生率也不断增加，80岁以上的人群跌倒发生率超过50%[27,28]。与中国人相比，高加索人种的跌倒发生率似乎更高。老年痴呆症患者的跌倒发生率尤其高，除非其失去了移动能力[27,29]。生活在养老机构中的老人跌倒发生率也较高。这与居民的临床特征和居住的复杂环境有关。世界卫生组织2007年公布的数据显示，每1万名60岁以上的老人中，因跌倒而去急诊就诊的有5.5~8.9人，其中约有1/3被收住入院[30]。在65岁以上的老年人中，有超过一半的人因跌倒受伤而住院，其中头部受伤和骨折最为常见和也是最严重的情况。年龄较大的女性跌倒比男性多得多，但受伤情况相对较少。社会经济地位较低的人和独居的人跌倒率更高。

4.3.2 危险因素与评估

前瞻性观察研究已经明确了一系列可能有助于识别高风险群体的危险因素[28]。跌倒发生于个体存在内在缺陷时，在特定的环境中进行的特殊行为。当上述条件共同存在时，容易导致跌倒发生。大多数跌倒与移动能力和/或认知能力下降有关，尤其是影响步态模式、平衡和执行能力的高级功能。据报道,低肌肉力量本身增加了跌倒风险,但移动能力是否正常似乎与跌倒的发生更为相关。环境这一危险因素单独存在时,一般不易发生跌倒。大多数人在发生跌倒时都在做一些再平常不过的事。个体的动态平衡能力,足以维持其日常活动,而跌倒的发生可能是由于行为表现的偶然变化,或者是由于认知分心、疼痛或焦虑所造成的。对于移动能力储备有限的人来说,目前的疾病通常会决定跌倒的确切时间和地点。例如,尿路感染的患者可能需要更频繁地去厕所,跌倒也许就发生在其夜晚去厕所,因为昏暗而加快步伐时。

这里的要点是,跌倒与任何内在或环境因素联系的强弱不是固定的,而是相互依存的,并取决于其他影响特定活动表现的因素。这些因素更加难以识别,但通常包括速度、技术、意图和执行的流动性、注意力等等。所以在预测方面,风险因素的预测价值随着问题人群、活动、地点和时间的不同而不同。当然,联合用药时,特别是使用影响血压和镇静类的药物会增加跌倒的风险。但这种风险可能与慢性病的治疗有关。循环系统疾病、慢性阻塞性肺疾病、抑郁症和关节炎都会使跌倒风险增加,经药物调整后,当病人从上述的一种慢性病增加到 5 种或更多时,其跌倒风险增加 150%~400%[31]。

直立性低血压可能导致晕厥或平衡损伤,其发生时,患者常未感觉头昏。失忆性或复发性跌倒,在没有明显的移动性问题时,可怀疑为晕厥。视力也可能是重要因素,对比敏感度而言,准确度似乎更具有风险差别性[32]。社交孤立是一种风险因素,可能是因为习惯性的低活动水平导致了功能衰退。这可能会因为担心跌倒而加剧,即使是那些没有跌倒过的人,其未来发生跌倒的风险也将增加。

4.3.3 跌倒的预防及风险评估工具

在所有跌倒和骨折的患者中,及时康复和随后的二级预防策略必须包括对跌倒危险因素的评估和制定个体化的预防性措施。这些将在后面的章节中进一步讨论。

在人口层面上的初级预防主要是关于预防衰弱和包括痴呆症在内的长期疾病。例如,已确立的降低血管风险的方法将降低跌倒的风险,尽管这不是明确的目的。正在制定的预防衰弱的方案中,促进社会参与和体育活动成为重要的组成部分[33]。

社区环境下预防跌倒的指南[26,27]建议采用初步筛选方法来识别高危人群。有 2 次及 2 次以上跌倒史,或者可疑晕厥史,应该得到全面的多维风险评估。这需要经过相关培训的医务工作者,通常需要多学科协作。那些没有报告的跌倒不需要进行单独评估。那些发生过一次跌倒但没有晕厥的人需要对步态和平衡进行评估，以识别那些处于危险中的人，针对该类人群的跌倒预防措施与多次跌倒者相同。单一的评估工具无法在所有场所中进行准确的跌倒风险评估[34]。

在社区，“起立-行走”计时测试[35]可能是最可行的评估方法。记录受试者从椅子上站起来，走 3 m，转身，走回来并坐下的总时长。14 秒是判断其是否可能会发生跌倒的节点值[36]，但是有些测试者使用更短或更长的时间节点来分别增加敏感性或特异性。其他较为完善的评估工具包括 Berg 平衡量表[37]。更详细的生理特征评估是一种基于损伤的评估工具，它也可以识别出减少风险的维度，在一些患者群体中已经得到验证[32]。

4.3.3.1 针对社区人群的干预措施

有系统评价提示，一个个体化的多维度跌倒干预方法最多可以减少大约 1/3 的跌倒发生[38]。平均 50 小时的中等或高等强度下有效的力量与平衡训练是跌倒预防措施中重要的组成部分[39]。可依据有循证证据的方案为患者提供运动和平衡训练，方案选择取决于个人喜好，例如小组锻炼，或者在书本或视频指导下单独练习。OTAGO 项目（奥塔哥大学提出的项目，预防跌倒）的有效性在不同的人群中得到了很好的验证[40]，但是在英国开展的一项基于社区照护的试验中[42]，它的效果不如 FAME（Falls Mamagement Exercise）项目[41]。

对许多人来说，掌握和坚持是一个挑战，因此，在常规功能锻炼中嵌入关键练习项目可能效果更好[43]。

太极运动对低危人群的跌倒预防有一定的效果[44]。通过职业治疗师干预减少跌倒危险及其相关的危险行为、调整药物，以及改善视力的白内障手术等都是预防跌倒的有效措施。

并不是所有的试验都证明年老体衰的人能够有效地预防跌倒[45]。风险分布的异质性表明不同个体干预成分可能有不同的效能。在身体衰弱的个体中，运动干预可能难以达到足够的强度。运动对患有老年痴呆症的人是有效的，但可能需要加以调整，并结合其他干预措施来改善执行功能[46]。一般来说，对于身体衰弱的老年人，大多数人会有肌少症和明显的跌倒风险，需要采取综合的个性化方案进行衰弱综合征的管理。

4.3.3.2 院内和护理机构内的跌倒预防

预防急性住院病人的跌倒需要一种更有针对性的方法。STRATIFY（The St. Thomas's Falls Risk Assessment Tool in Older Adults）工具在识别具有更高风险患者的有效性方面，已经在许多环境中得到验证[47]，但它没有显示出能够成功地预防跌倒。适用于住院病人的 NICE 指南不推荐将它作为跌倒风险的筛查工具。在护理机构中预防跌倒更是值得注意的问题。大多数研究认为，虽然单一或多维干预措施针对维生素 D 缺乏或特定行为可能会有所帮助,但是其总体干预效果都很有限[48]。此外,在某些老年痴呆患者中实施运动干预会更有前景。

4.4 衰弱、肌少症和骨折

除了脊柱问题外,大多数老年人骨折都与跌倒有关。骨骼健康情况不佳使骨折的可能性更大,但从人口学的角度来看,跌倒比骨质疏松引起骨折的风险更大[49],由此可见:将骨折预防的重点放在识别那些跌倒的风险,比预防骨质疏松症更重要[50]。常见的危险因素重叠出在衰弱,肌少症和骨质疏松症的发生、发展过程中。衰弱预示着低骨密度、跌倒发生的可能性增加、容易发生椎体和髋部骨折[51,52]。80 岁以上的衰弱女性易发生典型的髋部骨折,所以预防骨折需要一个综合方法来干预衰弱。

对于患有骨质疏松症的老年人,共识推荐了一个综合运动项目,包括抗阻和平衡训练[53]。识别衰弱也是骨折患者管理的关键。例如,根据衰弱指数识别出衰弱程度,并及早进行干预,可降低住院时间,并减少衰弱导致的髋部骨折后 30 天内回家的概率[54]。

结论

衰弱、肌少症、骨质疏松和跌倒在流行病学和生物学上有密切的联系。因此,我们需要综合的临床方法来预防和治疗脆性骨折。

参考文献

[1] Campbell AJ, Buckner DM (1997) Unstable disability and the fluctuations of frailty. Age Ageing 26(4):315-318.

[2] Fried LP, Ferrucci L, Darer J, Williamson JD, Anderson G (2004) Untangling the concepts of disability, frailty, and comorbidity: implications for improved targeting and care. J Gerontol Med Sci 59(3):255-263.

[3] Fried LP, Tangen CM, Walston J et al (2001) Frailty in older adults: evidence for a phenotype. J Gerontol A Biol Sci Med Sci 56:M146-M156.

[4] Rockwood K, Song X, MacKnight C, Bergman H, Hogan DB, McDowell I, Mitnitski A (2005) A global clinical measure of fitness and frailty in elderly people. Can Med Assoc J

173(5):489 - 495.

[5] Romero-Ortuno R (2013) The frailty instrument for primary care of the Survey of Health, Ageing and Retirement in Europe predicts mortality similarly to a frailty index based on comprehensive geriatric assessment. Geriatr Gerontol Int 13:497 - 504.

[6] Rockwood K, Andrew M, Mitnitski A (2007) A comparison of two approaches to measuring frailty in elderly people. J Gerontol A Biol Sci Med Sci 62(7):738 - 743.

[7] Collard RM, Boter H, Schoevers RA, Oude Voshaar RC (2012) Prevalence of frailty in community-dwelling older persons: a systematic review. J Am Geriatr Soc 60(8): 1487 - 1492.

[8] Lang IA, Hubbard RE, Andrew MK, Llewellyn DJ, Melzer D, Rockwood K (2009) Neighborhood deprivation, individual socioeconomic status, and frailty in older adults. J Am Geriatr Soc 57(10):1776 - 1780.

[9] Clegg A, Young J, Iliffe S, Rikkert MO, Rockwood K (2013) Frailty in elderly people. Lancet 381(9868):752 - 762.

[10] Puts MTE, Visser M, Twisk JWR, Deeg DJH, Lips P (2005) Endocrine and inflammatory markers as predictors of frailty. Clin Endocrinol 63:403 - 411. doi: 10.1111/j.1365-2265.2005.02355.x.

[11] Xue QL, Bandeen-Roche K, Varadhan R, Zhou J, Fried LP (2008) Initial manifestations of frailty criteria and the development of frailty phenotype in the Women's Health and Aging Study II. J Gerontol A Biol Sci Med Sci 63(9):984 - 990.

[12] National Institute for Health and Clinical Excellence (2016) Multimorbidity: assessment, prioritisation and management of care for people with commonly occurring multimorbidity. NICE guideline. www.nice.org.uk.

[13] Rolfson DB, Majumdar SR, Tsuyuki RT et al (2006) Validity and reliability of the Edmonton Frail Scale. Age Ageing 35:526 - 529.

[14] Hoogendijk EO, Van Der Horst HE, Deeg DJH et al (2013) The identification of frail older adults in primary care: comparing the accuracy of five simple instruments. Age Ageing 42:262 - 265.

[15] Raiche M, Hebert R, Dubois MF (2008) PRISMA-7: a case-finding tool to identify older adults with moderate to severe disabilities. Arch Gerontol Geriatr 47:9 - 18.

[16] Rosenberg IH (1989) Summary comments. Am J Clin Nutr 50:1231 - 1233.

[17] Goodpaster BH, Park SW, Harris TB et al (2006) The loss of skeletal muscle strength, mass and quality in older adults. J Gerontol A Biol Sci Med Sci 61:1059 - 1064.

[18] Metter EJ, Talbot LA, Schrager M, Conwit R (2002) Skeletal muscle strength as a predictor of all-cause mortality in healthy men. J Gerontol A Biol Sci Med Sci 57(10):B35.

[19] Lexell J (1995) Human aging, muscle mass, and fibertype composition. J Gerontol A Biol Sci Med Sci 50:A11 - A16.

[20] Foldvari M, Clark M, Laviolette LC et al (2000) Association of muscle power with

functional status in community-dwelling elderly women. J Gerontol A Biol Sci Med Sci 55A: M192 - M199.

[21] Janssen I, Heymsfield SB, Wang ZM, Ross R (2000) Skeletal muscle mass and distribution in 468 men and women aged 18 - 88 yr. J Appl Physiol 89(1):81 - 88.

[22] Giannoulis MG, Martin FC, Nair KS, Umpleby AM, Sonksen P (2012) Hormone replacement therapy and physical function in healthy older men. Time to talk hormones? Endocr Rev 33(3):314 - 377. doi: 10.1210/er.2012—1002.

[23] Cruz-Jentoft AJ, Baeyens JP, Bauer JM et al (2010) Sarcopenia: Europeanconsensus on definition and diagnosis: report of the European Working Group on Sarcopenia in Older People. Age Ageing 39(4):412 - 423.

[24] Vermeulen J, Neyens JC, van Rossum E, Spreeuwenberg MD, de Witte LP (2011) Predicting ADL disability in community-dwelling elderly people using physical frailty indicators: a systematic review. BMC Geriatr 11:33.

[25] Roberts HC, Syddall HE, Cooper C, Aihie Sayer A (2012) Is grip strength associated with length of stay in hospitalised older patients admitted for rehabilitation? Findings from the Southampton grip strength study. Age Ageing 41(5):641 - 646.

[26] AGS/BGS Guidelines (2011) Summary of the updated American Geriatrics Society/British Geriatrics Society clinical practice guideline for prevention of falls in older persons. J Am Geriatr Soc 59:148 - 157.

[27] National Institute for Health and Care Excellence (2013) NICE clinical guideline 161. Falls: assessment and prevention of falls in older people. Available from www.nice.org.uk/guidance/CG161. Accessed 1 June 2016.

[28] Rubenstein LZ (2006) Falls in older people: epidemiology, risk factors and strategies for prevention. Age Ageing 35-S2:ii37 - ii41.

[29] Yamada M, Takechi H, Mori S, Aoyama T, Arai H (2013) Global brain atrophy is associated with physical performance and the risk of falls in older adults with cognitive impairment. Geriatr Gerontol Int 13:437 - 442.

[30] World health Organization (2007) WHO global report on falls prevention in older age. World Health Organization, Geneva.

[31] Lawlor D, Patel R, Ebrahim S (2003) Association between falls in elderly women and chronic diseases and drug use: cross sectional study. BMJ 327:712 - 717.

[32] Lord SR, Menz HB, Tiedemann A (2003) A physiological profile approach to falls risk assessment and prevention. Phys Ther 83(3):237 - 252.

[33] British Geriatrics Society (2014) BGS consensus best practice guidance for the care of older people living with frailty in community and outpatient settings. Available from http://www.bgs.org.uk/index.php/fit-for-frailty. Accessed 2 June 2016.

[34] Scott V, Votova K, Scanlan A, Close J (2007) Multifactorial and functionalmobility assessment tools for fall risk among older adults in community, home-support, long-term and

acute care settings. Age Ageing 36(2):130 - 139.

[35] Podsiadlo D, Richardson S (1991) The timed "up & go": a test of basic functional mobility for frail elderly persons (see comment). J Am Geriatr Soc 39:142 - 148.

[36] Shumway-Cook A, Brauer S, Woollacott M (2000) Predicting the probability for falls in community-dwelling older adults using the timed up & go test. Phys Ther 80(9):896 - 903.

[37] Muir SW, Berg K, Chesworth B et al (2008) Use of the Berg Balance Scale for predicting multiple falls in community-dwelling elderly people: a prospective study. Phys Ther 88: 449 - 459.

[38] Gillespie LD, Robertson MC, Gillespie WJ, et al (2012) Interventions for preventing falls in older people living in the community. Cochrane Database Syst Rev (9):CD007146.

[39] Sherrington C, Whitney JC, Lord SR, Herbert RD, Cumming RG, Close JCT (2008) Effective exercise for the prevention of falls: a systematic review and meta-analysis. J Am Geriatr Soc 56:2234 - 2243.

[40] Gardner MM, Robertson MC, Campbell AJ (2000) Exercise in preventing falls and fall related injuries in older people: a review of randomised controlled trials. Br J Sports Med 34 (1):7 - 17.

[41] Skelton D, Dinan S, Campbell M, Rutherford O (2005) Tailored group exercise. (Falls Management Exercise-FaME) reduces falls in community-dwelling older frequent fallers (an RCT). Age Ageing 34(6):636 - 639.

[42] Iliffe S, Kendrick D, Morris R, Masud T, Gage H, Skelton D, Dinan S, Bowling A, Griffin M, Haworth D, Swanwick G, Carpenter H et al (2014) Multicentre cluster randomised trial comparing a community group exercise programme and home-based exercise with usual care for people aged 65 years and over in primary care. Health Technol Assess 18(49):vii - xxvii. doi: 10.3310/hta18490, 1 - 105.

[43] Clemson L, Fiatarone-Singh MA, Bundy AM et al (2012) Integration of balance and strength training into daily life activity to reduce rate of falls in older people (theLiFE study): randomized parallel trial. BMJ 345:e4547.

[44] Schleicher MM, Wedam L, Wu G (2012) Review of Tai Chi as an effective exercise on falls prevention in elderly. Res Sports Med Int J 20(1):137 - 158.

[45] Fairhall N, Cherrington C, Lord SR et al (2014) Effect of a multifactorial, interdisciplinary intervention on risk factors for falls and fall rate in frail older people: a randomized controlled trial. Age Ageing 43(5):616 - 622.

[46] Yamada M, Aoyama T, Arai H et al (2012) Complex obstacle negotiation exercise can prevent falls in community-dwelling elderly Japanese aged 75 years and older. Geriatr Gerontol Int 12:461 - 467.

[47] Oliver D, Papaioannou A, Giangregorio L et al (2008) A systematic review and meta-analysis of studies using the STRATIFY tool for prediction of falls in hospital patients: how well does it work? Age Ageing 37:621 - 627.

[48] Neyens JC, van Haastregt JC, Dijcks BP et al (2011) Effectiveness and implementation aspects of interventions for preventing falls in elderly people in long-term care facilities: a systematic review. J Am Med Dir Assoc 12:410 – 425.

[49] Kaptoge S, Benevolenskaya LI, Bhalla AK et al (2005) Low BMD is less predictive than reported falls for future limb fractures in women across Europe: results from the European Prospective Osteoporosis Study. Bone 36(3):387 – 398.

[50] Järvinen TL, Sievänen H, Khan KM, Heinonen A, Kannus P (2008) Analysis – shifting the focus in fracture prevention from osteoporosis to falls. BMJ 336:124 – 126.

[51] Sternberg SA, Levin R, Dkaidek S, Edelman S, Resnick T, Menczel J (2014) Frailty and osteoporosis in older women – a prospective study. Osteoporos Int 25(2):763 – 768.

[52] Ensrud KE, Ewing SK, Taylor BC et al (2007) Frailty and the risk of falls, fracture, and mortality in older women: the study of osteoporotic fractures. J Gerontol A Biol Sci Med Sci 62:744 – 751.

[53] Giangregorio LM, Papaioannou A, MacIntyre NJ (2014) Too fit to fracture: exercise recommendations for individuals with osteoporosis or osteoporotic fracture. Osteoporos Int 25: 821 – 835.

[54] Krishnan M, Beck S, Havelock W, Eeles E, Hubbard RE, Johansen A (2014) Predicting outcome after hip fracture: using a frailty index to integrate comprehensive geriatric assessment results. Age Ageing 43(1):122 – 126.

5 术前管理

Helen Wilson

翻译:邱晓东,刘松桥;一校:王庚;二校:杨毅

5.1 术前管理

大多数老年患者脆性骨折表现为摔倒后疼痛和活动障碍。采取尽可能的措施进行疼痛管理和恢复活动是骨科的首要目标。

一旦怀疑髋部骨折,应该立即进行X线检查。对于脆性骨折患者或伴有呼吸系统疾病史的患者,应同时进行胸部X线摄片检查。

在分诊时简要地回顾跌倒的原因非常重要。对于因脱水、脓毒症、消化道出血、中风或心源性晕厥等不稳定病情而跌倒的患者,应对其进行更彻底的病情检查。

复杂骨折、应用抗血小板药物或抗凝血剂的患者骨折部位可能会有明显出血,对该类患者应即刻进行静脉液体复苏。需谨慎对待代偿性心力衰竭或因其他情况导致液体超负荷的患者。

只要能进行X线检查就应立即进行骨科影像学评估,一旦明确骨折诊断,就应该及时安排手术时间。鼓励患者进食饮水直到术前6小时。有证据显示,对于择期患者,在术前2~3小时饮清水也是安全的[1]。加速康复外科研究显示,积极鼓励择期患者口服碳水化合物是有利的。然而对急诊患者来说证据不足。必须加强对老年脆性骨折患者术前口服药物的关注,因部分该类患者需要使用阿片类药物镇痛并可能因此导致胃排空延迟。

H. Wilson:Royal Surrey County Hospital, Guildford, UK
E-mail: hwilson6@nhs.net

5.1.1 疼痛管理

骨折疼痛最好的治疗办法就是进行有助于愈合的骨折早期制动与固定。由于骨折患者皮肤完整性通常较差,不经手术而使用石膏或牵引来制动会带来显著的并发症风险。制动通常很快导致患者经口摄入不足、全身肌无力、坠积性肺炎、血栓栓塞性疾病、尿失禁和压疮等并发症。对于这些问题,早期手术通常是最好的选择。

5.1.1.1 镇痛药物

疼痛给患者带来折磨,也是人们最害怕的症状。这可能是高危人群中谵妄进展的一个关键特征。

监测休息时的疼痛(静息痛)以及运动时的疼痛(运动痛)均非常重要,因为即使是不活动的患者在个人护理和如厕时也会感到疼痛。需在入院时和使用止痛药物 30 分钟后使用有效的评分评估疼痛以确保疗效[2]。连续的疼痛评估应该是日常护理观察的重要部分。

静息痛可以通过使用常用的镇痛剂来缓解。已经证实,对于急性创伤性肢体损伤患者,静脉注射对乙酰氨基酚(扑热息痛)和吗啡一样有效[3],应由医护人员进行疼痛的早期管理,术前每 6 小时一次。应根据患者体重调整剂量。扑热息痛的副作用很小,并可能有效减少谵妄的发生[4]。

而可待因、曲马朵或其他阿片类药物有明显的副作用,比如恶心、呕吐、便秘和意识混乱,老年人对其耐受性差,应该避免使用这些药物。

如需要阿片类药物,应尽可能以最低剂量使用,以避免恶心、呕吐、镇静和呼吸抑制等副作用。老年肾功能不全的患者可能无法有效代谢阿片类药物,甚至小剂量也会导致长期的副作用。

使用非甾体类消炎药(NSAID)时应极其谨慎。创伤和食欲不佳均会增加胃刺激和出血风险,非甾体类消炎药的使用可加重此不良反应。服用抗高血压药物的患者使用非甾体类消炎药时将面临很高的肾功能损害风险。

5.1.1.2 局部神经阻滞

局部神经阻滞越来越多用于治疗静态和动态疼痛,并可使患者减少对阿片类止痛药物的需求。对于髋部骨折,股神经阻滞和髂筋膜阻滞(FICB)均有明显疗效[5]。局部神经阻滞传统上作为麻醉的一部分,在骨折后的 8~16 小时可用于早期术前镇痛。如英国和爱尔兰麻醉医师协会(AAGBI)的声明[6]中所述,FICB 是一项技术要求低而且成本低的操作,非处方权医师经过简单的培训就可以进行操作。髂筋膜间隙是一个潜在的腔隙,向内单次大剂量注射(通常约 30 ml)局部麻醉剂对分布于大腿内侧、前侧和外侧以及股骨头范围的股神经、股外侧皮神经和闭孔神经进行阻滞。即使没有超声辅助,FICB

也可以由经过训练的医护人员进行操作，且临床疗效良好。一项小样本研究显示超声引导可以将镇痛疗效由47%~60%提高到82%~95%[7]。

5.1.2 老年患者综合评估

研究表明老年患者综合评估（CGA）可明显降低患者死亡率，改善病情好转出院率，并缩短住院时间[8]。这种评估应该成为所有老年骨折患者院内基础评估。术前评估也应有不同学科的专家参与。第一步是询问患者的个人既往病史。无论病史是由内科医生、麻醉医生、参与围术期管理的医生还是老年骨科医生询问，都应该清楚地认识到需要通过病史询问了解患者的合并症对患者预后和器官功能的影响，另外还要清楚这些合并症对创伤、麻醉和手术的影响。

医护人员通常会在手术前对患者进行早期评估来获取有关器官功能、认知、情绪和社会环境状况的信息。需要进行营养支持或营养不良的患者应尽早转给营养医生进行治疗。入院时的营养评估是英国NICE指南的一部分，许多患者需要进行营养支持治疗。研究显示对需要进行营养支持的患者给予营养支持可改善预后[9]。

入院后护理人员应尽早评估患者皮肤完整性和大小便功能。疼痛和制动可能导致压疮等皮肤破损，因此这类患者可能需要使用特殊的床垫。对于脆性骨折患者术前导尿管的使用，目前尚未有明确的指南推荐。许多医院出于舒适性的考虑，会给不方便使用便盆的患者使用导尿管。许多老年男性患者因患有前列腺肥大，在平卧位会出现排尿困难。一些骨科医生倾向于给所有患者术前导尿管的置入，防止手术期间尿失禁从而降低感染风险。相当比例的椎管内麻醉患者手术后最初12小时内可能会发生早期尿潴留，因此术后患者常常保留导尿一段时间。保留导尿的患者需要记录置入导尿管的原因，同时在术后早期制定一个明确的导尿管拔除计划，以减少导管相关感染的发生率。

5.1.2.1 信息收集

因老年患者通常不知道他们的既往病史、用药原因，甚至相当比例的患者因有认知障碍无法提供信息，这类人群的信息收集比想象的更复杂。因此从护理人员、初级保健医师、以前医院的医疗记录、既往影像学和病理学结果获得相关的资料信息是获得完整病史的关键。

采用标准化表格可以确保获取所有必要的信息，包括术前认知功能的评估。这些信息连同来自家人/朋友/护理人员的相关信息，可以明确那些已确诊的痴呆患者，以及那些可能尚未确诊的痴呆患者。这些患者有非常高的围术期谵妄的发生风险。有研究表明主动式老年髋部管理可将髋部骨折后谵妄发生率降低 1/3,严重谵妄的发生率降低一半[10]。

其他一些研究则探讨了围术期常规使用氟哌啶醇治疗谵妄患者。一项随机对照试验结果显示 430 例患者每天使用安慰剂或氟哌啶醇 1.5 mg,并没有降低谵妄的发生率,但可减少谵妄的严重程度和持续时间,缩短住院时间[11]。

4AT 是识别和监测谵妄的有效临床工具[12]。这是一个简单的评分工具,不需要特定的培训就可以由所有医护人员有效地进行评估。该工具已在髋部骨折患者中得到验证[13],应该成为髋部骨折管理的常规项目。

对老年患者个体器官功能的评估可增加我们对并发症带来的影响和患者病情严重程度的理解,特别是对于合并心肺疾病的患者。这通常用代谢当量(METS)来描述,1 个 MET 可定义为静止时消耗的氧气量,等于每千克每分钟 3.5 ml 氧气量[14]。那些能够轻松上楼梯(4 MET 或更高)的人群一般不会存在明显的心肺疾病,并且心血管风险较低(见表 5.1)。

表 5.1 代谢当量

体力活动	METs(代谢当量)
坐着阅读/看电视	1.0
洗漱和穿衣	2.1
平地缓慢步行	2.3
一般家务劳动	2.5
遛小狗(3 km/h)	2.7
缓慢骑行/保龄球	3.0
园艺活动	3.6
快速行走(5 km/h)	3.6
高尔夫	3.7
不间断地爬楼梯	4.0
跳舞	4.5
打网球/拍球运动	8.5

日常活动能力低的患者可能存在无症状的基础心血管疾病的风险,或可能受限于肌肉骨骼疾病,包括关节炎、骨质疏松伴脊柱后凸、肌少症、甚至肥胖症等疾病。

5.1.2.2 心血管疾病

有缺血性心脏病病史的患者是围术期心脏事件发生的高危患者,除此之外,还应考虑心血管危险因素,包括糖尿病、高血压和吸烟史。

Goldman 心脏风险指数[15]或修订后的心脏危险指数[16]可用于识别心血管事件的高危患者,并预测围术期发生心脏事件或死亡的可能性。

一份基础的心电图可能显示无症状心脏病的征兆,比如左束支传导阻滞,出现 Q 波或胸前导联 R 波下传不良,均为患者有心脏疾病的证据。

超声心动图可明确心肌梗死区域的异常活动情况、进行左室功能的评估并提示患者既往存在心脏瓣膜疾病。这些信息可协助进行患者的风险分层,但不应该因此延误手术。

对疑似患有冠状动脉疾病的患者,术前需要与麻醉医生进行讨论。除非有明显的心动过缓或低血压,否则那些已经接受 β-受体阻滞剂治疗的患者应该在手术前继续常规剂量治疗。关注血红蛋白水平极为重要,因围术期贫血可能加剧心脏应变并可能增加心脏事件发生的风险。

瓣膜性心脏病

心脏杂音在老年人群中比较常见,最常见于主动脉硬化或轻度二尖瓣反流。一项大型的回顾性研究显示,有 6.9%的髋部骨折患者患有以前未确诊的主动脉狭窄[17]。这些信息可能会影响麻醉方式的选择和有创心功能监测的需求。如果患者在主动脉区域出现收缩期杂音,并伴有运动时心绞痛史,不明原因的晕厥或近乎晕厥,临床上在肱动脉处有缓慢上升的脉搏,缺少第二心音或在没有高血压的心电图上发现左室高电压,则怀疑有明显的主动脉瓣狭窄。有明显主动脉瓣狭窄的患者需格外关注其液体平衡,且此类患者为肺水肿的高危人群。

心力衰竭

许多老年患者在患有高血压、缺血性心脏病、瓣膜性心脏病或心房颤动的情况下,往往同时会有心功能不全的病史或症状。治疗的主要方法是利尿剂、ACE 抑制剂、血管紧张素受体阻滞剂、β-受体阻滞剂、醛固酮拮抗剂以及肼屈嗪和硝酸盐的联合应用。越来越多的心力衰竭治疗包括电生理干预,如心脏再同步化治疗(CRT),戴或不戴植入式心脏复律除颤器(ICD)的起搏器。通常可以从病史、症状和所需药物等方面进行相关疾病严重程度的评估。

对于那些血容量正常但患有心血管疾病的患者,应该尽早进行手术以缓解心力衰竭,并且用药直至术后 48~72 小时。谨慎进行静脉补液。积极防治贫血,维持血红蛋白水平高于 100 g/L。一旦患者能够下床活动,可逐渐调整用药。这些患者常常在手术后 5~7 天出现外周水肿加重,在一段时间内可能需要增加利尿剂的剂量。

我们需要特别警惕出现失代偿性心力衰竭和体液超负荷的患者。急性左心衰竭患者需要在术前稳定病情，而病情的改变通常与急性缺血事件有关。但治疗急性心脏缺血事件需要谨慎，因为抗血小板和抗凝治疗可能会导致骨折部位出血增加。所以术前应与心脏病专家讨论适当的干预措施和手术时机，做出个体化决策。

那些右心室功能较差和液体超负荷的患者需要使用高剂量利尿剂，密切监测水肿程度、体重和肾功能。这些表现通常与低钠血症、低血压和肾功能不全有关，需要密切观察。一般来说，纠正达到正常血容量状态通常需要5~10天。这对外科手术以及术后失代偿性心力衰竭处理更有利。然而，如果水肿范围达到大腿处则预示着伤口破裂的风险会增加。

起搏器和植入式心脏除颤器(ICDs)

起搏器已经变得越来越复杂，为了帮助脆性骨折患者加强急性期的管理，我们需要了解不同器械及其适应证的基本知识。所有装有起搏器的患者都要进行常规年检；对过去12个月未检查过或出现起搏器故障的患者，需要术前对起搏器再次进行检查。了解置入起搏器的原因以及患者对起搏器是否依赖十分重要，另外在手术期间要保证起搏器和除颤器随时处于备用状态。

由于手术中采用电切/电凝可引起电干扰，对于使用起搏器和ICDs患者可能会带来额外的风险。医生也可以通过高频电流将能量引入心脏导联系统，在导联尖端引起组织升温[18]。制造商建议如果在距离装置50 cm内的范围内进行手术，需避免电切或电凝。如果必须进行电切，那么建议使用短脉冲能量的双极电凝以最大限度地降低风险。在尽可能的情况下，考虑使用超声手术刀。

ICDS

如果有心功能室的技术人员，则可以将ICDs设备转换到监测模式，以防止手术期间的电击。否则，应该通过在设备上放置磁体来关闭ICDs，并使用微孔胶带固定。术中任何持续的无脉性室速(VT)或室颤(VF)应该使用体外除颤进行治疗。手术后应该取下磁铁，并密切监护病人，直到检查ICDs处于完好状态。

房颤

诸如“了解你的脉搏”等公共宣传活动提高了公众对房颤导致中风风险的意识。靠药物控制心室率的房颤患者应在手术当天继续使用控制心率的药物(通常为β-受体阻滞剂、维拉帕米等)。房颤可能是持续性的(AF)或阵发性的(PAF)。胺碘酮、氟卡尼或β-受体阻滞剂等药物常用于维持窦性心律并防止阵发性房颤。围术期房颤常见于此类患者。

新发房颤、持续性房颤或阵发性房颤伴快速心室率的患者需要临床评估。心动过速可能是由于疼痛、心脏事件或脓毒症等诱发，建议采用12导联心电图进行临床评估、检测乳酸和炎症标志物明确原因。无证据证明现存疾病的患者可能只是新发房颤或心率控制不良。如果心率持续高于110次/分，则需进行术前控制快速心室率。地高辛和β受体阻滞剂（静脉注射美托洛尔）可能需要24小时才能控制心率。最有效的方法是静脉注射胺碘酮。通常在1小时内缓慢推注300 mg，接着24小时输注0.5 mg/(kg·h)(450 mg加入500 ml生理盐水中)。建议采用相对比较大号的留置针进行胺碘酮滴注，通过中心静脉导管且在心脏监护情况下进行更为理想。病情复杂的患者常常需要心脏病专家会诊。

5.1.2.3 抗凝剂和抗血小板药物

抗血小板药物主要用于卒中二级预防、外周血管疾病和继发心脏事件。抗血小板药物可引起不可逆的血小板功能障碍，只能通过7~10天后新的血小板产生或在最后一次给药6~8小时后通过血小板输注恢复。阿司匹林通常对髋部骨折患者影响不大，并且不影响麻醉或增加并发症风险。最近两项小型研究显示，氯吡格雷不会增加相关并发症[19]。AAGBI建议如果可能的话，对使用氯吡格雷患者尽可能避免椎管内麻醉，因为椎管内麻醉可能会导致硬膜外血肿的风险（尽管风险较低）。

约5%的髋部骨折患者需要抗凝治疗，需要清楚了解常用不同药物的特点和推荐的药物使用流程。AAGBI为凝血异常患者的区域麻醉提供了指南推荐意见[20]，就何时开始脊髓麻醉是安全的提供了建议。对于许多患者来说，若出血风险可接受，在全麻下进行手术也是可以的。这不是一个简单的决定，应该根据抗凝剂类型、肾功能、所需手术类型、预期失血量、疼痛控制和制动风险进行个体化评估。表5.2中详述了不同抗血小板药物和抗凝药物手术前管理的治疗建议。

表5.2 脆性骨折患者常用的抗血小板药物和抗凝药物

药　物	清除半衰期	围术期处理	可进行椎管内麻醉
华法林	4~5天	5 mg维生素K静脉滴注后2小时复查INR，可重复给予维生素K，或考虑给予Beriplex进行拮抗	INR<1.4
氯吡格雷	对血小板的作用不可逆	可进行全麻手术，监测术中出血情况，如考虑术中出血与氯吡格雷效应有关可输注血小板	7天或血小板输注后（氯吡格雷最后一次给药后至少6小时）

续表

药　物	清除半衰期	围术期处理	可进行椎管内麻醉
静脉使用肝素	1~2 小时	手术前 2~4 小时停止静脉使用肝素	4 小时
预防性剂量低分子肝素皮下给药	3~7 小时	最后一次给药至少 12 小时后方考虑手术	12 小时
治疗性剂量低分子肝素皮下给药	3~7 小时	最后一次给药至少 12~24 小时后方考虑手术，监测术中出血量	24 小时
替格雷洛	8~12 小时	可进行全麻手术，监测术中出血情况，如考虑术中出血与替格雷洛有关可输注血小板	5 天或血小板输注后（替格雷洛最后一次给药后至少 6 小时）
阿司匹林	对血小板的作用不可逆	可进行手术	继续使用
利伐沙班	7~10 小时	抗凝效应可被部分逆转，最后一次给药至少 24~48 小时后方考虑手术，关注肾功能	18~48 小时
达比加群	12~24 小时	最后一次给药后至少 24~48 小时后方考虑手术，关注肾功能，可考虑予苦参碱即刻逆转抗凝效应	48~96 小时后或者给予苦参碱后
阿匹西班	12 小时	最后一次给药后至少 12~18 小时后方考虑手术	24~48 小时

对围术期血栓性事件进行有效的风险管理必须理解抗血小板药物和抗凝药物使用原因。放置心脏支架的骨科手术患者发生血栓事件和心脏事件的风险较高，应持续应用抗血小板药物或停用尽可能短的时间。

以下患者围术期血栓栓塞事件并发症风险高：心脏机械瓣膜（尤其是二尖瓣）置换术后，明确的房颤且近期伴有卒中病史以及近期发生过深静脉血栓栓塞或肺栓塞。对该类患者，应该考虑抗凝的桥接治疗。可在术前 24 小时皮下注射治疗剂量的低分子肝素或术前 2~4 小时静脉注射普通肝素。使用普通肝素需要在 4~6 小时内监测每小时 APTT 水平以确保肝素的剂量合适。

近期并发近端深静脉血栓或肺栓塞患者,应该考虑临时植入下腔静脉滤器。

一项小型研究表明髋部骨折患者使用氨甲环酸可降低对输血的需求,且3个月的死亡率没有差异[21],而另一项类似的小型研究却显示氨甲环酸会显著增加血栓栓塞的风险[22]。因此,我们亟须一项正在进行的 Meta 分析的结果以评价氨甲环酸的使用。

在使用抗凝药物的拮抗剂时需要权衡潜在的血栓栓塞事件的风险。

5.1.2.4 贫血

入院时存在贫血是预后不良的独立预测指标,此类患者约占髋部骨折患者的10%~12%[23]。它通常反映患者存在潜在的疾病,如恶性肿瘤、慢性肾病或营养不良。输血前应送血标本行血液病学检查,以辅助明确诊断及后续的处理。在没有明确病因及与血液病专家沟通之前,不应给巨幼红细胞贫血患者输血。尽管证据存在争议,但大多数临床医生还是会把术前血红蛋白目标值定为至少 100 g/L。

我们可以根据骨折的类型来大致预测失血量:囊内骨折失血量约 1 000 ml,囊外骨折失血量约 1 200 ml,股骨转子间或转子下骨折失血量可达 1 600 ml[24]。服用抗血小板药物或抗凝药物的患者,失血量可能更大。

FOCUS 研究是一项大型的随机对照研究,旨在比较髋部骨折患者开放性输血与限制性输血策略对预后的影响,结果表明两种输血策略的死亡率、60 天房间穿行能力或住院时间没有差别[25]。然而,临床医生应考虑患者虚弱程度、心肺储备及功能等级,制定术前个体化输血决策。通常,对于身体状况尚可的患者保持血红蛋白 80 g/L 以上,对心肺储备较差的患者保持血红蛋白 100 g/L 以上。

5.1.2.5 糖尿病

围术期血糖控制不佳伴随着持续的高血糖会导致脱水和伤口愈合不良。低血糖也会带来严重的后果,如谵妄、跌倒和癫痫发作。

在术前,脆性骨折患者通常由于疼痛、制动和镇痛药物的副作用而不愿进食。虽然制动可能导致热量的需求减少,但疼痛和应激仍可导致高血糖。

术前梳理糖尿病药物治疗方案,并定期监测血糖水平很重要。AAGBI 针对糖尿病制定了全面的围术期管理指南[26]。对口服长效降糖药或注射长效胰岛素的患者应密切监测血糖,若术前禁食,则可能需要缓慢输注 5% 葡萄糖。

糖尿病患者术前应对碳水化合物或高糖饮食摄入进行限制,否则可能导致其血糖水平控制不佳。

大多数口服降糖药的患者只要在手术当天停用药物即可,但吡格列酮无须停用。由于二甲双胍与乳酸酸中毒相关,有肾功能损害风险的人群应停药48小时。如果术前血糖增长高于12 mmol/L,考虑变量静脉输注胰岛素(VRIII)。一旦患者能够进食,应尽快恢复口服药物。

对于常规注射胰岛素的患者应该忽略其常规的剂量,并且在术前静脉输液时开始实施VRIII。如果血糖低的话,应该输5%葡萄糖。对于1型糖尿病的患者,绝对不能彻底停用胰岛素。

长效的胰岛素类似物(甘精胰岛素或来得时、地特胰岛素或诺和平)可以在围术期继续使用,但一些学者主张减少1/3的剂量。

制定一个术后的血糖管理计划是重要的,一旦患者开始进食就应尽快停止VRIII策略,以避免液体超负荷和电解质紊乱。在患者正常饮食和活动之前,普通胰岛素的剂量可能需要不断调整。

5.1.2.6 慢性肾病(CKD)

CKD在老年人中很常见且与较高的手术并发症的发生率有关[27]。了解CKD的病程和基础肾功能很重要。CKD患者伴有尿素氮、肌酐和代谢产物升高,可能提示排泄功能受损。此外,CKD患者可能还有合成功能受损的问题,出现酸中毒、高钾血症、高血压和水肿。CKD还能造成红细胞生成素减少性贫血和维生素D羟化降低导致的低钙血症和高磷血症。血小板功能障碍常见于CKD患者,增加了出血的风险。

术前应该把贫血和代谢异常纠正到可接受的限度。术前难以纠正CKD患者液体超负荷,但对于依赖透析的终末期肾病患者,术前24小时内应予以透析治疗以减少液体超负荷。

许多药物经过肾脏排泄,故容易在CKD患者体内产生蓄积。需要调整此类药物的剂量或给药时间间隔,某些情况下甚至需要完全避免使用。

麻醉通常会引起低血压,导致肾血流量骤降,进而引起术后肾功能恶化。麻醉医生应该意识到CKD患者的肾储备功能不佳,从而想方设法避免低血压。

CKD患者通常伴有缺血性心脏病,因此继续服用β-受体阻滞剂并纠正贫血可能有助于减少心血管事件的发生。

5.1.2.7 呼吸系统疾病

术前的临床评估、胸部X光片和动脉血气分析可提供重要的基础信息。提前发现术后肺部并发症风险最高的患者,可以进行术前干预和优化治疗。所有髋部骨折的患者都存在肺不张和肺部感染的风险,这是提倡早期手术和活动的原因之一。那些患有潜在肺部疾病或未诊断出肺部疾病的吸烟者,发生呼吸道并发症的风险更高。低蛋白血症、近期体重减轻和生活不能自理都增加麻醉后不良转归的风险[28]。

阿片类镇痛药和麻醉性药物可以减少呼吸驱动，导致低氧血症、高碳酸血症和肺不张，应慎用。

肥胖因肺容量减少而使气体交换减少，严重时可导致高碳酸血症性呼吸衰竭，但尚未有证据表明高 BMI 的髋部骨折患者术后并发症的发生率增加[29]。

肺心病和肺动脉高压患者可显著增加并发症和死亡率。

对于慢性阻塞性呼吸道疾病加重的患者，术前可能需要治疗和优化管理，但大多数呼吸道感染患者的手术不应推迟，除非其伴有脓毒血症、心血管功能不全或高流量氧依赖。

关于麻醉药物选择的内容见第 7 章。

5.1.3 药物评估

一些国家的临床药师在患者入院后便对其药物进行评估和调整。了解患者对复杂病情的理解和认识很重要，有助于改善患者的认知、提高依从性。特定的某些药物可能会提示某个特定的诊断，但应该谨慎做这种关联假设进行诊断。

所有常规药物应在药物图表上标明其适应证并清楚记录术前该继续服用或停用的药物。大多数虚弱的老年患者脆性骨折后会出现血容量不足，因此围术期需要停用可能导致肾脏低灌注和急性肾衰竭的药物（如利尿剂、ACE 阻断剂、降压药）。

由于许多麻醉药物有镇静作用，因此围术期应该对长效镇静剂（如苯二氮草类药物、抗精神病药）重新评估或减少用量。这些药物不宜突然停用或长期停用。

其他的药物必须在手术当天的早晨伴少量水吞服（如控制心绞痛或心率的 β-受体阻滞剂、抗惊厥类药物和帕金森病药物）。

一些药物需要在围术期重新进行评估和调整（见“抗凝剂和抗血小板药物和糖尿病的管理”）。针对服用氢化可的松治疗垂体衰竭或长期服用低剂量类固醇可能出现肾上腺功能衰竭的患者，应增加剂量，通常在最初 24 小时内按一天 3 次的频率，通过肌内或静脉注射 50 mg 氢化可的松诱导。当患者卧床制动时，可将气雾吸入器换成雾化器以方便药物输送。

每一种处方药物都应该有明确的当前适应证，且患者受益应大于其风险。入院时接受的多学科综合管理是对药物进行评估的良好时机。术前用药的再评估是老年病学综合评估的一个重要方面，需要花大量的时间。此项工作应该在术前开展，但需要在术后继续评估和调整。

对于可能导致跌倒的药物，应该谨慎考虑（见第 4 章）。

5.1.4 预防并发症

5.1.4.1 血栓栓塞事件

由于创伤、手术和制动的原因，脆性骨折患者被认为是发生血栓栓塞事件的高危群体。体弱的老年患者可能伴有其他的并发症，如心力衰竭或血栓栓塞史，进一步增加了这种风险。英国 NICE 指南推荐所有住院患者每天使用低分子肝素（LMWH）[30]，有明确的禁忌证者除外。LMWH 应入院即开始使用，除非患者计划在 12 小时内手术。如果手术可能延迟，进行术前 LMWH 的剂量选择时应考虑骨折部位有进一步出血的风险。

髋部骨折术后，有症状的静脉血栓栓塞事件（VTE）的发生率为 1%～9%，有症状的肺栓塞（PE）的发生率为 0.2%～1.7%。然而，LMWH 严重出血的发生风险为 0.8%～4.7%[31]。

尚无有力的证据表明弹力袜对髋部骨折患者有益，而且不应低估弹力袜对皮肤状况不佳和血液循环不良的患者可能造成的潜在伤害。应对每个患者的风险和获益进行个体评估从而决定是否遵循当地医院的政策。

5.1.4.2 预防性使用抗生素

强烈建议在骨折的外科处理中预防性使用抗生素，以预防深部伤口感染。各家医院都有常规检测常见的病原体和本院抗生素耐药等流行病学资料。预防性使用抗生素通常术前给予一个单次剂量，术后 24 小时再用一次。在医院或疗养院里摔倒导致骨折的患者的抗生素选择可能会有所不同，因为在此情况下患者感染耐药菌的概率更高。

5.1.5 风险预测和期望值设定

美国麻醉医师协会将患者的病情分为 Ⅰ 到 Ⅴ 级。多数髋部骨折患者 ASA 分级为Ⅲ级或Ⅳ级[32]（表 5.3）。

Nottingham 髋部骨折评分经超过 6.5 万名英国患者验证证实可行[33]。合理的风险预测对于合理决策、与患者和亲属沟通以及制定诊疗计划都很重要（见表 5.4）。

表 5.3 作为 ASAP 研究的一部分，美国麻醉师协会对英国 65 486 例髋部骨折患者进行分类评分

ASA 分级	患者状态	占患者总数百分比	30 天死亡率
1	健康状态正常	2.9%	0.7%
2	轻度系统性疾病	28%	2.5%

续表

ASA 分级	患者状态	占患者总数百分比	30 天死亡率
3	系统性疾病致日常生活受限	49%	8.3%
4	经常威胁到生命的严重系统性疾病	10%	24%
5	濒临死亡患者，不进行手术存活不超过 24 小时	0.3%	35%

源自 White et al.[23]

表 5.4 Nottingham 髋部骨折评分

变 量	分值	占 11 670 例患者中百分比
年龄<66 岁	0	4%
年龄 66~85 岁	3	59%
年龄>86 岁	4	37%
男性	1	21%
血红蛋白<100 g/L	1	10%
AMTS<6/10	1	33%
合并症>2 个	1	27%
恶性肿瘤病史	1	8%

总分	预期 30 天死亡率
0	0.7%
1	1.1%
2	1.7%
3	2.7%
4	4.4%
5	6.9%
6	11%
7	16%
8	24%
9	34%
10	45%

源自 Moppett et al.[33]

5.1.6 合适的医疗护理终点

许多脆性骨折患者非常虚弱,几乎1/3的患者是处在他们生命的最后阶段。让患者及其至亲对此有实际的了解很重要,了解哪些治疗可能会使患者受益,哪些可能会造成伤害或痛苦。慢性疾病终末期进展的器官衰竭通常不可逆转,转入重症医学科对此类患者的器官支持治疗可能无效,因此也无必要。关于可逆因素导致的器官衰竭,应在术前积极主动讨论是否进ICU进行有创治疗行可能逆转的器官衰竭支持治疗。

心脏骤停后的心肺复苏对这些生理储备差的患者不太可能有效,有些国家甚至会要求这类患者事先填一个拒绝心肺复苏的表格(DNACPR表)。

许多老年患者并不希望接受延长生命的维持治疗措施,他们可能已经就此与亲属进行过讨论,或者已经制定了进一步的医疗护理方案。在术前评估中与患者及其亲属就此问题进行讨论是非常关键的,以确保所有人都明确患者的优先选择。在手术室和复苏室,如果可以确保患者能从麻醉中完全恢复,且对心脏或呼吸系统没有造成损害,则DNACPR的要求可以在围术期随时撤销。在短时间内使用相应的药物和技术进行CPR是有指征的[34]。

结论

对脆性骨折患者的术前评估需要相关的技能、时间和付出。最佳的评估是通过多学科讨论和患者病史的清晰、精准的信息收集才能完成。这样才能做出符合个体化的最优的合理决策,除了考虑到患者优先选择的决策,同时也兼顾决策的风险与获益。

虽然英国国家髋部骨折数据库显示,在采用全方位的老年骨折患者管理后医疗质量明显提高,死亡率降低,但迄今为止尚无证据表明由一名老年骨科医生进行的术前评估可以降低死亡率[35]。对于择期手术而言,术前对老年虚弱患者评估可降低术后并发症的发生率,缩短住院时间[36]。然而,患者能得到高年资资深老年骨科医生评估的机会毕竟有限。所以应制定本地医院的常规处理方案和以循证为基础的指南,以合理指导术前管理。

当患者的病情可能很快得到优化并且值得一试时,AAGBI同意基于表格内这些可接受的原因进行延迟手术,见表5.5[37]。对于大多数患者而言,早期手术仍然是最佳选择。

表 5.5 推迟髋部骨折手术的原因

可接受的	不可接受的
血红蛋白浓度<80 g/L	缺乏设施或病房
血钠浓度<120mmol/L 或>150 mmol/L	等待超声心动图
未控制的糖尿病	外科技术不达标
未控制的左心衰竭	轻微电解质异常
可纠正的心律失常伴心室率>120 次/分	
胸腔感染伴感染性休克	
可逆凝血障碍	

源自 2011 年 AAGBI 的股骨近端骨折的治疗。

参考文献

[1] Brady M, Kinn S, Stuart P (2003) Preoperative fasting for adults to prevent perioperative complications. Cochrane Database Syst Rev (4):CD004423.

[2] NICE (2011) NICE clinical guideline 124. Hip fracture: the management of hip fracture in adults. Guidance. nice. org. uk/cg124.

[3] Craig M, Jeavons R, Probert J et al (2012) Randomised comparison of intravenous paracetamol and intravenous morphine for acute traumatic limb pain in the emergency department. Emerg Med J 29(1):37 - 39.

[4] Morrison R, Magaziner J, McLaughlin MA et al (2003) The impact of post-operative pain on outcomes following hip fracture. Pain 103(3):303 - 311.

[5] Foss NB, Kristensen BB, Bundgaard M et al (2007) Fascia iliaca compartment blockade for acute pain control in hip fracture patients: a randomized, placebo-controlled trial. Anesthesiology 106(4):773 - 778.

[6] Griffiths R, Tighe S (2013) Fascia iliaca blocks and non-physician practitioners. AAGBI POSITION STATEMENT. Accessed from http://www. aagbi. org/sites/default/files/Fascia%20 Ilaica%20statement%2022JAN2013. pdf.

[7] Dolan J et al (2008) Ultrasound guided fascia iliaca block: a comparison with the loss of resistance technique. RegAnesth Pain Med 33(6):526 - 531.

[8] Welsh T, Gordon A, Gladman J (2014) Comprehensive geriatric assessment- a guide for the non-specialist. Int J ClinPract 68(3):290 - 293.

[9] Duncan D, Beck S, Hood K et al (2006) Using dietetic assistants to improve the outcome of hip fracture: a randomised trial of nutritional support in an acute trauma ward. Age Ageing 35(2):148 - 153.

[10] Marcantonio E, Flacker JM, Wright RJ et al (2001) Reducing delirium after hip fracture: a randomized trial. J Am GeriatrSoc 49(5):516 - 522.

[11] Kalisvaart K, de Jonghe J, Bogaards M et al (2005) Haloperidol prophylaxis for eld-

erly hip surgery patients at risk for delirium: a randomised placebo controlled trial. J Am GeriatrSoc 53(10):1658-1666.

[12] www.the4AT.com.

[13] Bellilli G, Morandi A, Daniel H et al (2014) Validation of the 4AT; a new instrument for rapid delirium screening: a study in 234 hospitalised older people. Age Ageing 0:1-7. doi:10.1093/ageing/afu021.

[14] Jette M, Sidney K, Blumchen G (1990) Metabolic equivalents (METS) in exercise testing, exercise prescription, and evaluation of functional capacity. ClinCardiol 13:555-565.

[15] Goldman L, Caldera DL, Nussbaum SR et al (1977) Multifactorial index of cardiac risk in noncardiac surgical procedures. N Engl J Med 297:845-850, 9.

[16] Lee T, Marcantonio E, Mangione C et al (1999) Derivation and prospective validation of a simple index for prediction of cardiac risk of major noncardiac surgery. Circulation 100: 1043-1049.

[17] McBrien M, Heyburn G, Stevenson M et al (2009) Previously undiagnosed aortic stenosis revealed by auscultation in the hip fracture population- echocardiographic findings, management and outcome. Anaesthesia 64:863-870.

[18] MHRA Committee on the Safety Devices (CSD) and Heart Rhythm UK (HRUK) London: Medicines and Healthcare Products Regulatory Agency; 2006. Guidelines for the perioperative management of patients with implantable pacemakers, or implantable cardioverter defibrillators where the use of surgical diathermy/electrocautery is anticipated. Accessed from https://www.erbe-med.com/images/uk/Diathermy__Pacemakers-ICDs1.pdf.

[19] Doleman B, Moppett I (2015) Is early hip fracture surgery safe for patients on clopidogrel? Systematic review, meta-analysis and met-regression. Injury 46:954-962.

[20] Harrop-Griffiths W, Cook T, Gill H et al; AAGBI (2013) Regional anaesthesia in patients with abnormalities of coagulation. Anaesthesia 68:966-972.

[21] Lee C, Freeman R, Edmondson M et al (2015) The efficacy of tranexamic acid in hip hemiarthroplasty surgery: an observational cohort study. Injury 46(10):1978-1982.

[22] Zufferey P, Miquet M, Quenet S et al (2010) Tranexamic acid in hip fracture surgery: a randomized controlled trial. Br J Anaesth 104:23-30.

[23] White S, Moppett I, Griffiths R (2014) Outcome by mode of anaesthesia for hip fracture surgery. An observational audit of 65 535 patients in a national dataset. Anaesthesia 69: 224-230. doi:10.1111/anae.12542.

[24] Foss N, Kehlet H (2006) Hidden blood loss after surgery for hip fracture. J Bone Joint Surg 88-B:1053-1059.

[25] Carson J, Michael M, Terrin L et al; FOCUS investigators (2011) Liberal or restrictive transfusion in high-risk patients after hip surgery. N Engl J Med 365:2453-2462.

[26] Lobo D, Dhatariya K, Levy N et al; on behalf of the ASGBI (2012) The peri-operative management of the patient with diabetes. Accessed from www.asgbi.org.uk/downloads.

[27] Salifu M, Otah K (2016) Peri-operative management of the patient with chronic renal failure. Medscape. http://emedicine. medscape. com/article/284555-overview # showall. Accessed 6 Apr 2016.

[28] Arozullah A, Conde M, Lawrence V (2003) Preoperative evaluation for postoperative complications. Med Clin North Am 87(1):153 - 173.

[29] Batsis J, Huddlestone J, Melton L et al (2009) Body mass index and risk of non-cardiac post-operative medical complications in elderly hip fracture patients: a population based study. J Hosp Med 4(8):E1 - E9.

[30] NICE clinical guideline 92 (2010) Venous thromboembolism: reducing the risk. Accessed from www. nice. org. uk/nicemedia/pdf/CG92NICEGuidelinePDF. pdf.

[31] Rosencher N, Vielpeau C, Emmerich J et al (2005) Venous thromboembolism and mortality after hip fracture surgery: the ESCORTE study. J ThrombHaemost 3(9):2006 - 2014.

[32] Falls and Fragility Fracture Audit programme National Hip Fracture Database: Anaesthesia Sprint Audit of Practice 2014. Healthcare Quality Improvement Partnership.

[33] Moppett I, Parker M, Griffiths R et al (2012) Nottingham hip fracture score: longitudinal and multicentre assessment. Br J Anaesth. Available from doi:10. 1093/bja/aes187.

[34] The Association of Anaesthetists of Great Britain and Ireland (2009) Do not attempt resuscitation decisions in the peri-operative period. Accessed from www. aagbi. org/sites/default/files/dnar.

[35] Neuberger J, Currie C, Tsang C et al (2015) The impact of a national Clinician-led audit initiative on care and mortality after hip fracture in England. Med Care 53(8):686 - 691. Accessed from http://researchonline. lshtm. ac. uk/2242004.

[36] Harari D, Hopper A, Dhesi J et al (2007) Proactive care of older people undergoing surgery (POPS): designing, embedding, evaluating and funding a comprehensive assessment service for older elective surgical patients. Age Ageing 36(2):190 - 196.

[37] Griffiths R, Alper J, Beckingsale A et al (2012) Management of proximal femoral fractures. Association of Anaesthetists of Great Britain and Ireland. Anaesthesia 67(1):85 - 98.

6 髋部骨折手术方式的选择

Henrik Palm
翻译:陈辉,李贺;一校:杨明辉;二校:吴新宝

6.1 手术目的

髋部骨折手术的目的是为了实现术后完全负重下的早期活动,以恢复至伤前的功能水平,维持独立生活的老年患者的行走功能,或缓解在疗养院长期卧床的老年患者的疼痛。髋部骨折患者术后一年生存率预计在75%以上,因此需要进行适当的手术以缓解长期存在的功能受限。手术在技术上是具有挑战性的,因为术后要能够允许负重,而且还伴随着骨质疏松症导致的骨质量降低,因此再次手术的风险很高。不满意的髋部骨折手术通常会导致双腿不等长、疼痛和不可逆的活动功能丧失,以至于严重影响生活质量。

6.2 骨折类型

通过使用骨折分类系统将髋部骨折分为不同的类型。一个理想的骨折分类标准应具有高度的可靠性和可重复性、被普遍接受,并且在临床上可以判断预后。

历史上,已经提出了几种分类系统,但是下述的分类方法是文献中最常用的。髋部骨折分类方法是基于影像资料中骨折的类型制定的,通常不考虑

H. Palm:Copenhagen University Hospital Hvidovre, Copenhagen, Denmark
E-mail: henrik. palm@ regionh. dk; henrikpalm01@ gmail. com

先前的髋部手术、关节炎、癌症、发育不良、骨质量、软组织情况和疼痛等因素。

髋部骨折主要是指位于小转子远端 5 cm 以内的股骨近端骨折[44]。我们可以根据 X 线平片上的骨折解剖进行分类(图 6.1),必要时辅以 CT 或 MRI 扫描[9]。

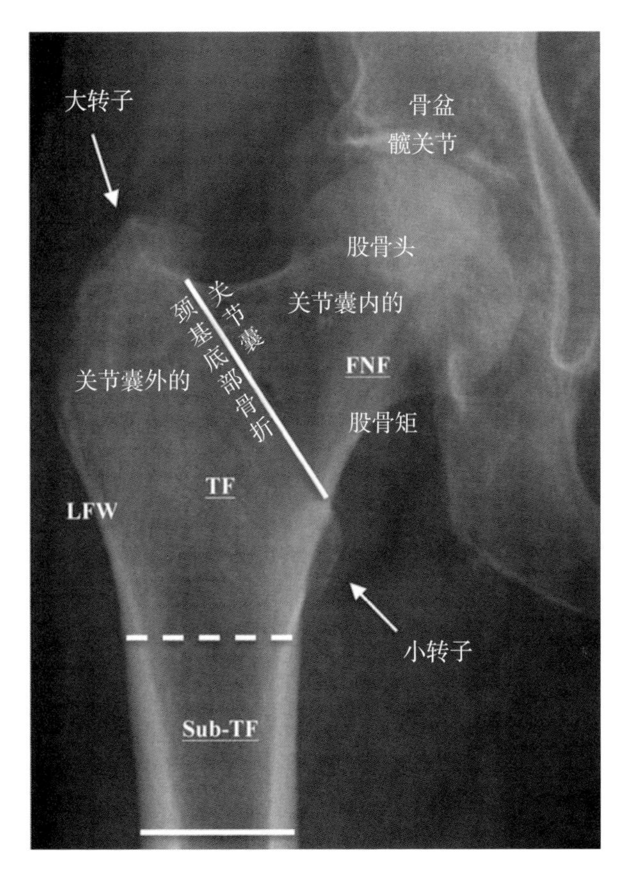

图 6.1 显示解剖和骨折位置的右侧股骨近端前后位 X 线片

FNF 股骨颈骨折,TF 转子间骨折,Sub－TF 股骨转子下骨折,LFW 股骨外侧壁。

根据骨折和髋关节囊的位置关系,将髋部骨折主要分成两大类:① 囊内的股骨颈骨折;② 囊外的股骨颈基底部骨折、股骨转子间骨折和股骨转子下骨折。这两类骨折在患者中的分布非常接近。

6.2.1 囊内骨折

在脆性骨折中,囊内骨折实际上主要是指股骨颈骨折,因为股骨头骨折在老年人中很罕见。

股骨颈骨折有骨不连的风险,伴或不伴有生物力学特性丢失。其原因包括不充分的固定和/或股骨头缺血性坏死。

在成年人中,股骨头主要由经骨折骨干端进入股骨的远端折返血管提供血运。缺血性坏死的假说包括骨折对横跨骨折线的供血动脉造成了直接创伤,或者是血管拉伸或关节囊内血肿对动脉的短时间的影响。术前闪烁扫描,电极测量和可视化关节镜检查已经被测试,但是缺乏对预后判断的价值。由于缺血可能是暂时的,建议数小时内进行紧急复位(或辅以排空血肿为补充)[23,27]。

历史上股骨颈骨折的分类方法有多种,一直存在争议,这些分类方法主要是基于前后位 X 光片中显示的骨折位移。Garden 分型(图 6.2)是在过去的半个世纪被最广泛接受的一种分型。Garden 分型根据骨折的移位情况将股骨颈骨折分为四个阶段[16]。当使用 Garden 分型的全部四个阶段进行读片诊断时,在观察者间只具有一般的可靠性,但如果只二分地使用无移位型骨折(Garden Ⅰ-Ⅱ)或移位型骨折(Garden Ⅲ-Ⅳ)的分类方法时,在观察者之间具有中等到较高的可靠性[17]。

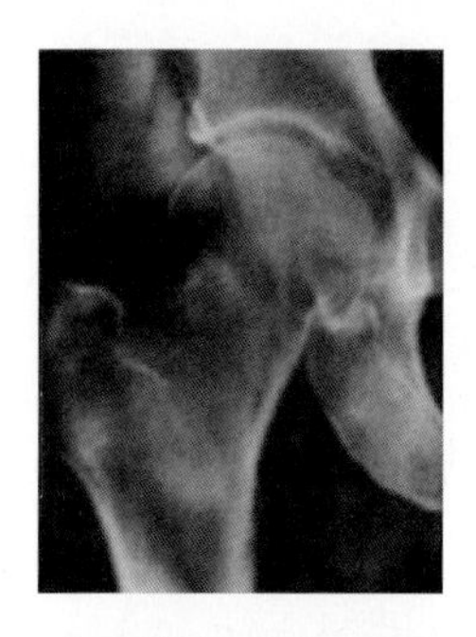

第一阶段:不完全骨折

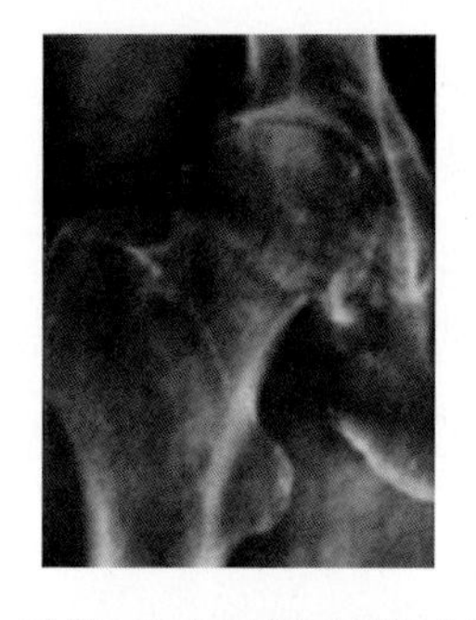

第二阶段:完全骨折,骨折无移位

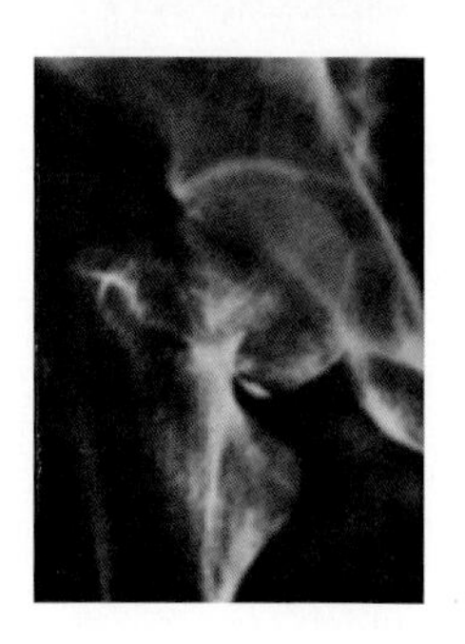

第三阶段:完全骨折,骨折部分移位

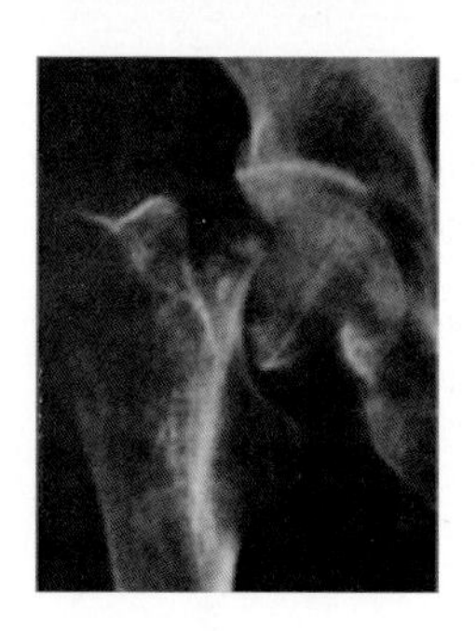

第四阶段:完全骨折,骨折完全移位

图 6.2 股骨颈骨折的 Garden 分型

此外,前后位 X 线片上的垂直骨折、后方粉碎骨折,股骨头大小和侧位 X 线片上的后倾角都被认为会影响结果[12,25,42]。然而骨折无移位(Garden Ⅰ-Ⅱ)与骨折有移位(Garden Ⅲ-Ⅳ)仍然是手术失败最为统一的预测因素,也是最普遍采用的分类方法,这两种类型的骨折大约分别占股骨颈骨折的 1/3 和 2/3[36,65]。

6.2.2 囊外骨折

由于不充分的固定,髋关节囊外骨折有机械性失效和不愈合的风险。骨折线在解剖学上位于股骨头滋养血管的侧方,因此股骨头坏死很少发生,但肌肉的牵拉通常会使骨折块移位,同时大量出血会渗入周围的肌肉组织中,严重时可能会危及生命。囊外型骨折分类系统主要是基于骨折线位置和骨折块的数量。

股骨颈基底部骨折很少发生,是介于囊内骨折和囊外骨折之间的边界性骨折,解剖学定位在关节囊的附着线。AO/OTA 分类将它们描述为囊内骨折,但在生物力学特性方面,它们的表现类似囊外骨折[31]——除了由于缺乏肌肉附着而导致内侧骨折块有旋转的风险以外。

股骨转子间骨折包括从关节囊到小转子最远端平面的转子区域。经常使用的前缀 per-,inter-和 trans-是不必要的,会令人困惑并且无益于分类。

1987 年的 AO/OTA 分型(图 6.3)是直到现在最广为接受的分型方法。它按照骨折的严重程度将 31-A 转子区域分为九类(首先分为 1-2-3 型,每一型又分为三个亚型.1-.2-.3)[32]。

股骨,近端,简单转子间骨折(两部分骨折)(31-A1):

1. 沿转子间线(31-A1.1)

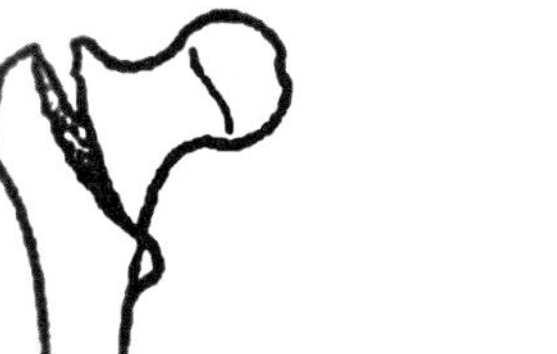

2. 经大转子(31-A1.2)
(1) 无压缩
(2) 压缩

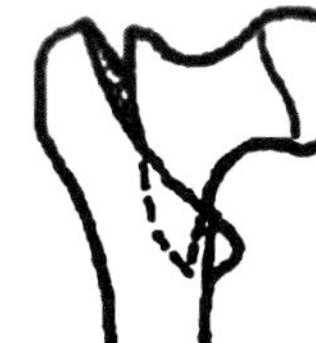

3. 低于小转子(31-A1.3)
(1) 变异度高,内侧骨折线在小转子的下限
(2) 变异度低,内侧骨折线在小转子下方的骨干

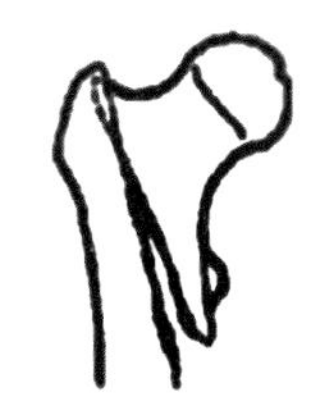

股骨，近端，转子骨折，粉碎[后内侧总是有来自小转子和邻近内侧皮质的骨折块，(31-A2)]：

1. 有一个中间的骨折块（31-A2.1）
2. 有多个中间的骨折块（31-A2.2）
3. 累及小转子下方 1cm 以上（31-A2.3）

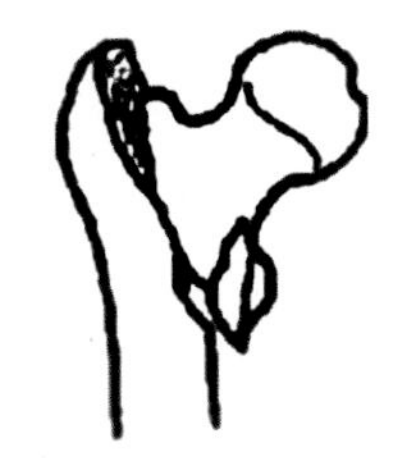

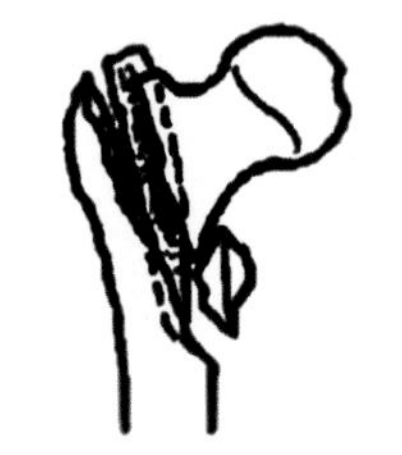

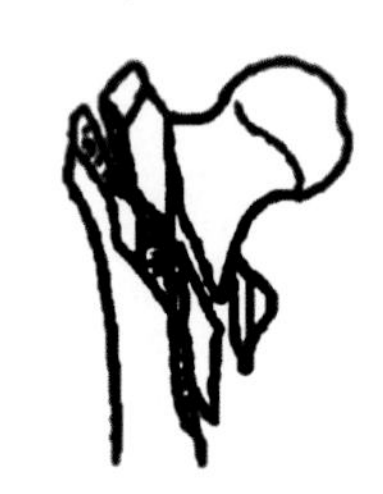

股骨、股骨近端、转子区域、反转子间骨折(31-A3)：

1. 简单斜形骨折(31-A3.1)
2. 简单横行骨折(31-A3.2)
3. 粉碎性骨折(31-A3.3)
（1）累及大转子
（2）累及股骨颈

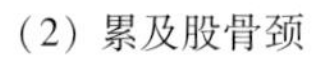

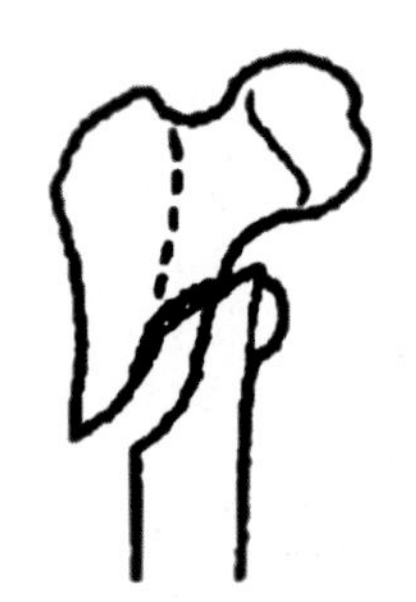

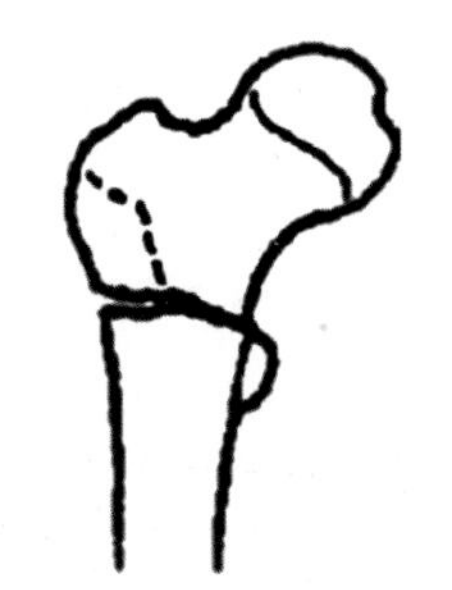

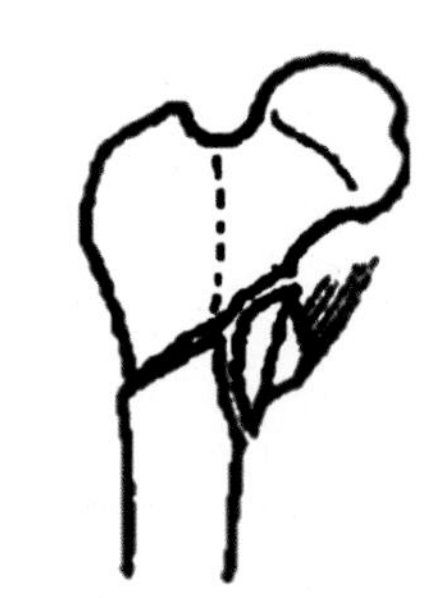

图 6.3 股骨转子间骨折的 AO/OTA 分型

31-A1 型骨折包括简单的两部分骨折，而 31-A2 型骨折同时必须包括小转子骨折，若大转子完整，则为 31-A2.1 型骨折，若大转子不完整，则为 31-A2.2-3 型骨折。31-A3 型骨折的骨折线累及了股骨外侧壁(大转子外侧远端骨皮质)，其中 31-A3.1 亚型代表反向骨折，31-A3.2 亚型代表横向骨折，31-A3.3 亚型骨折的粉碎程度最高，需同时发生股骨外侧壁骨折和小转子骨折。

除了少数大转子骨折而小转子完整的骨折以外，AO/OTA 分类覆盖了以前分类方法中的大多数骨折。使用所有九种类型时，分型的可靠性很差；但是如果只分为三大类(A1-2-3)[52]，其可靠性会增加到相当高的水平。

转子下骨折位于转子远端，约占所有髋部骨折的 5%。历史上曾有多达 15 种不同的分类方法，最常见的是 Seinsheimer 将小转子远端 0~5 cm 内的骨折分为 8 种类型或 AO/OTA 分型将股骨干近端 0~3 cm 内的骨折分为 15 种类型,即 32ABC(1－3).1 分型。一篇综述怀疑这种分类方法的价值,并提出简单的分类方法:将小转子最下方平面远端 0~5 cm 以内的,并且不累及转子的骨折分为:① 稳定的两部分骨折;② 不稳定的三部分骨折;③ 不稳定的大于三部分的粉碎性骨折。但这种简单的分类方法仍然需要评估其对决策和预后的有效性和必要性[28,32,36,60]。

6.3 内植入物

处理髋部骨折有两种主要的策略:假体置换和骨折固定术。假体置换包括去除骨折部位,并采用半髋置换术或全髋关节置换术更换股骨头,全髋关节置换术还需要安放髋臼杯。骨折固定术包括复位骨折块至可接受的位置,并将其固定直至骨折愈合——通常使用平行内植入物,滑动髋螺钉或髓内钉(图 6.4)。

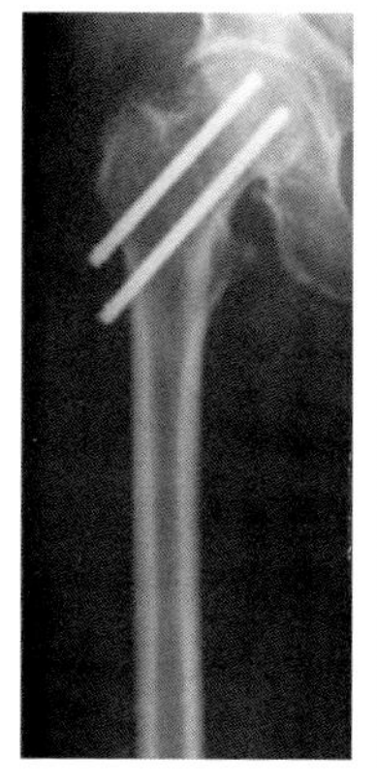
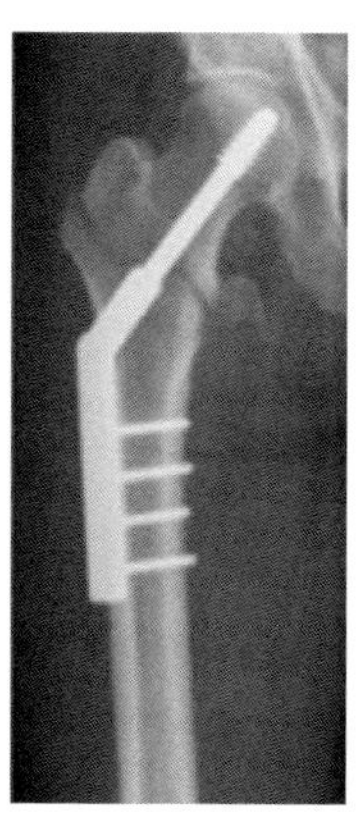
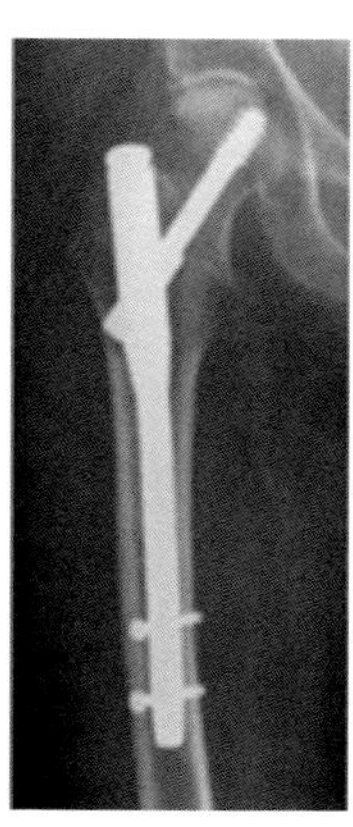
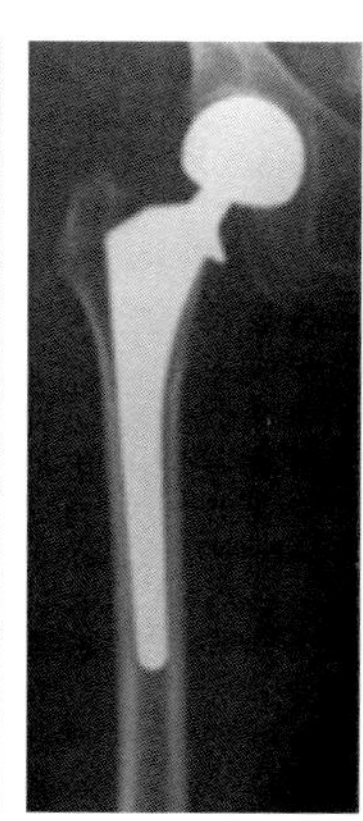
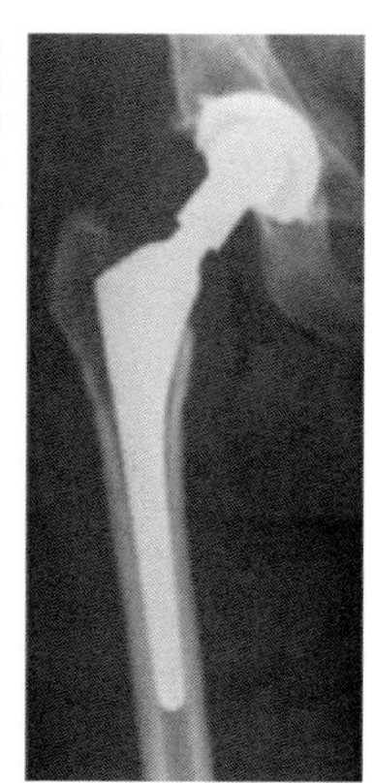

平行内植入物 滑动髋螺钉 髓内钉 半髋置换术 全髋置换术

骨折固定术 假体置换术

图 6.4 髋部骨折手术的常见内植物

根据手术入路的不同,假体置换术患者通常仰卧或侧卧,而骨折固定术总是通过一个或多个侧方入路进行,患者仰卧在牵引床上,并且需要使用 X 线透视。所有内植入物都有各自优点和缺点,但都依赖于正确的使用方法,例如内植入物的放置位置很重要,不同的内植入物又有不同。

平行内植入物 通过几个外侧戳入的小切口或单个小于 5cm 的切口置入时,可以减少手术出血和软组织损伤。尽管已经有许多相关临床和尸体研究,但是在内植入物的选择(螺钉/钩针)和数量(2/3/4)仍未达成共识[49]。

平行内植入物允许骨折加压,它们应尽可能垂直插入并置于股骨头不同的象限中。此外,后方内植入物应该与后方皮质和下方股骨距接触以达到三点固定,从而能支撑应力从①软骨下骨转传导到②股骨距和③外侧股骨皮质[59]。手术失败的主要原因是伴或不伴有机械性失效的骨不连,由于不充分的固定和/或股骨头缺血性坏死。挽救措施通常需要行关节置换,或根据患者的需求单纯去除股骨头。再次跌倒可能会导致内植入物周围的骨折,一旦发生,应使用滑动髋螺钉或髓内钉重新进行手术。

滑动髋螺钉 在近几十年来,滑动髋螺钉一直是治疗股骨转子间骨折的金标准,但它最近也在股骨颈骨折中有所应用[49]。复位后,股骨头被大直径螺钉固定,该螺钉可连接在股骨干侧方大约135°钢板内滑动。该内植物可通过侧方单一切口插入股外侧肌下,切口长约10 cm,根据所选的钢板长度可能会有所变化。

为了减少螺钉切入髋关节的风险,应将其置于股骨颈的中心或中心下方,螺钉的尖端与软骨下骨相接触,提供较短的尖顶距[4]。

除了切割之外,手术失败的其他常见原因是伴或不伴有骨不连的机械性失效和内植物周围骨折。根据股骨头的状态,挽救措施包括植入髓内钉或远端固定型髋关节假体。

髓内钉 在过去十年中,髓内钉治疗股骨转子间骨折在数量上已超过滑动髋螺钉[55]。复位后,股骨头骨块由一个大直径螺钉固定支撑,该螺钉可以通过具有1~2个远端锁定螺钉的髓内钉以约130°的角度滑动。通过5cm的外侧切口在大转子顶端将髓内钉插入,使用导向器通过股外侧肌的切口插入头钉和锁定螺钉。对螺纹型头钉,保证股骨头的中下位置和短的尖顶距非常重要,而新的刀片类型可能需要更大的距离[37,58]。

一些老的钉子有导致骨干骨折的风险,但是较新的钉子已经避免了这一点,尽管许多新的设计具有不同的螺钉、刀片、套筒、锁定和抗旋转机制,但迄今缺乏令人信服的临床证据[6,53]。

失败的原因与滑动髋螺钉相同,对于失效患者可以用远端固定型人工髋关节置换挽救。在远端假体周围骨折的情况下,可以使用更长的钉子或髁板,这取决于钉子的长度。

假体置换 假体包括金属股骨头,连接到置入股骨髓腔的假体柄上。为了适应个别患者的解剖结构,植入物是组配的,在手术中组装。不再推荐使用非组配式假体[56]。再次手术主要是由于反复的脱位或假体周围骨折(在插入过程中或再次摔倒后产生)。对于脱位,闭合复位是常用方法,但在复发病例中需要用限制活动范围的衬垫进行翻修。假体周围骨折采用捆扎和/或钢板进行治疗,并根据患者的需求更换或移除松动的假体。

与全髋关节置换术相比,半髋关节置换术(HA)传统上具有更低的脱位率,更短的手术时间和更少的失血。由于单极半髋置换术后髋臼软骨侵蚀的报道,目前已经鼓励选择带有一个额外球形关节的双动头半髋,但其效果仍然存在争议[24,48,57]。

全髋关节置换术(THA)因为同时置换了髋臼软骨,髋臼软骨论上是疼痛的一个来源,所以它降低了患者的功能活动能力。在活跃的,独立生活的和认知功能正常的患者身上,它可能比半髋关节置换术获得更好的效果[8,48]。尽管全髋植入物价格较高,但在健康的患者中,考虑并发症和功能时,全髋关节置换的总费用可能低于半髋关节置换[62]。然而,全髋关节置换增加脱位的风险[8,48],这可以通过使用技术要求较高的新型双动假体来减少[1,54]。

除了最佳植入物位置之外,使用前外侧入路的半髋关节置换术和全髋关节置换术后的脱位率可能降低至1%~3%,而后外侧入路则为4%~14%,尽管后者可能通过关节囊和肌肉修复得到改善[13,14,51]。然而,唯一的随机研究发现这两种方法之间脱位率没有差异[50],关于手术入路对软组织、疼痛和活动能力的影响的研究正在进行中。双动臼杯可能推动后外侧入路的继续应用[1,5]。

在一些研究中,水泥型假体与更多的脱位有关,但在其他研究中则较少。水泥型假体似乎能改善患者的活动性,减少疼痛和假体周围骨折的发生率(非骨水泥假体为1%~7%)。尽管只有少数研究包括了较新的羟基磷灰石涂层表面,水泥型假体可能会增加失血和手术时间,但记录显示,较高的急性死亡率似乎在几个月后就会得到平衡[2,18,23,48,57,63]。

6.4 手术治疗

患者应尽快接受手术,因为在等待手术时对身体功能的负面影响似乎很大。建议在入院当天或入院后(12~48 小时)进行手术,尽管研究表明这很困难,因为合并症影响程度的分层具有挑战性[7,26,35,61]。

手术引流[11]和术前牵引[21]不再被推荐。在现代医疗体系中应避免保守治疗[20],除了少数终末期病人在生命的最后几天可以通过使用镇痛药保持无痛。

鉴别病理性骨折,应该进行肿瘤相关的检查,骨折治疗时要考虑肿瘤的发展,通常使用长钉或远端固定型全髋关节置换。

应该给予预防性抗生素治疗。深部感染虽然很少见(表 6.1),但一旦发生就是灾难性的,通常需要经历多次手术和移除植入物。在治疗感染时,可以使用外固定器来保持囊外骨折的复位。感染的预测因素主要是外科医生的经验和手术时间[19,38]。

表 6.1 手术并发症的总体发生率

	深部感染	骨不愈合	缺血性坏死	远端骨折	脱位	无菌性松动	再次手术
无移位的股骨颈骨折,内固定	≈1%	5%~10%	4%~10%	<1%	—	—	8%~12%
移位的股骨颈骨折,内固定	≈1%	20%~35%	5%~20%	<1%	—	—	15%~35%
股骨颈骨折,假体置换	1%~7%	—	—	1%~7%	1%~14%	1%~3%	2%~15%
囊外骨折	≈1%	1%~10%	<1%	1%~4%	—	—	2%~10%

6.4.1 囊内骨折手术

总体选择包括:①股骨头移除和关节置换,或②通过内固定保留股骨头,其中失败的主要预测因素是初始骨折移位[27]。然而,在选择假体时,也应该考虑患者年龄、合并症和活动能力需求等。应询问患者是否存在骨折前的髋关节疼痛,如果合并髋关节炎,则选择全髋关节置换。

无移位的股骨颈骨折可能由于骨不愈合而复杂化,骨不愈合可伴或不伴有骨折塌陷,在至少 3~6 个月后的影像学上表现为明显的股骨头缺血性坏死(表 6.1)。大约 3/4 的无移位骨折采用平行螺钉或针进行治疗,似乎是足够的[27,44,46,49]。滑动髋螺钉具有可比性,当由于骨折线垂直和(或)骨折线位于基底部而不能实现三点固定时,可因固定的角度连接实现更稳定的固定,但其需要更大的切口。虽然存在争议,但后倾可能会增加再次手术率[12],表明这可能是假体置换的指征,而不是骨折固定术的指征。

移位的股骨颈骨折在内固定术后与无移位的股骨颈骨折有相同的并发症,但发生率更高(表 6.1)。

如果使用内固定,骨折必须在短时间内解剖复位,并且植入物放置在最佳位置。关节置换是目前移位骨折最常见的治疗方法,根据手术入路、是否选择水泥型假体、全髋或半髋,治疗效果又有的不同(表 6.1)[2,18,23,29,44,45,49,55,59]。

大量研究报道关节置换术后再次手术率明显降低。较新的研究也发现关节置换后患者疼痛较轻,髋关节功能较好,满意度较高。然而,这是以更大的手术(手术时间、软组织损伤、失血和对机体功能的影响)为代价,导致更高的急性死亡率。幸运的是,这似乎在后期达到平衡[23,29,45,54,57]。

不推荐对所有移位骨折先使用内固定,然后再根据需要进行假体置换,因为挽救性假体置换比初次假体置换具有更高的并发症风险。然而假体在活动多的年轻患者中寿命较短,他们可能会经历一次或多次置换。因此建议在年轻患者中使用内固定,65~80 岁的活动多的患者使用全髋关节置换,最老的患者使用半髋关节置换[23,30,57]。

痴呆患者可能更多地受益于内固定,他们的功能评分通常较低,但目前的文献仍有限[22,64]。但是,对于痴呆或在手术台上死亡风险很高的最脆弱的患者,应谨慎使用骨折固定术,因为固定常常在短期内表现出固定不够充分和疼痛,如果患者比预期存活时间更长,需要再次手术就会比较麻烦。在少数卧床不起的老年患者中,可选择简单的股骨头移除术作为减少骨折疼痛和消除并发症的主要手术方式。

6.4.2 囊外骨折手术

股骨颈基底部骨折采用滑动髋螺钉治疗,连接在短外侧板上。平行植入物是不够的,因为缺乏股骨距区域的植入物支撑[31]。

1%~10%的患者发生不愈合或机械性失效可能使转子间骨折的治疗变得复杂。肌肉的牵拉通常使骨折端移位,因为大部分重量通过这个区域,接近解剖复位是必要的。建议在骨折手术床上使用牵开器和/或后部复位装置,以防止骨折下垂。

在术后前几个月,不充分的复位和不当的植入位置可能导致股骨干内移和股骨头内翻,并有螺钉断裂、疼痛以及股骨颈和腿长度缩短的风险。整体再手术率为2%~10%[10,33,34,36,44,53]。可以进行挽救性假体置换,但由于骨量受损,该手术是一项挑战。

植入物的选择是在滑动髋螺钉和髓内钉之间进行,但是经过许多队列研究和30多年的40多项随机对照试验,总体而言,这种比较仍然没有定论。然而,除了少数几个以外,几乎全部研究纳入了所有类型的转子间骨折,所以,所有植入物都可能在不同的亚组中具有优势。目前的状况似乎是:尽管滑动髋螺钉仍然是推荐的植入物,但髓内钉可能在更不稳定的转子间骨折中具有优势[6,47]。挪威国家登记报道,在7 643个稳定型转子间骨折(AO/OTA 31A1型)中行滑动髋部螺钉术后和2 716个不稳定型转子间骨折(AO/OTA 31A3型)中行髓内钉术后,几乎很少再次手术[33,34]。

对于不稳定性骨折(AO/OTA A3型)中滑动髋螺钉失败率较高的部分解释可能是由于股骨外侧壁缺乏支撑。外侧壁支撑钢板可以防止近端骨折块外移,但证据不具说服力,并且该方法需要比简单地插入髓内钉更大的切口。滑动髋螺钉也被认为不适合应用于伴随大转子分离的骨折(AO/OTA A2.2型和A2.3型),因为薄弱的股骨外侧壁极易发生术中骨折。小转子的完整性似乎并不影响结果,因此不稳定的粗隆骨折可能应该根据大转子是否分离或股骨外侧壁是否骨折进行分类(AO/OTA 31A.2.2-2.3+A3型)[40,41]。

迄今为止,关于使用尽量长的髓内钉是否能减少后来的骨折风险的知识是有限的，尽管在使用长髓内钉时由于股骨干弯曲，其入点和远端锁定似乎更具挑战性[39]。

目前转子下骨折最常使用长髓内钉治疗，这对再次手术率下降至5%~15%可能是有益的。然而，大多数文献还纳入AO/OTA 31A3型骨折，由于区分困难而需要更多的知识。可以添加钢丝使斜形和粉碎性骨折复位，骨坏死很低[3,28]。

6.5 手术流程和国家指南

如上所述，近几十年来公布的证据为髋部骨折的手术治疗达成了一定程度的共识。然而，在日常临床实践中，植入物的准确选择往往不确定，因此需要有一个针对所有髋部骨折患者的易用的手术流程。

年轻的、经验较少的外科医生在严格的流程指导下可能会感觉更加自信，而年长的外科医生可能会感受到他们的个人选择权受到限制。然而重要的是要强调，治疗流程并不否定每个医生对每个患者的责任。由于个人情况，外科医生仍然有权利和义务不遵从指南，但是这样做的原因需要在病历中阐明。

创建包含不同的髋骨骨折患者的流程是具有挑战性的，并且必须考虑细节和可用性之间的平衡。许多发表的文章都是针对某一方面的流程，只有少数作者发表了针对髋部骨折手术的全面的流程，其中简单、详尽的哥本哈根流程（图6.5）似乎是最好的[42,43]。

在过去的几十年里，澳大利亚、新西兰、美国和大多数欧洲国家已经公布了国家指南（包括手术部分的）。对基于相同证据的一些建议普遍达成共识。

在囊内骨折中，所有都推荐内固定治疗无移位的股骨颈骨折，一定程度上推荐对老年患者的移位股骨颈骨折进行关节置换。在囊外骨折中，对于稳定性骨折（通常定义为AO/OTA A1型）推荐使用滑动髋螺钉，而对于不稳定骨折（通常定义为AO/OTA A3型和更远端）推荐使用髓内钉。国家指南的目的是推荐基于证据的手术治疗方法以改善疗效。全国髋骨骨折登记已经取得了进展，特别是在过去的几十年中，已经能够持续评估疗效并确定正面和负面的异常值[15,36,43]。

多学科的全球脆性骨折联盟现在的策略焦点是推动国家（或地区）共识指南，包括质量标准和系统绩效评估，并提供易于使用的髋部骨折登记表[15]。希望这种知识传播将有助于克服实施障碍，在全球范围内推广基于证据的国家指南、标准和登记，以提高手术效果。

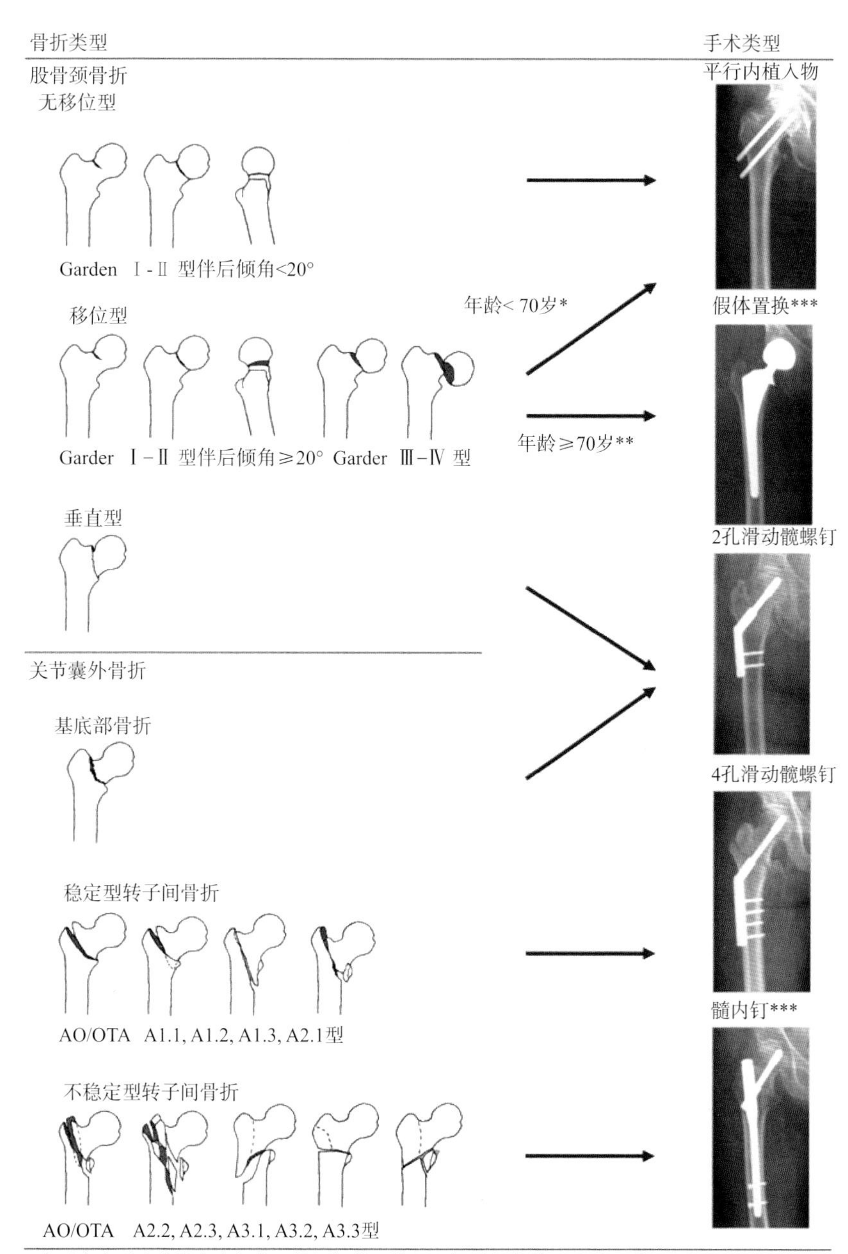

图 6.5 髋部骨折手术流程

注:本章是哥本哈根大学 Palm H 在 2016 年发表的医学博士论文:《一种用于髋部骨折手术的算法》(ISBN 978-87-998922-0-4)的简化版。

参考文献

[1] Adam P, Philippe R, Ehlinger M, Roche O, Bonnomet F, Molé D, Fessy MH, French Society of Orthopaedic Surgery and Traumatology (SoFCOT) (2012) Dual mobility cups hip arthroplasty as a treatment for displaced fracture of the femoral neck in the elderly. A prospective, systematic, multicenter study with specific focus on postoperative dislocation. Orthop Traumatol Surg Res 98:296 – 300.

[2] Azegami S, Gurusamy KS, Parker MJ (2011) Cemented versus uncemented hemiarthroplasty for hip fractures: a systematic review of randomised controlled trials. Hip Int 21:509 – 517.

[3] Ban I, Birkelund L, Palm H, Brix M, Troelsen A (2012) Circumferential wires as a supplement to intramedullary nailing in unstable trochanteric hip fractures: 4 reoperations in 60 patients followed for 1 year. Acta Orthop 83:240 – 243.

[4] Baumgaertner MR, Solberg BD (1997) Awareness of tip-apex distance reduces failure of fixation of trochanteric fractures of the hip. J Bone Joint Surg Br 79 – B:969 – 971.

[5] Bensen AS, Jakobsen T, Krarup N (2014) Dual mobility cup reduces dislocation and reoperation when used to treat displaced femoral neck fractures. Int Orthop 38:1241 – 1245.

[6] Bhandari M, Schemitsch E, Jönsson A, Zlowodzki M, Haidukewych GJ (2009) Gamma nails revisited: gamma nails versus compression hip screws in the management of intertrochanteric fractures of the hip: a meta-analysis. J Orthop Trauma 23:460 – 464.

[7] Bretherton CP, Parker MJ (2015) Early surgery for patients with a fracture of the hip decreases 30-day mortality. Bone Joint J 97 – B:104 – 108.

[8] Burgers PT, Van Geene AR, Van den Bekerom MP, Van Lieshout EM, Blom B, Aleem IS, Bhandari M, Poolman RW (2012) Total hip arthroplasty versus hemiarthroplasty for displaced femoral neck fractures in the healthy elderly: a meta-analysis and systematic review of randomized trials. Int Orthop 36:1549 – 1560.

[9] Cannon J, Silvestri S, Munro M (2009) Imaging choices in occult hip fracture. J Emerg Med 37:144 – 152.

[10] Chirodian N, Arch B, Parker MJ (2005) Sliding hip screw fixation of trochanteric hip fractures: outcome of 1024 procedures. Injury 36:793 – 800.

[11] Clifton R, Haleem S, Mckee A, Parker MJ (2008) Closed suction surgical wound drainage after hip fracture surgery: a systematic review and meta-analysis of randomised controlled trials. Int Orthop 32:723 – 727.

[12] Dolatowski FC, Adampour M, Frihagen F, Stavem K, Erik Utvåg S, Hoelsbrekken SE (2016) Preoperative posterior tilt of at least 20° increased the risk of fixation failure in Garden-I and -II femoral neck fractures. Acta Orthop 87(3):252 – 256. http://www.ncbi.nlm.nih.gov/pubmed/26937557.

[13] Enocson A, Tidermark J, Tornkvist H, Lapidus LJ (2008) Dislocation of hemiarthroplasty after femoral neck fracture: better outcome after the anterolateral approach in a pro-

spective cohort study on 739 consecutive hips. Acta Orthop 79:211 – 217.

[14] Enocson A, Hedbeck CJ, Tidermark J, Pettersson H, Ponzer S, Lapidus LJ (2009) Dislocation of total hip replacement in patients with fractures of the femoral neck. Acta Orthop 80:184 – 189.

[15] Fragility Fracture Network (2016). http://fragilityfracturenetwork.org. Accessed 26 Apr 2016.

[16] Garden RS (1961) Low-angle fixation in fractures of the femoral neck. J Bone Joint Surg Br 43 – B:647 – 663.

[17] Gašpar D, Crnkovié T, Durovic D, Podsednik D, Slišurié F (2012) AO group, AO subgroup, Garden and Pauwels classification systems of femoral neck fractures: are they reliable and reproducible? Med Glas (Zenica) 9:243 – 247.

[18] Gjertsen JE, Lie SA, Vinje T, Engesæter LB, Hallan G, Matre K, Furnes O (2012) More reoperations after uncemented than cemented hemiarthroplasty used in the treatment of displaced fractures of the femoral neck: an observational study of 11116 hemiarthroplasties from a national register. J Bone Joint Surg Br 94 – B:1113 – 1119.

[19] Harrison T, Robinson P, Cook A, Parker MJ (2012) Factors affecting the incidence of deep wound infection after hip fracture surgery. J Bone Joint Surg Br 94 – B:237 – 240.

[20] Handoll HHG, Parker MJ (2008) Conservative versus operative treatment for hip fractures in adults (Review). Cochrane Database Syst Rev. doi: 10. 1002/14651858. CD000337. pub2.

[21] Handoll HHG, Queally JM, Parker MJ (2011) Pre-operative traction for hip fractures in adults (Review). Cochrane Database Syst Rev. doi: 10. 1002/14651858. CD000168. pub3.

[22] Hebert-Davies J, Laflamme G-Y, Rouleau D (2012) Bias towards dementia: are hip fracture trials excluding too many patients? A systematic review. Injury 43:1978 – 1984.

[23] Heetveld MJ, Rogmark C, Frihagen F, Keating J (2009) Internal fixation versus arthroplasty for displaced femoral neck fractures: what is the evidence? J Orthop Trauma 23:395 – 402.

[24] Jia Z, Ding F, Wu Y, Li W, Li H, Wang D, He Q, Ruan D (2015) Unipolar versus bipolar hemiarthroplasty for displaced femoral neck fractures: a systematic review and meta-analysis of randomized controlled trials. J Orthop Surg Res 10:8.

[25] Khan SK, Khanna A, Parker MJ (2009) Posterior multifragmentation of the femoral neck: does it portend a poor outcome in internally fixed intracapsular hip fractures? Injury 40: 280 – 282.

[26] Khan SK, Kalra S, Khanna A, Thiruvengada MM, Parker MJ (2009) Timing of surgery for hip fractures: a systematic review of 52 published studies involving 291,413 patients. Injury 40:692 – 697.

[27] Loizou CL, Parker MJ (2009) Avascular necrosis after internal fixation of intracapsu-

lar hip fractures; a study of the outcome for 1023 patients. Injury 40:1143 – 1146.

[28] Loizou CL, McNamara I, Ahmed K, Pryor GA, Parker MJ (2010) Classification of subtrochanteric femoral fractures. Injury 41:739 – 745.

[29] Lu-Yao G, Keller R, Littenberg B, Wennberg J (1994) Outcomes after displaced fractures of the femoral neck. A meta-analysis of one hundred and six published reports. J Bone Joint Surg Am 76 – A:15 – 25.

[30] Mahmoud SS, Pearse EO, Smith TO, Hing CB (2016) Outcomes of total hip arthroplasty, as a salvage procedure, following failed internal fixation of intracapsular fractures of the femoral neck: a systematic review and meta-analysis. Bone Joint J 98 – B(4):452 – 460.

[31] Mallick A, Parker MJ (2004) Basal fractures of the femoral neck: intra-or extra-capsular. Injury 35:989 – 993.

[32] Marsh JL, Slongo TF, Agel J, Broderick JS, Creevey W, DeCoster TA, Prokuski L, Sirkin MS, Ziran B, Henley B, Audigé L (2007) Fracture and dislocation classification compendium – 2007: Orthopaedic Trauma Association classification, database and outcomes committee. J Orthop Trauma 21(Suppl 10):S1 – S133.

[33] Matre K, Havelin LI, Gjertsen JE, Espehaug B, Fevang JM (2013) Intramedullary nails result in more reoperations than sliding hip screws in two-part intertrochanteric fractures. Clin Orthop Relat Res 471:1379 – 1386.

[34] Matre K, Havelin LI, Gjertsen JE, Vinje T, Espehaug B, Fevang JM (2013) Sliding hip screw versus IM nail in reverse oblique trochanteric and subtrochanteric fractures. A study of 2716 patients in the Norwegian Hip Fracture Register. Injury 44:735 – 742.

[35] Moja L, Piatti A, Pecoraro V, Ricci C, Virgili G, Salanti G, Germagnoli L, Liberati A, Banfi G (2012) Timing matters in hip fracture surgery: patients operated within 48 hours have better outcomes. A meta-analysis and meta-regression of over 190 000 patients. PLoS One 7:e46175.

[36] National Hip Fracture Database. National report (2015). http://www.nhfd.co.uk. Accessed 26 Apr 2016.

[37] Nikoloski AN, Osbrough AL, Yates PJ (2013) Should the tip-apex distance (TAD) rule be modified for the proximal femoral nail antirotation (PFNA)? A retrospective study. J Orthop Surg Res 8:35.

[38] Noailles T, Brulefert K, Chalopin A, Longis PM, Gouin F (2015) What are the risk factors for post-operative infection after hip hemiarthroplasty? Systematic review of literature. Int Orthop. http://www.ncbi.nlm.nih.gov/pubmed/26611729.

[39] Norris R, Bhattacharjee D, Parker MJ (2012) Occurrence of secondary fracture around intramedullary nails used for trochanteric hip fractures: a systematic review of 13568 patients. Injury 43:706 – 711.

[40] Palm H, Jacobsen S, Sonne-Holm S, Gebuhr P (2007) Integrity of the lateral femoral wall in intertrochanteric hip fractures: an important predictor of a reoperation. J Bone Joint

Surg Am 89(3):470-475.

[41] Palm H, Lysén C, Krasheninnikoff M, Holck K, Jacobsen S, Gebuhr P (2011) Intramedullary nailing appears to be superior in pertrochanteric hip fractures with a detached greater trochanter. Acta Orthop 82(2):166-170.

[42] Palm H, Krasheninnikoff M, Holck K, Lemser T, Foss NB, Jacobsen S, Kehlet H, Gebuhr P (2012) A new algorithm for hip fracture surgery. Acta Orthop 83(1):26-30.

[43] Palm H, Teixider J (2015) Proxial femoral fractures: can we improve further surgical treatment pathways? Injury 46(Suppl 5):S47-S51.

[44] Parker MJ, Gurusamy KS (2005) Modern methods of treating hip fractures. Disabil Rehabil 27:1045-1051.

[45] Parker MJ, Gurusamy KS (2006) Internal fixation versus arthroplasty for intracapsular proximal femoral fractures in adults (Review). Cochrane Database Syst Rev:CD001708.

[46] Parker MJ, Handoll HHG (2009) Replacement arthroplasty versus internal fixation for extracapsular hip fractures in adults (Review). Cochrane Database Syst Rev. doi:10.1002/14651858. CD000086.pub2.

[47] Parker MJ, Handoll HHG (2010) Gamma and other cephalocondylic intramedullary nails versus extramedullary implants for extracapsular hip fractures in adults (Review). Cochrane Database Syst Rev. doi:10.1002/14651858.CD000093.pub5.

[48] Parker MJ, Gurusamy KS, Azegami S (2010) Arthroplasties (with and without bone cement) for proximal femoral fractures in adults (Review). Cochrane Database Syst Rev. doi:10.1002/14651858.CD001706.pub4.

[49] Parker MJ, Gurusamy KS (2011) Internal fixation implants for intracapsular hip fractures in adults (Review). Cochrane Database Syst Rev. doi:10.1002/14651858.CD001467.

[50] Parker MJ (2015) Lateral versus posterior approach for insertion of hemiarthroplasties for hip fractures: a randomised trial of 216 patients. Injury 46(6):1023-1027.

[51] Pellicci PM, Bostrom M, Poss R (1998) Posterior approach to total hip replacement using enhanced posterior soft tissue repair. Clin Orthop Relat Res 355:224-228.

[52] Pervez H, Parker MJ, Pryor GA, Lutchman L, Chirodian N (2002) Classification of trochanteric fracture of the proximal femur: a study of the reliability of current systems. Injury 33:713-715.

[53] Queally JM, Harris E, Handoll HHG, Parker MJ (2014) Intramedullary nails for extracapsular hip fractures in adults (Review). Cochrane Database Syst Rev. doi: 10.1002/14651858. CD004961.pub4.

[54] Rogmark C, Johnell O (2006) Primary arthroplasty is better than internal fixation of displaced femoral neck fractures: a meta-analysis of 14 randomized studies with 2,289 patients. Acta Orthop 77:359-367.

[55] Rogmark C, Spetz C, Garellick G (2010) More intramedullary nails and arthroplasties for treatment of hip fractures in Sweden. Acta Orthop 81:588-592.

[56] Rogmark C, Leonardsson O, Garellick G, Kärrholm J (2012) Monoblock hemiarthroplasties for femoral neck fractures – a part of orthopaedic history? Analysis of national registration of hemiarthroplasties 2005–2009. Injury 43:946–949.

[57] Rogmark C, Leonardsson O (2016) Hip arthroplasty for the treatment of displaced fractures of the femoral neck in elderly patients. Bone Joint J 98-B:291–297.

[58] Rubio-Avila J, Madden K, Simunovic N, Bhandari M (2013) Tip to apex distance in femoral intertrochanteric fractures: a systematic review. J Orthop Sci 18:592–598.

[59] Schep NWL, Heintjes RJ, Martens EP, van Dortmont LMC, van Vugt AB (2004) Retrospective analysis of factors influencing the operative result after percutaneous osteosynthesis of intracapsular femoral neck fractures. Injury 35:1003–1009.

[60] Seinsheimer F (1978) Subtrochanteric fractures of the femur. J Bone Joint Surg 60 (3):300–306.

[61] Simunovic N, Devereaux PJ, Sprague S, Guyatt GH, Schemitsch E, Debeer J, Bhandari M (2010) Effect of early surgery after hip fracture on mortality and complications: systematic review and meta-analysis. CMAJ 182:1609–1616.

[62] Slover J, Hoffman MV, Malchau H, Tosteson ANA, Koval KJ (2009) A cost-effectiveness analysis of the arthroplasty options for displaced femoral neck fractures in the active, healthy, elderly population. J Arthroplasty 24:854–860.

[63] Talsnes O, Vinje T, Gjertsen JE, Dahl OE, Engesæter LB, Baste V, Pripp AH, Reikerås O (2013) Perioperative mortality in hip fracture patients treated with cemented and uncemented hemiprosthesis: a register study of 11,210 patients. Int Orthop 37:1135–1140.

[64] Van Dortmont LM, Douw CM, van Breukelen AM, Laurens DR, Mulder PG, Wereldsma JC, van Vugt AB (2000) Outcome after hemi-arthroplasty for displaced intracapsular femoral neck fracture related to mental state. Injury 31:327–331.

[65] Zlowodzki M, Bhandari M, Keel M, Hanson BP, Schemitsch E (2005) Perception of Garden's classification for femoral neck fractures: an international survey of 298 orthopaedic trauma surgeons. Arch Orthop Trauma Surg 125:503–505.

7 老年骨科麻醉

Stuart M. White

翻译:王臻,陆新健;一校:周雁;二校:杨建军

7.1 引言

传统上,需要行外科髋部骨折固定手术的老年患者的围术期管理还不够规范。因为“麻醉”或者“医院管理制度”等原因常导致该类手术术前等待时间超过48小时,所以这类患者术前会接受相对大剂量的阿片类药物镇痛。由于术前过高地评估了围术期死亡的风险,有很大比例的患者不能手术而只能采取保守治疗(卧床休息)。接受手术的这部分患者的麻醉和手术往往是由低年资医师来完成,他们会使用大剂量的阿片类镇痛药进行全身麻醉,并使用多种外科技术和内植入物。术后管理由骨科医师来协调,这一过程往往是被动和间断的。术后致死率和致残率非常高,同时患者术后住院时间也很长。

然而,鉴于发达国家人口统计学特征的迅速变化,这种围术期治疗方式在经济上是不可持续的。髋部骨折的发病率与年龄相关,尽管发病率保持稳定甚至略有下降,但整体寿命的延长导致了老年髋部骨折患者数量的增加。基于此,许多欧洲国家开始发展老年骨科服务,以简化和协调髋部骨折管理路径。

S. M. White, FRCA, BSc, MA: Brighton and Sussex University Hospitals NHS Trust, Brighton, East Sussex, UK
E-mail: igasbest@hotmail.com

7.2 麻醉医生与骨科老年科医生的关系

随着多学科协作医疗模式的推广，在过去的20年中，骨科老年科医生主导的老年髋部骨折患者围术期治疗策略大大改善了患者的预后，该模式的主要优点在于由麻醉医生和老年骨科医师在整个围术期提供连续、专业的医学治疗。

整个围术期治疗可以分为三个阶段：术前、术中和术后阶段（图7.1）。

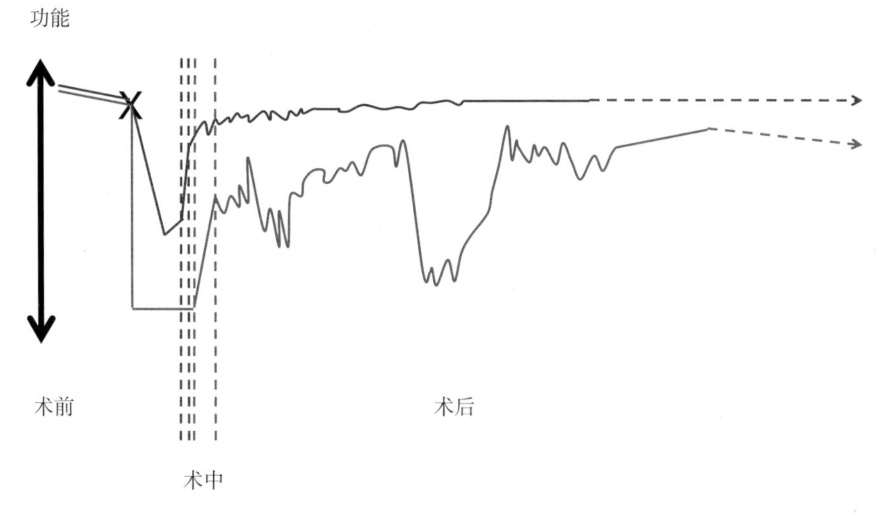

图7.1 传统麻醉治疗模式下（蓝线）与积极的多学科治疗模式下（红线）髋部骨折患者术后功能状态的时间曲线

术前治疗阶段指从骨折发生到患者进入手术室接受手术前这段时间。髋部骨折十分疼痛，如果患者不是在休息，那么通常是在不断地被搬动。手术治疗是提供长期镇痛和功能恢复的唯一方法，因此，相较于保守治疗，我们应当优先考虑手术治疗。保守治疗由于患者长期卧床会带来一系列额外的风险，例如血栓栓塞、压疮，以及丧失独立生活的能力等。因此，术前阶段治疗的目标在于加速术前准备。麻醉医生同老年骨科医生协作，提供标准化的术前评估（例如：按照既定模式进行详细的病史采集、术前化验检查和交叉配血等），使用评分系统进行风险评分，按照共识进行疼痛管理，液体复苏，有组织地以病人为中心行术前准备。

术中，麻醉医生的职责是在不破坏患者自身生理功能的前提下，减轻手术对患者病理生理功能的影响。老年患者在围术期合并症发生率和死亡率风险较高,因为这类患者本身高龄且虚弱,各项生理功能储备下降,合并一种或者多种基础疾病,并因此使用一种甚至多种药物,认知功能障碍较为普遍。理论上分析,该类患者的麻醉并不像那些需在0.5~2小时内行大型急诊手术患者的风险那么高,麻醉医生应更关注如何使病人的病理生理功能正常化,以便他们能在术后几小时内恢复正常生理功能。

国家统计结果显示,该类手术的麻醉方法种类繁多,实施何种技术很大程度上取决于个人倾向,没有确凿证据表明哪一种技术具有决定性的优势[1,2]。然而,观察性研究和荟萃分析结果表明某些麻醉技术可能会改善预后[3,4]。更重要的是,医院应当采用标准化的麻醉方案,以便于老年骨科医师制定术后治疗方案,并处理一些麻醉和手术不可避免的并发症。

术后骨科治疗的目的是恢复患者活动、重新激发患者使其能够做好出院的准备工作;理想地回到他们骨折前居住的地方。术后早期对患者功能康复至关重要,因为延期活动和患者住院时间的延长相关。好的麻醉方案能够通过减少阿片类药物用量,避免术后谵妄、低血压和贫血的发生,促进患者早日康复。

图7.1显示了麻醉医生和老年骨科医生协作治疗应当完成的目标时间轴。蓝色线代表传统的麻醉治疗方案。老年患者生理功能在一段时间内缓慢下降,直到他们摔倒导致髋部骨折(曲线上的"X"点),患者完全失去自理能力。他们被送去医院,术前基本没有治疗,也就没有功能上的改善。术中,骨折被固定,镇痛,输血/输液,监测血压,病人状况改善,这种情况一直持续直到术后即刻。然而术后早期,患者可能因为术后过度依赖阿片类药物镇痛导致谵妄,或者由于恶心、呕吐太严重而不能活动。接下来的数天患者准备进行康复锻炼,但是长时间的卧床又会引起压疮或肺栓塞,这样功能锻炼再次被延迟。最终这类患者无法恢复到骨折前的功能状态,但可以出院。患者亲属则会认为,患者在此之后"再不能像从前一样",出院后生理功能逐渐缓慢下降(如虚线所示)。

相反地,积极的多学科治疗(图中以红色线表示)的目的在于让患者迅速恢复到骨折前状态。简单的恢复性治疗(镇痛、补液、进食)可减少骨折后功能的相对下降,甚至能在术前就改善患者状态。患者应尽快手术,并在短时间内继续使用标准化麻醉治疗方案促进患者生理功能的恢复并最终恢复正常。这样患者的功能状态得以迅速恢复至骨折前,没有制动带来的并发症,患者出院更快并且在出院后保持良好的身体机能状态。

7.3 术前治疗

英国和爱尔兰麻醉医师协会(AAGBI)联合英国老年病学会,于2012年公布的指南,详细介绍了髋部骨折老年患者的治疗方案[5]。建议治疗内容应当包括:由高年资医师组成一个多学科团队、骨折患者通过快通道路径收入医院急诊骨科/髋关节病房、日常监护、列出保护性创伤患者名单以使髋部骨折患者具有优先手术权。

术前治疗的多个方面涉及麻醉医师和老年骨科医师的协作,包括提供镇痛、术前准备和伦理/法律注意事项。

7.3.1 术前镇痛

髋部骨折通常是由站立高度意外跌倒而引起的低能量损伤,属于骨质疏松引发的骨折。由于骨膜连续性破坏较大,囊外骨折(股骨转子间、转子下骨折)比囊内骨折(股骨头下、颈、基底部)更为疼痛。

大约1/3的骨折患者为轻度疼痛,1/3为中度疼痛,1/3为重度疼痛。移动时患者疼痛加重,比如抬高患肢20°。

患者入院后,疼痛往往得不到充分评估。数字疼痛评分(numerical rating scales,NRS)不能充分评估疼痛的时长和程度。疼痛评分应当在静息时和运动时,给予镇痛药之前和之后分别进行。沟通障碍(耳聋、失明、偏瘫),认知受损与痴呆,入院前已行镇痛处理,使得该类患者评估更加困难。

标准化的镇痛方案应当确保疼痛得到充分评估和处理,合理的镇痛应该避免使用大剂量阿片药物引起认知功能障碍。反过来,这也有助于其他方面术前治疗的实施,如生理状态评估、沟通、进食、进水和自理。

对乙酰氨基酚是一种有效的镇痛药,髋部骨折患者耐受良好,因此可以在整个围术期常规应用。

髋部骨折患者合并肾功受损者可达40%,这部分患者NSAIDs药物或者可待因、曲马朵应当慎用,或者不用。

阿片类药物镇痛作用强,但会影响认知功能,随着年龄增长和肾功能受损,该影响更为显著(此类患者应用阿片类药物,剂量应减少,给药间隔应延长)。长期应用时,根据药物的可用性来说,丁丙诺啡、芬太尼和羟考酮优于吗啡。

为了最小化使用阿片类药物,避免其不良反应,近年来人们越来越关注外周神经阻滞[6]。髋关节的感觉神经支配源于股神经、闭孔神经和坐骨神经,以及手术切口周围的皮肤感觉由股外侧皮神经支配。股神经或髂筋膜间隙阻滞已成功用于减轻疼痛并减少了术前阿片类药物的使用。神经刺激仪和超声的使用大大提高了外周神经阻滞的成功率[7],但我们仍然需要设备辅助并勤加练习。神经刺激仪和超声的使用相对简单,非麻醉专业的住院医师和相关的卫生专业人员都能较容易地掌握,因此由老年骨科的专科医生常规进行股神经或者髂筋膜阻滞的操作也是很有可能的,而不再需要麻醉医生的参与。当患者不能手术或者由于医疗原因需要延迟手术时,可行连续的股神经或髂筋膜间隙阻滞(导管置入)来镇痛,当然这需要更丰富的专业知识和更为熟练的操作。

7.3.2 术前准备

髋部骨折病人大多高龄,器官功能衰退且需药物治疗的合并疾病多。其中任何一项或多项因素联合起来,都可能导致跌倒并引发骨折的发生。但是,与延期手术带来的风险相比,改善这些不利因素带来的好处几乎没有。因此,麻醉医师需要再次向老年骨科医生确认,患者已经处于手术麻醉的合适时机——各项生理功能“正常化”而不是“最优化”——此时恰当的麻醉能够最大限度地降低手术风险。而老年骨科医生也需要理解恰当的麻醉包括些什么,并且在术前和那些不熟悉髋部骨折患者的麻醉医生进行沟通,这样也更有可能真正做到由于医疗原因取消病人的治疗推迟手术。

AAGBI 的指南详细介绍了患者的一些常见问题,如抗凝治疗、心脏瓣膜病、起搏器植入、电解质异常等,这些问题可能会增加麻醉风险,并对如何在术前处理这些问题给予了相应的建议[5]。这些处理流程可在线获得,并根据一些机构的协议自行修改[8]。这些可以作为患者术前准备的“备忘录”,但并不能代替麻醉医生和老年骨科医生之间的直接沟通交流。

值得一提的是,AAGBI 指南明确定义了哪些情况下可以延期手术,哪些情况下不可以(表 7.1)。即便如此,“可以延期”不等于“强制延期”,当额外风险得到了恰当的控制,手术也是可以进行的。这为麻醉医生和老年骨科医生讨论手术时机提供了依据。

7.3.3 医学伦理与法规

老年患者髋部骨折致死率和致残率均高,同时引起心理上改变和生活质量的降低,尽管报道的老年患者术中死亡率小于 0.5%。传统上,因为无法量化风险,医生与病人及家属之间对各种手术方案以及术后恢复方案的风险和益处的讨论是有限的。最近的一个国家认证评分量表,诺丁汉髋部骨折评分(NHFS)(表 7.2),有证据支持它可以用来估计患者骨折术后 30 天死亡率,并用以进行风险调整,也有证据表明该量表可以用来预测患者术后 1 年死亡率及早期出院的可能性[9,10]。当评论患者风险时,NHFS 很有用,但需针对患者的个体化差异进行调整。因此这就需要麻醉医生与老年骨科医生在术前进行充分的交流和沟通,与患者及其家属进行讨论,以使其能够精确的反映他们决定的治疗方案带来的最终结果。

同样地,麻醉医生应当参与讨论制定围术期复苏所需达到的标准和/或治疗目标,这些信息在每个患者术前都应当确认。

麻醉记录在完善病人医疗相关信息中也有价值,例如描述患者可以接受何种药物镇痛、止吐,以及安全的麻醉干预措施。

表 7.1　可接受与不可接受的延期手术理由[5]

可接受延期手术	不可接受延期手术
Hb<80 g/L	缺乏设备或手术室
血钠<120 mmol/L 或>150 mmol/L;和/或血钾<2.8 mmol/L 或>6.0 mmol/L	未行超声心动图检查
糖尿病控制差	没有手术专家
未得到控制的或急性左心衰竭	轻度的电解质紊乱
可纠正的心律失常,心室率>120 次/分	
胸部感染合并脓毒血症	
可逆的凝血异常	

表 7.2　诺丁汉髋部骨折评分(NHFS)

8 项变量	权重	总分	术后 30 天死亡率(%)
年龄 66~85 岁	3	0	0.4
年龄≥86 岁	4	1	0.6
男性	1	2	1.0
入院时 Hb ≤100 g/L	1	3	1.7
入院时智商测试≤6/10	1	4	2.9
住在养老院	1	5	4.7
合并症超过 1 项*	1	6	7.6
近 20 年活动性恶性肿瘤病史	1	7	12.3

续表

8 项变量	权重	总分	术后 30 天死亡率(%)
总分		8	18.2
		9	27.0
		10	38.0

得分 10 是由 8 个标准(左)的加权积分计算出来的,总评分用于预测患者在髋部骨折手术后 30 天内死亡的风险(右)

*:合并症包括心肌梗死、心绞痛、房颤、心脏瓣膜病、高血压、脑血管意外、一过性脑缺血发作、哮喘、慢性阻塞性肺病和肾功能受损。

7.4 术中管理

就像麻醉医师需要理解老年骨科治疗中患者衰弱的重要性一样,老年骨科医生同样需要理解麻醉是如何影响患者术后转归的。

麻醉方案的制定需要根据患者的年龄、衰弱和合并症情况,并通过改善术后镇痛,促进功能锻炼和饮食恢复,改善认知功能,来促进髋部骨折术后患者的康复。

理想的状况是,患者在术后即刻应当可以坐起,能够进行清晰的交流,正常饮食,没有疼痛,不需要吸氧、输液和导尿(所有这些措施均会妨碍活动)。虽然很难同时实现以上所有的目标,麻醉管理的最终目的应当在于促进尽可能多的目标得以实现。

有关麻醉干预措施对患者预后影响的证据非常有限。起初,争论主要集中在全麻或腰麻(复合或不复合镇静)相比,哪种麻醉方式更有助于患者的转归。随机对照研究已经证明这是没有定论的,因为全身麻醉和腰麻包括了众多不同的技术,2 小时的麻醉也不可能影响到 30 天后的死亡率,需要大型临床研究观察 5 天的早期死亡率来发现差异,同时,纳入和排除标准明显导致选择偏倚,均衡性欠缺绝大多数麻醉医师认为一种或另一种技术是最好的,入组病例随访也极为复杂[11]。与之相反,在大数据的时代背景下,不同区域和国家之间的观察研究已经在开展,但是迄今未能在究竟哪种技术较为优越上达成共识,至少在死亡率方面是如此[1,8,12]。

7.4.1 选择全麻或腰麻

全身麻醉通过使用麻醉镇痛和催眠药物使患者在手术过程中处于无意识状态。不论患者是保留自主呼吸的,还是肌肉松弛并需要人工通气的,都需要给予患者呼吸道的支持措施。

腰麻是一种有效的穿透硬脑膜的麻醉方式,也就是将 1~3 ml 局麻药(通常是丁哌卡因)通过一根细孔针注入腰部蛛网膜下隙的脑脊液中,产生几小时镇痛、运动麻痹和脐平面以下的麻醉。通常麻醉医师会通过单次注射或持续给药给予辅助镇静。

针对全麻或腰麻哪种麻醉方法的术后死亡率低,近期的荟萃分析、随机对照研究和大型观察性研究给出了互相矛盾的研究结果[1,8]。然而,在腰麻术后并发症发生率和住院费用较全身麻醉低这一点上,观点是非常一致的。如果是麻醉医师自身需要接受髋部骨折手术,他们会更加倾向于选择腰麻,老年骨科医生也发表了腰麻患者术后恢复较好的观点,理疗医师则认为腰麻患者术后功能活动较容易。

然而,与其讨论腰麻或全麻哪种更好,不如讨论如何恰当地实施麻醉这与患者预后的相关性更大。虽然基于理论和临床试验的结果,老年患者应尽量避免全身麻醉(以及镇静),但是跟麻醉和手术其他大量的副作用(如低血压、疼痛和镇痛用药、低氧血症,以及贫血)相比,麻醉方式选择的影响相对较小。相反,在手术期间,麻醉医师应当注重仔细监护病人,通过适当的干预,比如补液和缩血管治疗,麻醉深度和脑氧饱和度的精细监测与调整,来维持患者正常的生理机能。

今后的研究需要更加关注与麻醉特异性相关的术后早期预后指标,例如疼痛,低血压和谵妄,并进一步细化需要进行比较的麻醉技术(例如,保留自主呼吸的全身麻醉复合神经阻滞与不使用阿片药物的腰麻复合切口局部浸润之间,以及与不使用镇静药物的区域神经阻滞之间进行比较)。

7.4.2 周围神经阻滞

无论是全麻或是腰麻,区域神经阻滞(髂筋膜、股神经、腰丛或局部浸润)都应该作为多模式镇痛方案的一部分进行应用,这种麻醉技术联合使用可以减少阿片类药物的应用[5,13,14]。

术中,髂筋膜间隙阻滞是通常被选择的方案,髂筋膜间隙阻滞能够提供髋关节和手术切口部位的镇痛,而不会对股神经造成深度阻滞,股神经阻滞会产生延迟和损害功能活动。预先进行髂筋膜间隙阻滞或股神经阻滞能够减少病人摆放侧卧位行腰麻穿刺时镇静药物的使用剂量,同时避免蛛网膜下隙联合使用阿片类药物,这些阿片药的使用可以导致术后瘙痒、呼吸抑制和尿潴留。

预先联合使用外周神经阻滞可以减少年龄相关的全麻药物的维持剂量。

7.4.3 腰麻

腰麻的目的在于达到手术侧下肢2小时以内、T10—T12感觉平面以下的单侧神经阻滞,同时避免腰麻的交感阻滞作用导致过度的低血压。这可以通过在蛛网膜下腔使用1~1.5 ml不含阿片类药物的0.5%高比重的丁哌卡因来实现[15],但是,只有20%接受腰麻的患者接受了这个剂量。相反,麻醉医师普遍使用超过上述剂量的2 ml 0.5%的丁哌卡因[12,16],这将导致患者的血压较术前基础血压较大幅度下降,同时与使用低剂量局麻药相比,血压下降幅度更大,这一改变会一直持续到术后早期,并影响患者术后在床上坐起和下床站立。

老年骨科医生有责任鼓励本单位的麻醉医师使用相对低剂量局麻药实施腰麻。

7.4.4 镇静

和以上观点相似的是,老年骨科医生也有责任鼓励麻醉医师在腰麻的过程中尽可能少使用或不使用镇静药。

一般情况下,腰麻复合外周神经阻滞的病人会在整个手术过程中处于睡眠状态,这是因为腰麻后患者疼痛缓解,术前使用的阿片类药物的镇静作用会增强,也有患者术前当晚失眠的因素影响。

如果患者要求镇静,或者为了患者的舒适和术中的制动,那么镇静是有必要的,尽量在最短的时间内使用最小的剂量,以避免药物蓄积和术后不必要的镇静。

一些研究表明输注镇静会导致较大比例的髋部骨折患者转成全身麻醉(不需要建立气道)[17],因此,镇静应当被限制在手术的关键步骤(比如截骨、捶击和重新定位)时小剂量使用。如果采用了输注镇静,最好使用麻醉深度监测来指导镇静药物的使用。

理论上,丙泊酚代谢比较快,它的代谢产物没有药理作用(不似咪达唑仑),它也不会导致持久的认知功能损伤(不似氯胺酮),是可选的镇静用药。至今为止没有证据支持联合使用不同种类的镇静药,即使这是普遍的做法。

7.4.5 全身麻醉

老年患者对全身麻醉的心血管影响更加敏感(负性心率和外周血管扩张作用)。和腰麻相比,在全身麻醉中发生低血压比较常见,但是,降低术中使用的吸入和静脉麻醉药的总量能够降低低血压的发生率。此外,和年轻的病人相比,尤其术前复合使用外周神经阻滞的时候,老年患者需要更低的麻醉药维持剂量。

为了尽可能地减少术中低血压的发生比例而不引起术中知晓，在全麻维持中可以用麻醉深度监测（比如 BIS 指数和熵指数），这种方式也已经被广泛推荐在老年患者全身麻醉中使用[5]。或者使用 Lerou 列线图根据年龄调整吸入麻醉药剂量，以及使用微量泵输注程序根据年龄调整全凭静脉麻醉时药物使用剂量。

在麻醉医师中，另一个持续热议的话题是接受全身麻醉的髋关节骨折患者，是应该置入喉罩以维持气道通畅（保留自主呼吸），从而避免机械通气的病理生理效应，还是应当气管插管以避免误吸性肺炎的风险和危害。与腰麻相比，全身麻醉术后发生呼吸衰竭更加常见，肌松药会剂量依赖性地增加术后发生呼吸并发症的风险，但是目前仍不清楚髋关节骨折患者在避免误吸还是避免机械通气的选择中孰优孰劣。

7.4.6 避免贫血

不论是全身麻醉还是腰麻，髋部骨折手术麻醉过程中低血压发生比例较高，全身麻醉发生率更高，术后死亡率与血压下降的程度正相关[12]。低血压是可以预测的，并且可以通过使用少量的麻醉药、严密的监测血压、避免脱水和使用合适的升压药来避免。

可以想象，避免低血压能够降低术后脏器缺血相关并发症的发生，比如思维混乱/谵妄[18]、心律失常、急性肾损伤和运动功能恢复差。缺血相关并发症还可以进一步采用以下措施来减轻：术后充分的血液氧饱和（例如，如果 $SpO_2<90\%$，给予鼻导管吸氧）、避免过度的贫血（例如，术日和术后第一天立即检查血红蛋白浓度，考虑是否输血）和提供充分的镇痛（以减少氧耗）。需要强调的是，不应该仅仅通过减少麻醉药的剂量来降低低血压的发生比例，还需要减少输液量，从而避免稀释性贫血，以及复合使用外周神经阻滞，减少缺血事件的发生。

7.4.7 骨水泥植入综合征

骨水泥植入综合征（bone cement implantation syndrome，BCIS）指在使用外科手术器械时和/或将骨水泥植入股骨骨髓腔的过程中发生的心肺功能损害或心搏骤停。20%使用骨水泥的髋部骨折手术发生了骨水泥植入综合征，其中大约 0.5%的患者发生心搏呼吸骤停[16,19]。

AAGBI，英国老年医学协会和英国骨科协会最近发表了多学科指南强调围术期需要多学科联合决策，团队合作和关注细节[20]。

尤其重要的是需要识别发生骨水泥植入综合征的高危患者，包括超高龄、男性、使用利尿剂和合并心肺疾病（尤其是急性呼吸系统病变）的患者。

和使用非水泥型假体(生物型假体)相比,使用水泥型假体行髋部骨折修复手术,可以增加术后无痛活动,降低再手术的风险。然而,指南推荐外科手术医师、麻醉医师和老年骨科医生术前应当权衡使用水泥型假体的获益和骨水泥植入综合征的风险。

7.4.8 标准化麻醉

过去的几个世纪,髋部骨折修复术后临床预后和其他衡量麻醉质量的指标已经在英国得到了逐步发展。这得益于标准化诊疗方案的制定,以及当医院可以提供证据显示达到了治疗目标时,以额外津贴的方式给予医院进行补贴(根据患者转归进行补贴)。但是麻醉相关目标显著欠缺,以及缺少研究性依据和髋关节骨折麻醉的正规专业培训,这就导致髋关节骨折麻醉处置的差异性在不同国家之间持续广泛存在[1,2,12,16]。

当然,缺少标准可能并不重要——麻醉对髋部骨折患者的预后的影响可能微不足道,但是并不能说麻醉不重要,因为麻醉应在髋部骨折患者康复的最重要时期实施,对术后恢复的过程有直接的影响。

有一些证据支持使用标准化的治疗方案(比如加速康复外科方案),而不是麻醉医生个人制定的方案,现在还没有证据支持实施麻醉医生个人制定的方案会优于标准化的治疗方案。

在健康管理领域,在给患有同种疾病的大样本患者实施循证支持的治疗时,标准化将会获益,尤其适用于那些现有治疗措施花费高、预后差、从专业角度上考量不是最优化治疗措施的疾病,髋部骨折恰恰符合以上特征。

标准化能够确保向绝大多数患者提供高度可靠、连续、更便宜和更高质量的治疗措施,更重要的是,治疗的基本要素不被忽视。此外,标准化便于实施监测和通过证据导向修改标准,实现持续改进,降低治疗过程中的人为差异(由意外、过失或知识缺乏诱发),同时进一步关注治疗过程中的非人为差异(由患者的个体差异引起),并且识别那些持续存在的不良因素,以及需要进一步研究和教育支持的领域。

目前已可以在线查阅麻醉标准(www.hipfractureanaesthesia.com),这些标准的制定是基于现有的最佳证据和共识,阐述这些标准形成背后的理论基础,并确定进一步的研究领域。更进一步,这些标准也对个别麻醉师为什么会采用偏离标准实践措施的方法进行了解释。

鼓励老年骨科医生与麻醉科同事密切联系,遵守这些标准,开展进一步研究以改进这些标准,并参与到持续质量改进循环中,进一步优化术后早期关键的治疗。就像麻醉医师和老年骨科医生在术前协作评估及监护这类患者一样,在麻醉标准化方面也应共同协商,其目的是优化患者从骨折发生到早期固定的临床路径。

7.5 术后治疗

上文阐述了许多对术后阶段恢复产生影响的麻醉事项。不论病人接受的是全麻还是腰麻(复合或不复合镇静),老年骨科医生均希望患者回到急诊骨科病房或髋部骨折病房时处于能够随时准备重新活动(继续日常活动)并适合回家康复的状态。

2012 版 AAGBI 详述了术后早期常见并发症的处理方法,包括镇痛、氧疗、液体管理和谵妄处理[5]。这些是髋部骨折麻醉基本目标的必要延续,也就是通过合理的疼痛、血压、氧合、输液和输血管理以避免脏器缺血,最终避免缺血带来的后果,如谵妄、心脏功能受损和心律失常、急性肾损伤和延迟功能活动。

肠功能紊乱是髋部骨折术后常见的并发症,并且容易被忽视。恶心、呕吐会延迟经口进食和营养的摄入。绝大多数病人会出现便秘,尤其是不进食或者利尿、灌肠导致脱水的患者。营养不良在虚弱和意识受损的患者尤其常见,密切关注进食对患者重新恢复功能活动至关重要。

髋部骨折患者接受高等级监护或者重症监护的作用尚不清楚。当然,基于髋部骨折患者的年龄,拒绝使用这些高级监护设施从来没有伦理上的正当性,这与处理其他具有相似的 30 天术后患者死亡率的疾病情况是一样的(或者实际上死亡率>1%,如需要急诊剖腹探查术的患者),这类患者会常规接受更加严密的监护治疗。事实上,当患者术前明确存在一个或两个重要器官需要术后支持治疗时,如果急诊骨科病房无法提供同等的支持治疗的条件,将这类患者有计划的收治到重症监护病房是非常重要的。例如,合并慢性阻塞性肺疾病、急性肺损伤(感染、栓塞)和急性左心衰竭的患者将在重症监护治疗中获益。按计划收治到重症监护病房的患者预后好于非计划收住到重症监护病房的患者,非计划收治的主要原因可能是发生了术中并发症,比如骨水泥植入综合征,术中心搏骤停或脑血管意外,或者大量出血。

然而,采用系统的老年骨科管理体系,可以使更多有合并症的髋部骨折老年患者,在急诊老年骨科病房得到快速及时的治疗,而不再加重重症监护资源的负担。此外,老年骨科病房能够使用逐步下调强度的治疗措施,减少在重症监护病房的时间。老年骨科医生在手术前对病人进行管理,相比于术后实施优化器官功能的危重治疗方法,在促使病人的生理状态恢复到术前水平这一点上可能更加实际有效,虽然这种主张需要进一步的研究。

参考文献

[1] Royal College of Physicians (2014) National hip fracture database extended report 2014. http://www. nhfd. co. uk/20/hipfractureR. nsf/vwcontent/2014reportPDFs/ $ file/NHFD 2014ExtendedReport. pdf? OpenElement. Accessed 1 Apr 2016.

[2] White SM, Moppett IK, Griffiths R (2014) Outcome by mode of anaesthesia for hip fracture surgery. An observational audit of 65 535 patients in a national dataset. Anaesthesia 69: 224 - 230.

[3] Parker M, Handoll HHG, Griffiths R (2004) Anaesthesia for hip fracture surgery in adults. Cochrane Database of Systematic Reviews (4): CD000521.

[4] Luger TJ, Kammerlander C, Gosch M et al (2010) Neuroaxial versus general anaesthesia in geriatric patients for hip fracture surgery: does it matter? Osteop Int 21:S555 - S572.

[5] Association of Anaesthetists of Great Britain and Ireland (2012) Management of proximal femoral fractures 2011. Anaesthesia 67:85 - 98.

[6] Parker MJ, Griffiths R, Appadu BN (2002). Nerve blocks (subcostal, lateral cutaneous, femo-ral, triple, psoas) for hip fractures. Cochrane Database of Systematic Reviews (1):CD001159.

[7] Dolan J, Williams A, Murney E, Smith M, Kenny GN (2008) Ultrasound guided fascia iliaca block: a comparison with the loss of resistance technique. Reg Anesth Pain Med 33: 526 - 531.

[8] White SM. Hip fracture anaesthesia. www. hipfracture. anaesthesia. co. uk. Accessed 1 Apr 2016.

[9] Moppett IK, Parker M, Griffiths R, Bowers T, White SM, Moran CG (2012) Nottingham hip fracture score: longitudinal and multi-centre assessment. Br J Anaesth 109: 546 - 550.

[10] Marufu TC, White SM, Griffiths R, Moonesinghe SR, Moppett IK (2016) Prediction of 30-day mortality after hip fracture surgery by the Nottingham hip fracture score and the surgical out-come risk tool. Anaesthesia 71:515 - 521. doi: 10. 1111/anae. 13418. [Epub ahead of print].

[11] White SM, Griffiths R, Moppett I (2012) Type of anaesthesia for hip fracture surgery-the problems of trial design. Anaesthesia 67:574 - 578.

[12] White SM, Moppett IK, Griffiths R et al (2016) Secondary analysis of outcomes after 11085 hip fracture operations from the prospective UK Anaesthesia Sprint Audit of Practice (ASAP - 2). Anaesthesia 71:506 - 514. doi: 10. 1111/anae. 13415. [Epub ahead of print].

[13] The National Institute of Clinical Excellence. Clinical guideline 124 (2011) The management of hip fracture in adults. http://www. nice. org. uk/nicemedia/live/13489/54918/54918. pdf. Accessed 1 Apr 2016.

[14] Scottish Intercollegiate Guidelines Network (2009) Management of hip fracture in older people. National clinical guideline 111. www. sign. ac. uk/pdf/sign111. pdf. Accessed 1

Apr 2016.

[15] Wood RJ, White SM (2011) Anaesthesia for 1131 patients undergoing proximal femoral frac-ture repair: a retrospective, observational study of effects on blood pressure, fluid administra-tion and perioperative anaemia. Anaesthesia 66:1017 – 1022.

[16] Royal College of Physicians and the Association of Anaesthetists of Great Britain and Ireland(2014) National hip fracture database. Anaesthesia sprint audit of practice 2014. http://www.nhfd.co.uk/20/hipfractureR.nsf/4e9601565a8ebbaa802579ea0035b25d/f085c664881d370c80257cac00266845/$FILE/onlineASAP.pdf. Accessed 1 Apr 2016.

[17] Sieber FE, Gottshalk A, Zakriya KJ, Mears SC, Lee H (2010) General anesthesia occurs frequently in elderly patients during propofol-based sedation and spinal anesthesia. J Clin Anesth 22:179 – 183.

[18] Ballard C, Jones E, Gauge N et al (2012) Optimised anaesthesia to reduce post operative cognitive decline (POCD) in older patients undergoing elective surgery, a randomised controlled trial. PLoS One 7:e37410.

[19] Donaldson AJ, Thomson HE, Harper NJ, Kenny NW (2009) Bone cement implantation syndrome. Br J Anaesth 102:12 – 22

[20] Griffiths R, White SM, Moppett IK et al; Association of Anaesthetists of Great Britain and Ireland; British Orthopaedic Association; British Geriatric Society. Safety guideline: reducing the risk from cemented hemiarthroplasty for hip fracture 2015: Association of Anaesthetists of Great Britain and Ireland British Orthopaedic Association British Geriatric Society. Anaesthesia 70:623 – 626

8 术后管理

Giulio Pioli, Chiara Bendini, and Paolo Pignedoli
翻译:李荣娟,鲁攀攀,代广春;一校:张里程;二校:任利群

老年髋部骨折患者常伴发多种合并症和身体虚弱,特别容易受到伤害,并因此增加后续并发症的风险。这些患者的特点是病情复杂,需要多学科诊疗途径。术后阶段的主要目标是早期活动和并发症的预防。为了实现这些目标,需要治疗团队相互协作,制订共同的目标和计划。

8.1 老年骨科护理模式

为了改善老年髋部骨折患者的功能和临床预后,已经发展了几种老年骨科模式(图 8.1)[1,2]。所有这些模式都是基于骨科医生和老年科医生之间的合作,主要区别于在医疗过程中谁承担对病人管理责任。与传统的或最简单的服务相比,以多学科模式为特征的更复杂和精细的服务已被证明能产生更好的结果。早期经验的特点是有一个老年科会诊团队每周或更频繁地进行查房,以提供建议并监管治疗计划。这个团队的成员通常没有和骨科医护人员整合和/或协调,也没有分享他们的意见和选择。骨科手术工作人员全面负责管理工作。与传统模式相比,在骨科病房实施老年科医生可以增加一些小的益处,只有当多学科团队早期参与治疗时,才能缩短患者住院时间和减少医疗并发症的数量。这些改进可能与更快地识别常见问题和并发症有关。

G. Pioli, C. Bendini: Geriatric Unit, Arcispedale Santa Maria Nuova-IRCCS, Reggio Emilia, Italy
E-mail: giulio. pioli@ asmn. re. it; chiara. bendini@ asmn. re. it
P. Pignedoli: Orthopaedic Unit, Arcispedale Santa Maria Nuova-IRCCS, Reggio Emilia, Italy
E-mail: paolo. pignedoli@ asmn. re. it

老年科医生会诊团队模式的主要局限性在于，它不适用于区别于当前老年髋部骨折患者的护理途径的快通道模式。

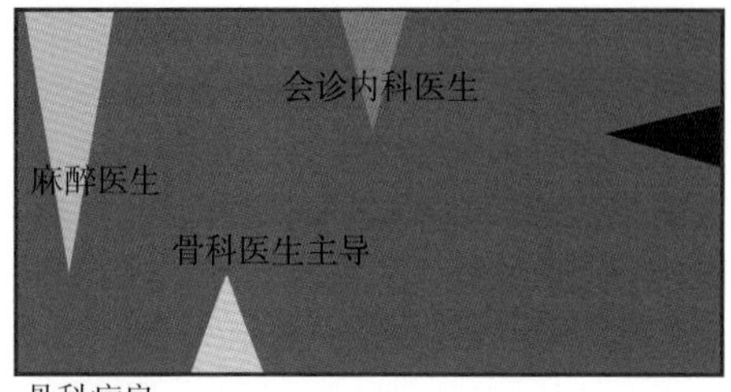

(a) 骨科病房中的传统模式：外科医生负责整个医疗过程，包括医疗咨询，而不同的内科医生作为会诊医生察看病人。

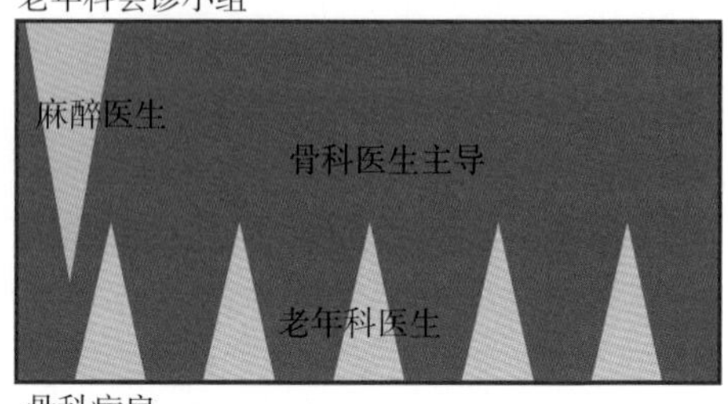

(b) 骨科病房的老年科会诊模式：骨科手术人员全面负责医疗过程，但老年科医生每天评估患者，预防和处理并发症。

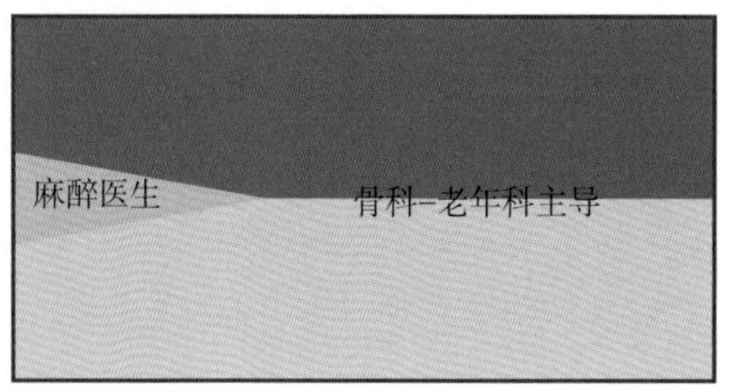

(c) 老年骨科共管模式：骨科医生和老年科医生从患者入院到出院共同负责和领导。

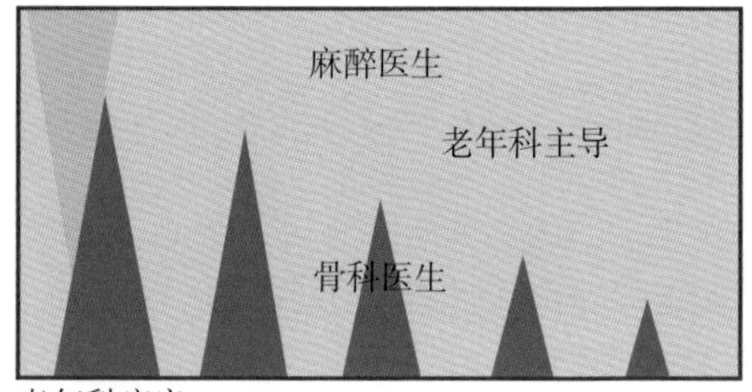

(d) 老年科主导模式：患者入住老年科病房，由老年科医生领导；老年科医生、骨科医生和麻醉科医生在围术期共同管理患者；在手术后阶段，骨科医生作为会诊医生随访患者，直至伤口完全愈合。

图 8.1 老年髋部骨折患者院内管理的四种模式，其特点是老年科医生的参与越来越多，骨科医生参与减少

在过去的 15 年中，随着时间的推移，老年骨科护理模式不断改进，骨科与老年科共管模式逐渐发展为目前世界上最流行的模式。基本上，骨科医生和老年科医生（擅长处理老年人骨科问题的老年科医生）从入院到出院过程中共同负责和领导。传统角色得以保留，骨科医生评估创伤和骨折部位并处理骨折，老年科医生处理临床问题，促进早期活动，协调出院，评估跌倒和再骨折的风险。然而，关于手术适应证、最佳手术时机、临床、功能和出院标准的决策通常是共享的。一个包括几名医疗专业人员（麻醉师、理疗师、临床护士、营养学家和社会工作者）的跨学科的团队支持这一共同方向。在短期内，与传统模式相比，骨科与老年科共管模式已被证明可缩短住院时间、手术等待时间,减少院内并发症和降低住院死亡率[3-5]。

最近,老年科主导的骨折服务已经实施,老年科医生是患者从入院到出院的主要主治医生。包括不同医疗专业人员在内的跨学科团队被纳入这些服务中,参与患者的治疗。特别是在术后阶段,老年髋部骨折患者最相关的需求通常与内科或老年问题有关,因此,骨科医生的贡献有限,他/她可以作为会诊医生参与进来。出于这些原因,这种老年科医生主导的医疗模式在成本效益方面可能更有利[6]。1999 年以老年科主导的骨折服务在 Tel Aviv 的 Sheba 医院拥有了早期经验。这种经验是相当独特的,因为患者是在急性期和急性期后康复阶段,在相同环境下由老年科医生负责管理的,且总体住院时间较长。在最近的经验中,患者通常直接从急诊科[8]或手术修复后[9]立即被送入专门的老年病房,并早期转入康复中心,重点在于缩短术前等待时间和急性期住院时间。

8.2 早期下床活动

支持髋部骨折后早期和加速活动有益作用的证据实际上很少,这些证据来源于小型研究,但它们的结论基本一致。另一方面,短期和长期制动与相关临床并发症(如血栓形成、肺炎、呼吸衰竭和压疮)的发病机制有关。因此,缩短卧床时间有助于减少这些并发症以及直立性低血压和谵妄[10]。那么,早期活动,包括术后第一天内的站立和行走,现在已经成为髋部骨折患者管理的一个护理标准。早期活动也会影响长期的功能状态,并提高实现完全恢复行走的可能性[11]。尽管患者骨折前的功能状态和患者的基线特征是髋部骨折后功能和行走恢复的主要预测因子,但术后第一天恢复活动也与长期功能的预后相关。因此,尽管缺乏证明其有效性的高质量研究,仍推荐所有髋部骨折患者手术修复后都应尽早开始强化康复干预。累积步行评分(CAS)是一项简单可靠的测试,评估了术后前三天患者的上下床能力、从椅子上站起能力和在助行器帮助下室内走动的能力,CAS 可用于评估早期活动能力[10]。

实现早期活动的目标需要稳定的手术修复,使患者承担可耐受的重量,以及有效的镇痛和液体管理,以确保容量充足避免直立性低血压。随着康复计划解决了术后阶段的所有关键问题,几乎 80%骨折前能行走的患者在术后两天内就能够在辅助下行走[12]。如前所述,充分的疼痛管理和避免术后低血压在早期活动中起着关键作用。

8.2.1 疼痛管理

标准化的疼痛管理方案包括每 6~8 小时静脉注射对乙酰氨基酚,联合口服或使用胃肠外阿片类药物。神经阻滞(包括股神经、腰丛神经阻滞和持续硬膜外阻滞)在康复期减轻疼痛似乎更有效[13],并且可以在早期活动时发挥优势。有研究将阿片类药物和区域神经阻滞剂对休息时疼痛的影响进行比较,没有发现显著差异。然而,区域神经阻滞已被证明可以减少阿片类药物的滥用,后者与老年患者一些不良反应相关。充分的疼痛管理干预对确保患者能够恢复其功能至关重要。在围术期,应定期评估疼痛等级,以确保患者无论卧床、坐着或站立时都感觉舒适。

8.2.2 术后低血压和液体管理

无论何种麻醉类型,手术后早期都可能出现血压显著下降,而在患者参与康复、负重和站立时,血压会进一步下降。在某些情况下,这可能会引起症状性低血压,从而减少对康复的参与。有几个因素可能会导致老年人术后低血压。包括:

- 衰老降低了机体在应激时的代偿能力和维持压力稳态的能力。
- 急性失血引起的贫血。
- 液体经口摄入不足引起的脱水。
- 麻醉药物的影响。
- 术后常用药物的不良反应(如阿片类药物和止吐药)。

预防术后低血压的策略包括药物调整和液体管理。除了 β-受体阻滞剂和可乐定等具有反弹作用的药物外,所有降压药都应在术前阶段开始核查和停止。在围术期应继续使用 β-受体阻滞剂,正如早期研究所建议的那样,尽管术前使用 β-受体阻滞剂可以减少心肌并发症,但可能会由于低血压增加中风的发生率和死亡率[14],因而 β-受体阻滞剂不再推荐用于未使用过 β-受体阻滞剂的患者。手术干预前停用的降压药应根据临床状况和血压值在术后恢复使用。在某些情况下,最好在出院后恢复使用这些药物。

在术前,术中和术后阶段,推荐使用等渗静脉补液。在手术期间,麻醉医生根据其临床判断和临床体征(如心率和血压)给予静脉补液。在术后阶段,通常给予约 1.5~3 L 的晶体液以补充并维持血容量[15]。尽管如此,考虑到生命体征、口服液体摄入和心血管状况,液体管理应该是量身定制和个性化的。总之,即使确诊为心功能不全的患者也能从恢复血容量中获益,因为脱水和低血压的风险可能超过容量过多的风险。唯一的例外是:

- 严重肾衰竭或透析患者,需要谨慎和限制补液,控制和计算液体平衡。
- 严重心力衰竭或既往发作过急性肺水肿患者。

8.3 术后内科并发症

在老年人中,髋部骨折修复后的术后并发症十分常见,可能会通过延长住院时间、延迟康复甚至影响远期事件来显著影响预后。主要并发症影响大约20%的髋部骨折患者[16,17],但是由于在术后的最初几天出现的一些临床问题,高达50%的患者可能需要药物干预(图8.2)。髋部骨折后,短期死亡的主要原因是感染性疾病和心脏病[18]。在某些情况下,院内并发症与骨折前已存在的器官功能障碍密切相关。例如,心血管疾病可能会使患者易患急性心力衰竭,而慢性肺疾病可能会增加肺部感染的风险[16]。不同的评分被用来预测髋部骨折术后发生并发症的风险。事实上,骨折前合并症最多和残疾最严重的患者在手术后发生临床并发症的风险更高[19]。因此,合并症更多和更脆弱的患者应该在术后几天被严格监测,尤其关注心血管疾病或感染的症状和体征。

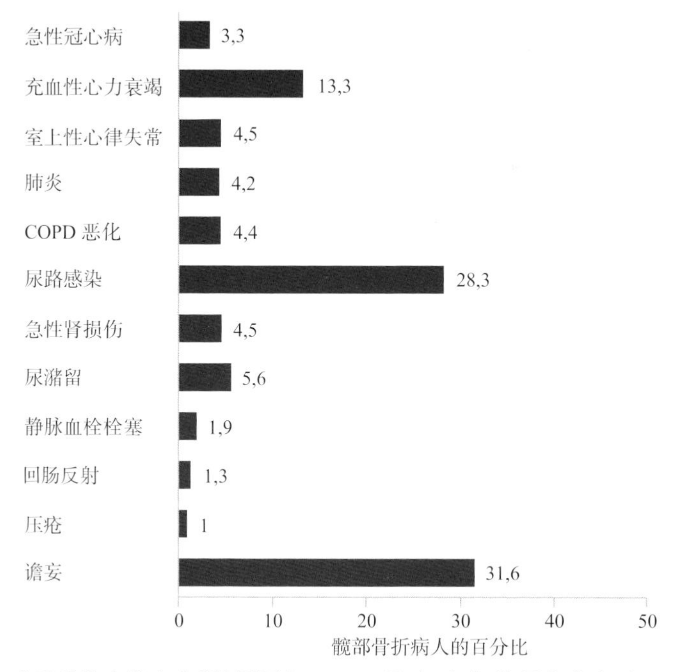

图8.2 术后并发症发生率[数据源自 ASMN 医院,意大利 雷焦艾米利亚,3年以上(2012—2014)的930例连续患者,不考虑并发症的严重程度,约50%的患者由于内科问题需要药物治疗]

8.3.1 预防内科并发症的一般措施

8.3.1.1 早期干预

一些研究发现延迟手术与并发症风险之间存在关联[17,18]，一项荟萃分析报道在入院后24～48小时内接受手术的患者肺炎和压疮的发生率显著降低[20]。因此，术前等待时间可能是手术后并发症最具影响力且可控的危险因素之一。由此可见，对骨折前功能障碍的衰弱老年人，早期手术是改善整体预后的最佳策略之一[21]。

8.3.1.2 术后阶段的标准方法和方案

在术后阶段，应定期检查一些项目，并且所有患者应接受标准化流程。面对老年髋部骨折患者的复杂需求，提高干预质量，减少错误和遗漏以及减少手术后并发症的最佳方法是：

- 为每个医疗专科确定个体化的检查单，以推动医疗保健决策。
- 针对最常见的问题规范和实施特定的方案。

基于患者的特征、特殊需求或临床不确定性而定制的个性化干预措施应该是日常医疗保健的一个组成部分，但整体的术后管理应尽可能高度标准化。在这方面，多学科小组必须根据现有最佳证据制定、分享和实施协议，同时考虑到当地资源。应在骨科病房中实施的最低标准规范包括以下内容：

- 预防静脉血栓栓塞
- 预防性使用抗生素
- 使用导尿管
- 镇痛
- 皮肤护理和提供充气床垫
- 预防便秘和大便嵌塞
- 预防谵妄
- 术后监测血红蛋白和输血
- 检测和纠正营养不良
- 监测重要的生理参数
- 必要时供氧
- 早期活动

另外，根据患者临床状况，应尽快用口服制剂替代静脉疗法。

8.3.1.3 补充热量

常规营养评估应该是老年髋部骨折患者管理的一个标准流程，因为有些患者入院时可能已经营养不良。此外，由于与代谢应激相关的能量消耗增加，以及与食欲不振、恶心和心理因素相关的食物摄入减少，许多患者在住院期间营养状况可能会恶化。据估计,术后,1/4 的患者消耗医院提供的膳食少于 25%,约一半的病人消耗了 25%~50%的膳食[22]。一些研究将蛋白质和能量的营养不良与急性环境下的不良临床预后联系起来。营养不良的不良后果包括肌肉萎缩和虚弱、活动能力受损、肺部并发症、压疮和免疫反应受损,进而增加术后感染发生率和死亡率[23]。无论骨折前的功能状态如何,术后饮食摄入量少于 25%的患者并发症发生率较高[22]。口服补充营养可能是增加能量和蛋白质摄入的合适方法。最近的一项荟萃分析得出结论,老年髋部骨折术后口服补充营养有助于早期康复,减少并发症并降低感染率[24]。鉴于许多患者在术后早期难以满足能量需求,即使骨折前营养正常的患者也很可能受益于口服补充营养[25]。最后,更积极的营养干预措施如管饲或肠外补充,只适用于意识水平较差或营养不良而无法进食的患者。

8.3.1.4 术后贫血管理

术后贫血非常常见,与术中失血和血液稀释有关,并能导致活动减少和功能独立性降低。最近基于随机对照试验的指南[26]建议对术后患者的输血限制血红蛋白阈值确定为 80 g/L。有人认为输血可能对病人有害,因为它降低了接受者的免疫反应,从而增加了感染的易感性[27]。然而,输血方案也应该基于患者的其他临床特征。特别是,尽管血红蛋白值大于 80 g/L,心脏或肾脏疾病、损伤前低血红蛋白水平或生命体征的特殊异常可能会影响输血的决策。例如,一项更为自由的输血策略已经被证明可以提高社区医院患者的整体存活率[28]。

8.3.1.5 补充维生素 D

髋部骨折患者骨折时维生素 D 缺乏者比例很高[29]。维生素 D 缺乏症与术后并发症风险增加[30]和功能恢复不佳有关[31]。因此,入院后应尽早开始优化维生素 D 水平。

8.3.2 特殊并发症的预防和管理

8.3.2.1 谵妄

谵妄是一种常见的并发症,大约 1/3 的老年髋部骨折患者会在围术期受其影响。它对患者的功能和临床结果有不利影响,导致住院时间更长,恢复缓慢且不完全。目前尚不清楚谵妄是否会影响远期生存或恢复[32]。多动性谵妄可能很容易被诊断出来,其特征是精神运动激越,干扰患者的护理和安全。另一方面,以意识水平下降和淡漠为特征的低活性亚型可能被广泛漏诊。应该承认,一些患者可能出现混合类型的谵妄,在亢奋和淡漠状态之间波动。因此,从术后第一天开始,每天对所有患者必须使用标准化工具进行筛查和评估。老年科护士和医生都应该参与谵妄的早期检测。

由于已经报道了许多危险因素,有发生术后谵妄事件风险的患者在入院时已经可以被识别出来。骨折前认知障碍是最强的危险因素,其次是体重指数/白蛋白和普遍存在的多种合并症[33]。虚弱老年人的谵妄可能代表潜在或现有并发症的首发症状,如感染、冠状动脉综合征、尿潴留、便秘或脱水。因此,一旦患者出现新的谵妄症状,绝对有必要进行全面的临床评估、适当的实验室诊断检查和其他特定的诊断检查。

早期发现并及时纠正临床/实验室异常和危险因素可能是预防髋部骨折老年患者谵妄的最有效方法。预防性干预应该是多项的,并且通常是非药物的,应该包括:

- 监测重要的生理参数
- 通过支持早期手术避免手术延误
- 减少制动和卧床休息
- 补充氧气
- 保湿
- 营养支持
- 及早发现和纠正代谢/实验室异常
- 药物审查,包括限制具有抗胆碱能特性的药物

这种方法需要一个多学科团队协作,并且是老年骨科护理模式的一部分。与传统护理方法[34]相比,这种多模块干预已被证明可减少40%的谵妄发生率,并且在髋部骨折患者中成本效益较高[35]。由于疼痛是手术后谵妄的主要诱因之一,有效的镇痛在预防策略中至关重要。对乙酰氨基酚和神经阻滞剂应优先于阿片类药物,后者可能会增加谵妄的风险。

麻醉类型(特别是神经根阻滞麻醉与全身麻醉)似乎并不影响谵妄的发生率,但深度镇静的术后谵妄的风险更高[36]。因此,使用术中监测麻醉深度和选择较轻的镇静剂可能有效减少手术后谵妄。

通过使用低剂量的精神安定药物来对谵妄进行药物预防仍然是一个争议问题。目前的证据并不支持抗精神病药的常规使用,尽管在一些试验中,有人证明术后谵妄的发生率降低,特别是在风险较高的骨科患者中[37]。

一旦谵妄发生,应通过多因素方法来解决,与预防策略没有什么不同。应始终实施非药物程序,并应查明和解决恶化因素。如果患者激越会妨碍医疗保健或康复,甚至对患者和护理人员有危险,通常会使用抗精神病药物进行药物治疗。值得注意的是,抗精神病药物不能治疗谵妄,而只能减轻症状。抗精神病药物决不能用于低活性亚型。这些药剂应该以最低有效剂量使用,对于每个患者给药方案应该是个体化的,并且应该每天监测治疗效果以便在适当的时候调整剂量或停药。常用的抗精神病药物有:氟哌啶醇(口服或肌

内注射0.25~2 mg)、利培酮(口服0.5~2 mg)、喹硫平(口服25~100 mg)、奥氮平(口服2.5~10 mg)。QT延长患者禁用以上所有药物。谵妄患者应避免使用苯二氮䓬类药物,但有严重情绪激动和暴力倾向的患者除外,其中短效制剂(如咪达唑仑1~5 mg肌内或静脉注射)可能产生快速的镇静作用。对于睡眠不足的患者,选择的药物是曲唑酮(口服25~100 mg)。

一些患者经历更隐匿的认知障碍,影响广泛的认知领域,特别是记忆和执行功能。这种情况与谵妄不同,一般被认为是术后认知功能障碍(POCD),在术后第一天内可能不明显。与谵妄相比,POCD表现出较少的急性发作,以正常意识为特征,并且可能持续数周至数月。为了进行准确的诊断,需要进行神经心理学测试,但通常缺乏髋部骨折患者的骨折前评估作为比较。POCD有许多危险因素:高龄,既存心血管疾病和轻度认知障碍。POCD通常是可逆的,尽管在一些持续功能障碍的患者中,已经发现载脂蛋白E4基因型,暗示其与痴呆发展有关[38]。

8.3.2.2　心血管系统并发症

缺血性心脏病和心力衰竭占髋部骨折后早期死亡的1/3以上[39]。根据所纳入的诊断标准,髋部骨折后心脏并发症的发生率在流行病学的研究中有很大差异。有心脏病、中风或周围血管疾病病史的患者在术后阶段发生心脏并发症的风险很高[40]。这些患者在术后应该受到严密监测。在大多数情况下,患有急性冠状动脉综合征或ST段抬高的髋部骨折患者不会出现典型的胸痛;他们可能出现谵妄、充血性心力衰竭,甚至可能没有症状。因此,肌钙蛋白和心电图的常规检测对于诊断是需要严格执行的。在一些研究中[41],没有临床症状或心电图缺血迹象的患者肌钙蛋白变化的发生率很高,然而,目前肌钙蛋白的评估应该保留给有可疑症状或危险因素的患者。在高危人群中,抗血小板药物不应在术前停止使用,并应在术后尽早重新开始使用。

心力衰竭是另一个重要的术后并发症,与手术应激、失血、输血或容量管理不当有关。可能有呼吸困难等典型表现,或功能状态改变、食物摄入减少或谵妄等隐匿表现。通常,在术前药物评估中,应停用利尿剂以降低脱水和低血压的风险。在心室功能不全的患者中,利尿可能选用袢利尿剂。因此,在一些患者中,继续使用或仅短期内停药可能是明智的。尿量测量对术后早期血流动力学评估至关重要。少尿可能与容量负荷不足(最常见于手术后24~48小时)或心力衰竭和肾衰竭有关。因此,不同的干预措施,如补液或使用利尿剂,需要根据患者的具体情况决策。最近有人提出测量N端脑钠肽原(NT-ProBNP)来评估术后心功能不全[42],但其在老年患者的特异性较低。

室上性心律失常,特别是新发或未控制的心房颤动,在手术后阶段也很常见(约6%的患者)[43]。手术后7天内伴发心房颤动的髋部骨折患者在1年内发生死亡的风险比不伴发的患者高 2 倍[43]。心房颤动可能是提示患者更脆弱的标志,而不仅仅是能增加死亡率的并发症。心房颤动可能导致心力衰竭恶化、运动耐量低下以及包括中风在内的血栓栓塞事件。β-受体阻滞剂可以降低这种心律失常的风险,但这种有益的作用应该与药物引起的低血压风险共同权衡。

8.3.2.3 感染

术后发热经常发生,它可以表明存在感染,也可以由非感染因素引起。由于围术期组织损伤引起的应激反应(通常在术后 2 天内),许多患者在没有其他感染特征的情况下体温升高。出于这个原因,几位作者警告过度的实验室检查(如血培养和尿培养)或影像学检查(如胸部 X 线)是费钱且无效的,且会导致患者不适[44]。例如,髋关节骨折患者术后早期出现发热,但没有其他脓毒症指标,血液培养很少呈阳性[45]。另一方面,在老年患者中髋部骨折有几种情况可能会导致感染:特定的合并症、营养不良、药物或其他损害免疫功能的因素。肺炎和泌尿道感染是最常见的感染,它们的及时识别和治疗至关重要,因为漏诊可能会产生严重的不良后果。仅呼吸道感染就占术后死亡的35%[39]。基于感染症状和体征的临床判断以及可获取的临床/实验室数据,是开始诊断程序和在抗生素治疗或临床观察之间进行选择的唯一指南。还应该强调的是,体弱的老年人感染时可能没有发烧,表现为潜伏症状,如疲劳和谵妄。尽管缺少大型研究,血清降钙素原水平可能是一种有用的诊断标记物,支持临床诊断和微生物检测结果,以便在术后早期更可靠地区分感染性发热和非感染性发热[46]。降钙素原水平的提高也支持开始使用抗生素的决策,并且降钙素原浓度的变化被确定为监测临床治疗反应的有用方法。

约 4%的老年髋部骨折患者发生肺炎或慢性肺病加重。已经确定了几个风险因素,包括中枢神经系统疾病、用多巴胺拮抗剂治疗和使用降低警觉性的药物。预防肺炎的对策和干预措施包括:

- 口腔卫生
- 控制胃食管反流
- 避免过度镇静
- 早期下床活动
- 呼吸练习提高病人做深呼吸的能力

据报道,高达 40%的髋部骨折手术患者有尿路感染,并且与延长住院时间和谵妄发生率较高有关[47]。导尿管是这种感染最重要的因素。因此,应尽早将其拔除,最好是在术后第一天。

手术部位感染是感染的第三大常见原因。与其他感染相比,发病率较低,只在 1%~2%的患者中发生,但却是患者患病和死亡的重要原因。预防措施包括根据当地指南使用头孢唑啉或其他抗菌药物进行围术期抗微生物预防治疗，尽量减少一些微生物接种的卫生措施，以及优化患者的临床管理。患者可调控的相关危险因素是营养不良和失代偿的糖尿病。特别提醒的是，即使目前尚未确定准确血糖风险阈值[48]，围术期血糖水平升高确实增加了手术部位感染的风险。此外，没有糖尿病病史但表现出应激性高血糖（血糖水平高于 220 mg/dl）的患者手术部位感染的风险更高[49]。为了在术后早期实现并维持对血糖的良好控制，短效胰岛素也可应用于入院前口服糖尿病药物的患者，以限制与口服糖尿病药物相关的低血糖或其他代谢紊乱的风险。

8.3.2.4 其他并发症

本综述阐述了髋部骨折老年人出现的临床并发症的总体情况，但为全面综合，还应该了解一些其他并发症（表 8.1）。虚弱患者的特征是多器官、系统的生理储备和功能随着年龄的增长而下降。因此，几乎每个器官都很脆弱，髋部骨折患者面临着多重不良健康结局的风险。某些患者可能会出现肾功能的短暂恶化，特别是骨折前肾小球滤过功能受损的患者[50]。对液体出入的适当管理可以防止肾前性急性肾损伤和容量负荷过重。绝对避免使用肾毒性药物，包括 NSAID，以降低急性肾损伤的风险。应在术后早期密切监测肾功能，牢记肌酐水平过高估计了肾小球滤过率，这种情况是由于年龄相关的骨骼肌质量损失。用 Cockcroft-Gault 法估计肾功能可能有用且更准确。经常被提到的电解质失衡，特别是低钠血症和低钾血症，应该立即纠正。

表 8.1 老年髋部骨折并发症实施的标准化程序和预防/管理方案

并发症	主要目标	策略预防/管理
谵妄	预防	入院时确定高风险患者 检查日常危险因素 修正（可能的话）可修改的风险因素 消除引起谵妄的药物 纠正临床/实验室异常 控制阿片类镇痛药物的使用 减少制动时间并鼓励起床时间 高危人群的药物预防
谵妄	早期发现和管理	每日使用标准化工具评估病人 寻找根本原因 去除（可能的话）根本原因 实施预防策略（见预防） 减轻症状的药物干预

续表

并发症	主要目标	策略预防/管理
术后低血压	预防	停止或减少抗高血压药物和利尿剂的剂量 限制使用降压药物 根据已建立的血红蛋白阈值给患者输血 在手术前,手术中和手术后给予等渗静脉注射液
冠状动脉疾病	预防	检查风险因素 入院时确定高风险患者 在围手术期继续使用抗血小板药物(高危患者)
	早期发现	检查缺血的非典型体征/症状 测量典型或不典型体征/症状患者的肌钙蛋白和心电图 定期监测高危患者的肌钙蛋白
心力衰竭	预防	继续使用β-受体阻滞剂 如果可能,继续使用袢利尿剂(或短时间停用并迅速恢复) 液体管理,仔细检查肺部状态和急性心力衰竭的早期症状/体征
肺炎	预防	营养补充 避免过度镇静 保持充足的口腔卫生 控制胃食管反流 检测吞咽障碍并修改食物搭配 早期手术和下床活动
	早期发现	每天检查典型和非典型体征/症状 高危患者或临床症状/体征阳性的患者进行实验室检查和/或胸部X线检查 测量筛选的高风险患者的降钙素原
尿路感染	预防	术后第一天拔除导尿管 优化糖尿病控制
	早期发现	每天检查典型和非典型体征/症状 高危患者或临床体征/症状阳性患者的实验室检查和/或尿培养 测量尿脓毒症症状/体征阳性的高危患者的降钙素原
手术部位感染	预防	根据指南进行围术期抗菌药物预防 手术室内的卫生措施 手术部位管理中的卫生措施将微生物接种物的风险降至最低 营养补充改善营养不良 优化糖尿病控制,维持血糖水平<220 mg/dl

续表

并发症	主要目标	策略预防/管理
急性肾损伤	预防	入院时确定患有慢性肾脏疾病的患者 监测围术期肾小球滤过率 管理流体摄入,防止脱水和体液过载 避免使用肾毒性药物,包括 NSAID 和某些抗菌药物
尿潴留	预防	避免抗胆碱能药物 管理便秘 早期发现并及时治疗泌尿系感染 促进早期下床活动
便秘	预防	促进早期下床活动 适时使用泻药并遵循共享协议 限制使用引起便秘的药剂,包括阿片制剂
压疮	预防	使用特殊的床和设备来缓解高危患者的压力 改善营养不良和使用营养补充剂 减少术前时间并促进早期下床活动

尿潴留在髋部骨折患者中很常见,并且与尿路感染、男性前列腺增大、已有的膀胱功能障碍(例如糖尿病神经病变)及阿片类药物使用有关。一些研究表明,过早拔除留置导尿管可能导致尿潴留[51]。然而,为了预防泌尿系统感染和促进早期下床活动,应尽快拔除留置导尿管,必要时应通过排尿方法(包括间歇性导管插入术)来管理患者。

髋部骨折手术后常见的胃肠道并发症包括消化不良、便秘和麻痹性肠梗阻。便秘的预防策略包括缓泻剂、增加液体摄入量、增加膳食纤维摄入量和适当活动。已报道高达 4%的患者术后发生上消化道应激性溃疡出血[52],尤其是那些既往有胃十二指肠溃疡史的患者[52]。因此围术期期间应使用质子泵抑制剂。

即使广泛施行基于积极皮肤护理和使用减轻压力的特殊床设备的护理方案,压疮的发生率仍然在 5%~7%。缩短手术时间、早期下床活动,并补充蛋白质-热量是减少压疮发生的重要策略。

结语

术后阶段老年髋部骨折患者的管理需要一种全面的老年骨科学策

略。衰弱和合并症，再加上髋部骨折和手术修复过程，导致患者容易出现传统护理模式无法管理的状况。目前，对于患有脆性骨折的患者进行老年骨科学管理是世界各地的治疗标准，以便在可能的情况下预防并发症，或者在发生时进行恰当的处理。这种创新的治疗模式也显著地缩短了住院时间[53]。最近，部分作者担忧过度缩短住院时间对出院后生存率的潜在不利影响[54]。对于急性状况如髋部骨折，医疗保健需求不会在急性期后停止，因为大多数患者需要在急性期后才能进一步临床稳定和康复。这些患者对并发症的易感性可能会在手术修复后持续多天。因此，出院目的地应与患者的稳定性和脆弱性、他/她的康复计划和目标以及预先存在的独立水平相匹配，以确保远期好的临床结果。基于出院需求、患者社会支持、患者和家庭渴望的出院计划是急性期管理的关键，出院计划应该在入院时确定并开始，并在术后早期阶段修订。

参考文献

[1] Pioli G, Giusti A, Barone A (2008) Orthogeriatric care for the elderly with hip fractures: where are we? Aging Clin Exp Res 20(2):113 - 122.

[2] Giusti A, Barone A, Razzano M, Pizzonia M, Pioli G (2011) Optimal setting and care organization in the management of older adults with hip fracture. Eur J Phys Rehabil Med 47(2):281 - 296.

[3] Vidán M, Serra JA, Moreno C, Riquelme G, Ortiz J (2005) Efficacy of a comprehensive geriatric intervention in older patients hospitalized for hip fracture: a randomized, controlled trial. J Am Geriatr Soc 53(9):1476 - 1482.

[4] Khasraghi FA, Christmas C, Lee EJ, Mears SC, Wenz JF Sr (2005) Effectiveness of a multidisciplinary team approach to hip fracture management. J Surg Orthop Adv 14(1): 27 - 31.

[5] Friedman SM, Mendelson DA, Bingham KW, Kates SL (2009) Impact of a comanaged geriatric fracture center on short-term hip fracture outcomes. Arch Intern Med 169(18): 1712 - 1717.

[6] Miura LN, DiPiero AR, Homer LD (2009) Effects of a geriatrician-led hip fracture program: improvements in clinical and economic outcomes. J Am Geriatr Soc 57(1):159 - 167.

[7] Adunsky A, Arad M, Levi R, Blankstein A, Zeilig G, Mizrachi E (2005) Five-year experience with the 'Sheba' model of comprehensive orthogeriatric care for elderly hip fracture. Disabil Rehabil 27(18 - 19):1123 - 1127.

[8] Prestmo A, Hagen G, Sletvold O, Helbostad JL, Thingstad P, Taraldsen K et al (2015) Comprehensive geriatric care for patients with hip fractures: a prospective, randomised,

controlled trial. Lancet 385(9978):1623 – 1633.

[9] Boddaert J, Cohen-Bittan J, Khiami F, Le Manach Y, Raux M, Beinis JY, Verny M, Riou B (2014) Postoperative admission to a dedicated geriatric unit decreases mortality in elderly patients with hip fracture. PLoS One 9(1): e83795. doi: 10. 1371/journal. pone. 0083795. eCollection2014.

[10] Foss NB, Kristensen MT, Kehlet H (2006) Prediction of postoperative morbidity, mortality and rehabilitation in hip fracture patients: the cumulated ambulation score. Clin Rehabil 20(8):701 – 708.

[11] Hulsbæk S, Larsen RF, Troelsen A (2015) Predictors of not regaining basic mobility after hip fracture surgery. Disabil Rehabil 37(19):1739 – 1744.

[12] Barone A, Giusti A, Pizzonia M, Razzano M, Oliveri M, Palummeri E, Pioli G (2009) Factors associated with an immediate weight-bearing and early ambulation program for older adults after hip fracture repair. Arch Phys Med Rehabil 90(9):1495 – 1498.

[13] Abou-Setta AM, Beaupre LA, Rashiq S, Dryden DM, Hamm MP, Sadowski CA et al (2011) Comparative effectiveness of pain management interventions for hip fracture: a systematic review. Ann Intern Med 155(4):234 – 245.

[14] Wong SS, Irwin MG (2016) Peri-operative cardiac protection for non-cardiac surgery. Anaesthesia 71(Suppl 1):29 – 39.

[15] Moppett IK, Rowlands M, Mannings A, Moran CG, Wiles MD, NOTTS Investigators (2015) LiDCO-based fluid management in patients undergoing hip fracture surgery under spinal anaesthesia: a randomized trial and systematic review. Br J Anaesth 114(3):444 – 459.

[16] Roche JJ, Wenn RT, Sahota O, Moran CG (2005) Effect of comorbidities and postoperative complications on mortality after hip fracture in elderly people: prospective observational cohort study. BMJ 331(7529):1374.

[17] Belmont PJ Jr, Garcia EJ, Romano D, Bader JO, Nelson KJ, Schoenfeld AJ (2014) Risk factors for complications and in-hospital mortality following hip fractures: a study using the National Trauma Data Bank. Arch Orthop Trauma Surg 134(5):597 – 604.

[18] Khan MA, Hossain FS, Ahmed I, Muthukumar N, Mohsen A (2013) Predictors of early mortality after hip fracture surgery. Int Orthop 37(11):2119 – 2124.

[19] Pioli G, Barone A, Giusti A, Oliveri M, Pizzonia M, Razzano M, Palummeri E (2006) Predictors of mortality after hip fracture: results from 1-year follow-up. Aging Clin Exp Res 18(5):381 – 387.

[20] Simunovic N, Devereaux PJ, Sprague S, Guyatt GH, Schemitsch E, Debeer J, Bhandari M (2010) Effect of early surgery after hip fracture on mortality and complications: systematic review and meta-analysis. CMAJ 182(15):1609 – 1616.

[21] Pioli G, Lauretani F, Davoli ML, Martini E, Frondini C, Pellicciotti F et al (2012) Older people with hip fracture and IADL disability require earlier surgery. J Gerontol A Biol Sci Med Sci 67(11):1272 – 1277.

[22] Goisser S, Schrader E, Singler K, Bertsch T, Gefeller O, Biber R et al (2015) Low postoperative dietary intake is associated with worse functional course in geriatric patients up to 6 months after hip fracture. Br J Nutr 113(12):1940-1950.

[23] Avenell A, Handoll HH (2010) Nutritional supplementation for hip fracture aftercare in older people. Cochrane Database Syst Rev (1): CD001880. doi: 10. 1002/14651858. CD001880. pub5.

[24] Liu M, Yang J, Yu X, Huang X, Vaidya S, Huang F, Xiang Z (2015) The role of perioperative oral nutritional supplementation in elderly patients after hip surgery. Clin Interv Aging 10:849-858.

[25] Botella-Carretero JI, Iglesias B, Balsa JA, Arrieta F, Zamarrón I, Vázquez C (2010) Perioperative oral nutritional supplements in normally or mildly undernourished geriatric patients submitted to surgery for hip fracture: a randomized clinical trial. Clin Nutr 29(5):574-579.

[26] Carson JL, Sieber F, Cook DR, Hoover DR, Noveck H, Chaitman BR et al (2015) Liberal versus restrictive blood transfusion strategy: 3-year survival and cause of death results from the FOCUS randomised controlled trial. Lancet 385(9974):1183-1189.

[27] Marik PE, Corwin HL (2008) Efficacy of red blood cell transfusion in the critically ill: a systematic review of the literature. Crit Care Med 36(9):2667-2674.

[28] Gregersen M, Damsgaard EM, Borris LC (2015) Blood transfusion and risk of infection in frail elderly after hip fracture surgery: the TRIFE randomized controlled trial. Eur J Orthop Surg Traumatol 25(6):1031-1038.

[29] Lauretani F, Frondini C, Davoli ML, Martini E, Pellicciotti F, Zagatti A et al (2012) Vitamin D supplementation is required to normalize serum level of 25OH-vitamin D in older adults: an observational study of 974 hip fracture inpatients. J Endocrinol Invest 35(10): 921-924.

[30] Fakler JK, Grafe A, Dinger J, Josten C, Aust G (2016) Perioperative risk factors in patients with a femoral neck fracture—influence of 25-hydroxyvitamin D and C-reactive protein on postoperative medical complications and 1-year mortality. BMC Musculoskelet Disord 17(1): 51.

[31] Pioli G, Lauretani F, Pellicciotti F, Pignedoli P, Bendini C, Davoli ML et al (2016) Modifiable and non-modifiable risk factors affecting walking recovery after hip fracture. Osteoporos Int 27(6):2009-2016.

[32] Gottschalk A, Hubbs J, Vikani AR, Gottschalk LB, Sieber FE (2015) The impact of incident postoperative delirium on survival of elderly patients after surgery for Hip fracture repair. Anesth Analg 121(5):1336-1343.

[33] Oh ES, Li M, Fafowora TM, Inouye SK, Chen CH, Rosman LM, Lyketsos CG et al (2015) Preoperative risk factors for postoperative delirium following hip fracture repair: a systematic review. Int J Geriatr Psychiatry 30(9):900-910.

[34] Hshieh TT, Yue J, Oh E, Puelle M, Dowal S, Travison T, Inouye SK (2015) Effectiveness of multicomponent nonpharmacological delirium interventions: a meta-analysis. JAMA Intern Med 175(4):512-520.

[35] Akunne A, Davis S, Westby M, Young J (2014) The cost-effectiveness of multicomponent interventions to prevent delirium in older people undergoing surgical repair of hip fracture. Eur J Orthop Surg Traumatol 24(2):187-195.

[36] Orena EF, King AB, Hughes CG (2016) The role of anesthesia in the prevention of postoperative delirium: a systematic review. Minerva Anestesiol 82(6):669-683.

[37] Fok MC, Sepehry AA, Frisch L, Sztramko R, van der Burg BL B et al (2015) Do antipsychotics prevent postoperative delirium? a systematic review and meta-analysis. Int J Geriatr Psychiatry 30(4):333-344.

[38] Shoair OA, Grasso Ii MP, Lahaye LA, Daniel R, Biddle CJ, Slattum PW (2015) Incidence and risk factors for postoperative cognitive dysfunction in older adults undergoing major noncardiac surgery: a prospective study. J Anaesthesiol Clin Pharmacol 31(1):30-36.

[39] Chatterton BD, Moores TS, Ahmad S, Cattell A, Roberts PJ (2015) Cause of death and factors associated with early in-hospital mortality after hip fracture. Bone Joint J 97-B(2):246-251.

[40] Sathiyakumar V, Avilucea FR, Whiting PS, Jahangir AA, Mir HR, Obremskey WT, Sethi MK (2016) Risk factors for adverse cardiac events in hip fracture patients: an analysis of NSQIP data. Int Orthop 40(3):439-445.

[41] Hietala P, Strandberg M, Kiviniemi T, Strandberg N, Airaksinen KE (2014) Usefulness of troponin T to predict short-term and long-term mortality in patients after hip fracture. Am J Cardiol 114(2):193-197.

[42] Nordling P, Kiviniemi T, Strandberg M, Strandberg N, Airaksinen J (2016) Predicting the outcome of hip fracture patients by using N-terminal fragment of pro-B-type natriuretic peptide. BMJ Open 6(2):e009416. doi: 10.1136/bmjopen-2015-009416.

[43] Gupta BP, Steckelberg RC, Gullerud RE, Huddleston PM, Kirkland LL, Wright RS, Huddleston JM (2015) Incidence and 1-year outcomes of perioperative atrial arrhythmia in elderly adults after Hip fracture surgery. J Am Geriatr Soc 63(11):2269-2274.

[44] Lesperance R, Lehman R, Lesperance K, Cronk D, Martin M (2011) Early postoperative fever and the "routine" fever work-up: results of a prospective study. J Surg Res 171(1):245-250.

[45] Sivakumar B, Vijaysegaran P, Ottley M, Crawford R, Coulter C (2012) Blood cultures for evaluation of early postoperative fever after femoral neck fracture surgery. J Orthop Surg (Hong Kong) 20(3):336-340.

[46] Hunziker S, Hügle T, Schuchardt K, Groeschl I, Schuetz P, Mueller B et al (2010) The value of serum procalcitonin level for differentiation of infectious from noninfectious causes of fever after orthopaedic surgery. J Bone Joint Surg Am 92(1):138-148.

[47] Kamel HK (2005) The frequency and factors linked to a urinary tract infection coding in patients undergoing hip fracture surgery. J Am Med Dir Assoc 6(5):316 – 320.

[48] Martin ET, Kaye KS, Knott C, Nguyen H, Santarossa M, Evans R et al (2016) Diabetes and risk of surgical site infection: a systematic review and meta-analysis. Infect Control Hosp Epidemiol 37(1):88 – 99.

[49] Karunakar MA, Staples KS (2010) Does stress-induced hyperglycemia increase the risk of perioperative infectious complications in orthopaedic trauma patients? J Orthop Trauma 24(12):752 – 756.

[50] Ulucay C, Eren Z, Kaspar EC, Ozler T, Yuksel K, Kantarci G, Altintas F (2012) Risk factors for acute kidney injury after hip fracture surgery in the elderly individuals. Geriatr Orthop Surg Rehabil 3(4):150 – 156.

[51] Tobu S, Noguchi M, Hashikawa T, Uozumi J (2014) Risk factors of postoperative urinary retention after hip surgery for femoral neck fracture in elderly women. Geriatr Gerontol Int 14(3):636 – 639.

[52] Fisher L, Fisher A, Pavli P, Davis M (2007) Perioperative acute upper gastrointestinal haemorrhage in older patients with hip fracture: incidence, risk factors and prevention. Aliment Pharmacol Ther 25(3):297 – 308.

[53] Grigoryan KV, Javedan H, Rudolph JL (2014) Orthogeriatric care models and outcomes in hip fracture patients: a systematic review and meta-analysis. J Orthop Trauma 28(3): e49 – e55.

[54] Nordström P, Gustafson Y, Michaëlsson K, Nordström A (2015) Length of hospital stay after hip fracture and short term risk of death after discharge: a total cohort study in Sweden. BMJ 350:h696. doi: 10.1136/bmj.h696.

9 护理角色

Karen Hertz and Julie Santy-Tomlinson
翻译:邓春花;一校:崔颖;二校:王晓燕

9.1 前言

在过去的十年中,老年骨科专科治疗的发展已成为提高髋部骨折患者治疗的关键因素。因此,本章将特别关注患者在脆性骨折后的护理,重点聚焦在髋部骨折后的护理。将特别关注护士如何提供熟练、高质量、富有同情心和针对不同年龄阶段的护理,以满足老年人的需求,同时尽量减少创伤后、住院及手术后的并发症,促进患者康复,预防和减少患者功能减退。关于老年骨科治疗的许多方面在其他章节皆有阐述,尤其是第 8 章。本章会再次详细讲述相关内容,以便于对护理角色有全面的了解。

9.2 护理的性质

需要老年骨科护理的住院患者往往有一系列高度复杂的健康护理需求,许多可以被有经验的、富有同情心的护理所满足。国际护士协会[10]对护理的描述很好地体现出老年骨科护理的某些要素:“……涵盖所有年龄段的个体的自主协作护理……包括促进健康、预防疾病和照顾患者、残疾人和临终患

K. Hertz: University Hospitals of North Midlands, Royal Stoke University Hospital, Stoke-on-Trent, ST4 6QG, UK
E-mail: karen.hertz@uhns.nhs.uk
J. Santy-Tomlinson: The University of Hull, Cottingham Road, Hull HU6 7RX, UK

者”。护理还包括倡导和促进安全,主导和参与制订卫生政策。住院患者的护理过程中,护理团队的独特贡献在于护士花费大量的时间陪伴患者。二级医院和社区医院中的护理团队最有能力通过与患者的密切接触,来参与患者个人及家庭的护理及延续护理。正因为能够从患者的角度去理解康复,才使得护理团队能够制订护理计划并提供以患者为中心的整体护理。护理团队在几个小时、几天甚至几周的时间内负责患者的护理,使得护士能够在多学科团队中发挥着重要的协调作用。

一些脆性骨折的患者阐述了他们的个人经验。Nobo Komagata[14]描述了她自己在髋部骨折后的想法:“我认为骨折会在三个月内痊愈,之后我就能恢复正常生活,但根本不是那样的。在治疗和心理方面,我不得不经历比我预期更多的事情……一旦我恢复了活动能力,就很容易忘记我所经历的一切。然而,我常常回忆生病的那段日子,觉得即使是基本行走也是上帝赐予我们的一份伟大的礼物。我曾经接受过在我余生中有可能不能独自行走的事实。当我可以再次行走时,我才觉得不应该挥霍上帝的这份礼物”。通过定性研究,一些作者现在能够探讨出那些经常被描述为导致生活质量显著下降和充满了限制与不安全因素的困难和痛苦经历[30]。富有同情心的护理能够捕捉到这些,并且能够很好地帮助患者缓解这些负面的感受。

历史上,骨科创伤救治逐渐演变为对所有成年患者实施救治,不论年龄大小,也不管骨骼肌肉损伤的类型。但对于年龄较大,体质虚弱并且伴有明显合并症的骨折患者,我们没有认识到他们需求的复杂性。正因为这种复杂性的存在,需要护理人员具有高度熟练的护理技能,以适应老年人的需求。熟练的骨科护理和对老年人的照护对于为老年骨折患者提供安全有效的护理至关重要。很少有老年骨科患者疾病急性期会在专门的老年骨科病房得到照护,但却常常在创伤骨科病房得到护理,以及康复阶段会在康复科或由社区护理服务机构得到照护。

护理需求的复杂性是由与健康护理需求的广度(范围)和深度(严重性)有关的多重连锁问题产生的[27],与三个方面相关,即人员、骨折和护理环境,所有这些都对患者的护理结果有着重要的影响(图9.1)。

如果患者的照护没有得到有效管理或协调,老年骨科医生和骨科手术医生之间的对于患者的照护共享就会变得支离破碎,效果不佳。护士由于担任照护协调者的角色[8,28],便成为老年骨科团队中的全程参与者[21]。团队协调通常由专业护士或协调员主导,其中包括:髋关节骨折护理专家,老年或者高龄患者的护理专家,创伤护理协调员,执业护士和高级护理专家。

许多在老年骨科医疗机构工作的护士有很好的关于成年人骨骼肌肉疾病护理的教育背景,但不足以满足对老年人护理的复杂需求。多学科协作的老年骨科护理技能和基本成人护理技能一样,都是护理技能的基本需求,但现在这一领域还存在着教育和技能上的差距。护理技能并非一成不变,反映了专业实践各方面的发展,正如 Benner 的研究发现一样[4],专科护士不但通过健全的基础教育来掌握娴熟的技能和对护理全面的理解,而且有丰富的临床经验。对于老年患者来说,复杂的护理需求意味着他们需要那些来自该领域的专家的照护,并且可以直观地理解患者需求。多学科协作工作支持高级全科护士(或辅助保健人员)的发展,这些护士被称为临床护理专家、执业护士或医生助理。他们有多种不同的技能,可以与多学科团队互补,并提高患者护理水平。护理至少应该由那些有专业知识并且对于骨折后老年患者的护理有若干年经验的人来监督。熟练的护士能从整体和个人的角度来理解患者的护理需求,从他们的经验中了解到在某些情况下预期会发生什么。他们监督那些缺乏经验的人员提供的护理,确保护理质量,同时,也关注护士自我学习,以维持专业水平,提高知识和技能。目前还没有老年骨科专科护士,因此护士有责任成为一名反思型的自我导向型学习者,能够拓展创伤后患者护理和老年人复杂护理方面的知识。

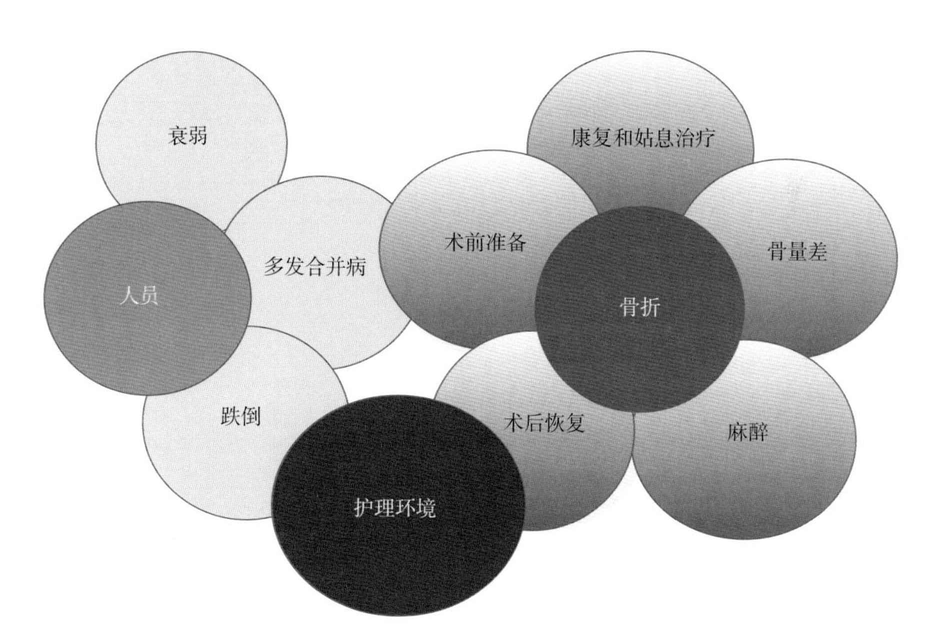

图 9.1　髋部骨折住院患者护理需求的复杂性

9.3 护理和护理敏感指标

在髋部骨折的评价标准中,质量指标已经对医疗和手术护理的质量产生了很大影响。但是,目前这些只是简单地考虑护理指标。重要的是怎样确定护理价值的指标以及衡量方法。卫生保健服务的总体贡献通常以健康状况、结果、再住院率、住院时间、并发症发生率和死亡率来衡量[9],但这些并不一定能帮助我们获得护理的具体贡献。特别是住院时间的长短。可能成为一种让人产生误导的成功衡量标准。因为人们担心,当病人过早出院或转移到不太专业的环境时,专家护理水平会下降。

护理是广泛而复杂的,在传统上,护理专业难以明确其独特的优势。护理质量指标包括护理相关的患者的预后,如患者的舒适度和生活质量、风险预后和安全性、患者权益和满意度[9]。更具体的指标包括与医疗相关的感染、压疮、跌倒、药物滥用和患者满意度[12,15]。目前提供的信息与患者安全有关,很少关注临床疗效的其他方面以及对护理质量或患者体验的影响。在老年骨科护理中,可以从护理敏感指标开始发展,如疼痛、谵妄、压力性溃疡、补液和营养、便秘、预防继发感染和静脉血栓栓塞症(VTE)。虽然在其他章节中讨论了许多这些并发症,但重要的是要将循证护理管理策略与医疗护理模式共存,减少出现并发症的风险,旨在降低发病率和死亡率的风险,同时促进康复、维持生理功能和改善患者的预后以及就医体验。疼痛管理、营养、补液、功能锻炼、康复和积极性(图 9.2)对于预防髋部骨折患者的并发症至关重要,这些都是护理重点。

尽管本章主要关注在老年骨科护理中的护理措施,但不可忽视的一个事实是,在所有脆性骨折中,髋部骨折是最重要的损伤:这是患者入住骨科病房最常见的原因,这部分患者不仅占了骨科大部分的病床,而且其花费在所有脆性骨折的总成本中也占了很大的比例,就体量和单位成本而言,这是最昂贵的骨折。患者需求的复杂性、患病率、卧床天数和费用,意味着护理的重点住院患者人群为此类患者。然而,照顾髋部骨折患者所需的主要技能和知识,适用于所有骨折的老年患者的管理,它包括成人护理的所有基本方面,以及针对老年人的高度专业化的干预措施[16,17]。

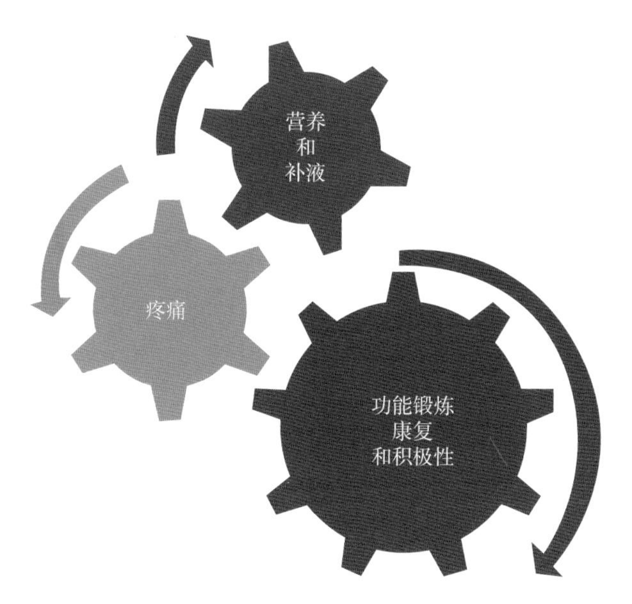

图 9.2 髋部骨折住院患者预防并发症的基础护理

9.4 疼痛

老年人的疼痛往往被患者隐瞒，从而被医护人员忽视。因此，老年人面临疼痛管理缺失或疼痛管理不善的风险，从而导致谵妄、活动性受限、慢性疼痛和长期功能活动能力较差[4]。认知障碍增加了疼痛无法识别的风险。疼痛的个体差异和不确定性以及个体反应性的不同，使得准确评估成为护理的重点，从而促进个体化的疼痛管理和监测。再者，如果疼痛控制不好，患者的功能锻炼将被推迟，这增加了长期卧床而导致的并发症，同时也增加了患者谵妄的风险。

对轻度至中度痴呆或谵妄患者，口头报告的疼痛是有效和可靠的，但对更严重的认知障碍患者的疼痛评估可能更加困难。然而，许多研究表明，认知功能受损和急性意识障碍的患者比认知功能未受损的患者接受的镇痛效果更差。使用评估工具帮助医护人员了解痴呆患者的个人需求，如"This is me"评估工具[1]，鼓励亲属和护理人员分享患者个人信息、特征和行为，使医护人员能够更好地了解患者疼痛的经历和需求。护理人员要及时评估从而使疼痛评估准确有效，使其作为评估患者疼痛的一个重要护理规范并做好相关记录，使用疼痛药物时和采取相关护理措施时记录好生命体征。疼痛管理的目的是缓解疼痛，以便对患者进行最基础的护理，包括改变体位、移动和转运。对于髋部骨折患者的及时评估和适当的镇痛应是日常护理的重点。

根据护士的角色、能力和技能水平分配疼痛管理的责任。每一位注册或拥有护士执照的护士都应及时、准确进行疼痛评估,并观察其作用和副作用,并将其报告给跨学科小组。随着护士对患者疼痛护理干预越来越完善,非医疗医嘱将允许护士对疼痛进行评估,并与患者、护理人员和护理团队共同制定疼痛管理计划。上一级医师通常可以开具相关药物,包括阿片类药物和非阿片类镇痛药,以使患者的疼痛得到有效缓解,这更与疼痛护理密不可分。髋部骨折患者术前神经阻滞案例越来越多,高级专科护士或专科护士在急诊或住院病房中起着重要的作用。阿片类药物对老年人和体弱患者有许多副作用,护士要尽量减少患者对这些药物的需求,以起到疼痛管理的积极作用[25]。

9.5 谵妄

因为护理团队与患者的长期相处,所以护理人员将最有可能识别出第8章中讨论的患者谵妄症状。与患者、家庭和护理人员的良好沟通可以帮助医生识别细微变化,以找到潜在原因。如果一个患有精神错乱的患者对自己或对他人有风险,并且口头和非言语技术无效或不适当,可以与患者和/或家属讨论药物和其他方法,以保障安全,如低床和更高水平的监管。高危患者和他们的护理人员需要了解谵妄的信息,以及他们可能经历的情况,并及时向护理团队报告其异常行为[23]。

有许多护理干预措施也被认为可以预防谵妄[23],并从其他角度促进护理的有效性:

- 有助于患者重新定位的环境,如大型的时钟和日历、光线充足且标识清晰的区域,这些都可以很好地为患者提供有关位置和时间的线索。
- 通过提供介绍和解释所处的环境,对患者做出正确的评价。护理人员应鼓励患者家人和朋友尽可能多地去看望患者,并支持他们在与患者交流时改变自己的交流方式。
- 脱水、缺氧和便秘的预防和管理。
- 支持功能锻炼,让患者更有安全感。
- 对感染的识别和管理。
- 定期评估疼痛。
- 提供合适的假牙,并鼓励患者进食。
- 解决可逆性的感觉障碍,特别是听力和视觉。
- 保证睡眠和休息。

以上的许多干预措施对老年人提供了良好的护理管理,因此这些护理措施应该成为在老年骨科护理单元中护理措施的重要组成部分。

9.6 压疮

压疮又称压力性损伤,是制动、住院以及外科手术患者的严重并发症,有1/3的髋部骨折患者可能会发生压力性损伤[5]。那些发生了压力性损伤的患者需要更多的照护,而且住院时间更长,护理费用更多,在出院后医疗资源的消耗也更大[6]。鉴于髋部骨折患者的组织损伤的特殊风险,预防和管理压力性损伤对于护理有效性和患者安全至关重要。尽管使用了团队合作的方法来有效地管理压力性损伤的风险因素,但是压力性损伤的预防仍然是一个重要的护理问题[22]。

在患者入院时,应对其进行皮肤评估,然后根据患者的具体情况及时评估[17]。压力性损伤可以在高危患者中进展迅速,因此,使用适当和有效的工具对风险进行及时和反复的评估,是识别可能导致患者压力性损伤的内在和外在因素的关键。识别特定的风险因素可以帮助计划和提供合适的干预措施,来预防或改变这些风险[24]。与髋部骨折患者压力性损伤有关的内在和外在因素见表9.1。

表9.1 髋部骨折和手术后患者常见的压力性损伤的危险因素

外在因素	
	压力—骨突起—特别是足跟
	剪切
	摩擦
	皮肤潮湿
内在因素	
	制动
	手术
	皮肤老化、干燥、受损
	合并症,如糖尿病、呼吸系统、心血管系统、神经系统等疾病
	营养不良
	缺水

压力性损伤的预防策略应针对患者的皮肤状况和危险因素，并基于评估、计划工具、制订的指导方针和路径进行个体化管理[13]。具体措施如下：

- 每班交接时进行全身皮肤情况的交接。
- 在急诊室、手术室、病房和康复中心使用减压床和减压椅。
- 应特别注意骨突处、脚后跟的减压尤其重要，因为它们特别容易造成深层组织损伤。
- 根据对患者压力的评估，定时为患者更换体位，具体包括使用30°翻身，以确保骨突处定时减压[7]。
- 皮肤基础护理：仔细清洗皮肤并保持皮肤干燥(特别是在失禁或大汗淋漓后)，同时使用润肤露来帮助促进皮肤形成保护膜以保持皮肤完整性[26]。
- 有效管理疼痛，促进运动和康复。
- 营养支持和多饮水。
- 应该精心挑选有合适支撑面的床和椅子。为了分散压力和减少摩擦而设计的泡沫床垫，可以减少中等风险的患者发生压力性损伤，所以其应该在所有骨科病房运用。对于髋部骨折的患者，他们的压力性损伤的风险在高危至极高危，所以减压设备如气垫床，应该用于所有的髋部骨折患者，直到他们能够自行变换体位。
- 一旦患者开始活动，仍应考虑上述原则，避免长期坐在椅子上。

9.7 补液、营养和便秘

老年人的液体管理可能会很困难，因为他们可能会自我调节液体的摄入量，以控制尿失禁或尿频，减少上厕所的次数。对液体平衡的密切监测在预防或识别肾损伤护理中以及补充液体和营养液较少的患者中起着重要的作用[11]。促进充足液体摄入的护理干预措施包括：

- 精确管理处方液体。
- 避免长时间禁食。因为确定手术的确切时间很困难，同时取消手术在许多科室中也很常见，因此多学科协助中对年龄较大的患者进行优先治疗是至关重要的。
- 根据患者喜好，协助患者进食液体，同时做好出入量的监测。
- 厕所标识清晰，厕所里常规的设施以及其他安全措施要齐全，以保障患者安全。
- 密切观察生命体征和其他健康相关指标。

营养管理在患者的康复中起着至关重要的作用，也是整个护理团队的责任。由于护理人员与患者24小时相处,所以护理小组是保障患者饮食摄入充足的核心。团队所有成员之间进行有效沟通,以保障在与患者和家属的密切合作下,最大限度地增加患者的营养摄入量。限制术前禁食的时间是最重要的[19]。通信基础设施有时不足以保障手术室进展的情况,使得护士不能够准确地评估手术开始的时间,通常所有手术患者都是在一个特定的时间内禁食,以确保第一台手术患者的安全。

至关重要的是,所有工作人员都要了解充足营养摄入的重要性,并注意帮助患者在用餐时间进食。常规护理必须包括入院时营养状况评估、入院后辅助营养摄入、基于护士的管理策略来提高热量的摄入、酌情推荐饮食建议。

便秘可以是急性的或慢性的,对于骨折后的、生病和活动受限期间的患者来说,是一种重要的常见并发症。在患者的护理路径中应及早考虑预防便秘的发生。从护理角度预防便秘应包括:

- 肠道功能的定期评估,包括排便频率和通便的一致性。
- 提供和鼓励患者进食富含纤维且美味的饮食。
- 谨慎但早期使用处方缓泻剂。

9.8 医院相关感染

预防、识别和控制感染是整个MDT小组的责任,也是联合其他团队进行全天24小时护理工作的核心。担任领导角色的护士可以帮助确保医院工作人员遵守感染预防指南。

9.8.1 肺炎

普遍认为对老年患者预防肺炎的有效护理干预措施包括:

- 预防感染的一般措施。
- 充分缓解疼痛(考虑到老年患者肺功能恢复不佳)来促进咳嗽、深呼吸和活动。
- 早期和规律的活动及鼓励下床活动。
- 关注和预防误吸的风险。
- 鼓励患者坐在椅子上用餐。
- 如果存在吞咽问题,请语言治疗师评估吞咽功能。
- 酌情在饮料或治疗饮食中添加增稠剂。
- 监测有无吞咽困难、吞咽情况和咳嗽反应。

- 对家属和护理员进行关于肺炎的危害及预防相关的健康教育。
- 一旦发生肺炎加重的征兆,应及时向医务人员汇报。

肺炎患者的病情可能进展迅速,护士需要严密观察,及时发现病情有无加重。充足的营养是促进康复的关键。必要时可予以肠内营养,同时也要注意到鼻饲可能会增加误吸的风险。合理的水分摄入、早期活动、鼓励深呼吸和有效咳嗽、定期更换体位、胸部理疗、使用雾化器湿化分泌物也对恢复有一定帮助。

9.8.2 尿路感染

识别、预防和降低尿路感染的护理管理策略包括:

- 插入和拔出尿管时进行无菌操作。
- 使用密闭的排尿和收集系统。
- 在插入、拔除导管及搬运相关设备时遵守标准的预防感染措施。
- 细致的会阴护理。
- 尽早拔除留置导尿管。
- 通过保持足够的体液平衡来降低脱水风险。
- 早期活动以减少尿潴留。
- 监测感染的迹象,特别是注意有无谵妄、发热和心动过速。
- 任何怀疑的感染都应该确保获得一份清洁的尿液样本,并转运给检验科的医务人员进行微生物分析。
- 如果患者没有留置导尿管,也可能出现尿频、尿失禁、疼痛或灼烧感,导尿管相关的尿路感染通常没有特定的症状出现,因此,当患者的整体健康状况出现恶化时,就应该怀疑感染。

9.9 静脉血栓栓塞

髋部骨折后静脉血栓栓塞(VTE)的风险尤其高。虽然 VTE 的预防和管理在本文中被认为是其他方面的管理(见第 8 章),但是这里重要的是要强调护理在预防这种可预防的死亡常见原因中的作用。VTE 风险评估应作为护理评估过程的一部分。通常在患者入院时和病情变化时使用风险评估工具进行评估。

有助于预防 VTE 的一般护理措施包括:

- 维持和恢复活动。
- 支持早期活动和腿部运动以激活小腿肌肉泵。

- 保持充足的水分摄入。
- 向患者和护理人员提供有关病因、预防和遵守预防措施所需要的信息，特别是在出院或者转科时。
- 观察患者深静脉血栓形成和肺栓塞的体征和症状。

VTE 预防中的护理措施中着重在机械预防措施，特别是使用压力梯度的“抗栓塞”袜，即弹力袜。弹力袜可导致下肢筋膜室综合征、皮肤溃疡和腓总神经麻痹，不适用于心脏或血管疾病、皮肤敏感或肢体形状畸形的患者。

弹力袜安全使用的指南包括确保袜子大小合适，检查以确保其不受由于水肿引起的腿部形状变化的影响，并确保袜子定期清洁卫生，评估肢体的神经血管状况，并检查皮肤状况[20]。

9.10 髋部骨折后姑息治疗的思考

据统计，18%~28%的老年髋部骨折患者在骨折后 1 年内死亡。在那些幸存下来的患者中，有 24%~75%的人不能恢复到以前的独立生活水平[18]。虽然姑息疗法最初只关注癌症患者，但现在也被认为是一种为非恶性和恶性疾病患者末期进行治疗的方法。姑息治疗被世界卫生组织定义为[29]：

通过早期识别疼痛和对其他身体、心理和精神的问题进行缜密的评估和治疗来预防和缓解患者的疼痛，从而提高面临生命威胁性疾病相关问题的患者及其家属的生活质量一种方法。姑息治疗能够将生命和死亡视为一个正常的过程，并且既不会加速死亡，也不会延长死亡。采用团队方式姑息治疗可解决患者及其家属的需求，包括必要时提供丧亲咨询。

当髋部骨折的患者身体虚弱并且没有身体恢复能力在骨折的创伤中幸存下来时，这种护理理念允许对患者及其家属和护理人员在身体、心理、社会和情感方面进行照护。有效的髋关节骨折患者护理模式可以在适当的时候积极地纳入以患者为中心的姑息治疗。一般来说，姑息治疗是由一个跨学科的团队提供的，他们专注于疼痛和其他症状的评估和治疗，同时确保通过以患者为中心的沟通和决策，将姑息治疗贯穿在从医院到家庭的全程护理过程中。

很难识别最适合接受姑息治疗方法的患者。许多髋部骨折患者也存在多种并发症，这些并发症可能会缩短生命，所以应该考虑姑息治疗。然而，许多患者在手术后恢复良好，术后功能、生活质量良好。目前，临终关怀模式引起了相当大的关注和讨论。此外，姑息治疗常常不能与常规骨科护理相结合，因此这是一个需要继续研究的问题[11]。

老年髋部骨折团队的责任是通过与患者、家属和照顾者的良好沟通，来鉴别那些身体素质不断衰退的人群，以及因跌倒、骨折、手术和住院可能导致病情加重甚至死亡的患者。这就需要采取团队方法，让患者和家属参与决策，以确保持续的护理和治疗能够适合患者的需求。这可能包括也可能不包括手术治疗。如果髋关节骨折使晚期疾病复杂化或加速，外科手术应该作为治疗方法的一部分，以尽量减少疼痛和其他症状，而不是为了恢复功能[21]。手术提供了有效的疼痛缓解，这样不仅可以使护理干预更顺利地进行，而且还将有助于患者从骨科转运到家庭或另一个护理机构，以满足患者和/或护理对象的临终愿望。

9.11 延续护理

老年护理的基本目标之一是让一部分患者出院后住在自己的家中能够独立生活或者获得照护支持后独立生活，一部分患者出院后可以到提供长久或者暂时出院后护理的养老机构去。文献中没有详细考虑对出院后返回社区或转院治疗的患者支持。在出院前，需要考虑的问题包括：防跌倒、骨质疏松的持续管理和预防再次骨折。目前存在的问题是，在实现最佳康复方面还没有取得进展。患者出院后的延续服务，在当地、全国和全球都有很大的差异，专科护理资源的可及性甚至比医院设置更为重要。

结论

护士在多学科协作团队中对于老年患者的照护发挥着重要作用。因为他们在医院里能够提供全天24小时的持续护理，使得他们能够成为医护人员的协调员。护士提供熟练、高质量、富有同情心和针对各年龄段的护理，以满足老年人的需求，同时最大限度地减少患者骨折、住院、手术相关的并发症，促进康复，减少和防止功能衰退。护理主要涉及患者疼痛管理和并发症预防，包括谵妄、营养不良、压力性损伤、医疗相关感染、便秘和静脉栓塞。护士在跨学科的延续护理和临终护理需求方面也发挥着重要作用。

参考文献

[1] Alzheimer's Society (UK) (2010) This is me. London Alzheimer's Society/Royal College of Nursing. https://www.alzheimers.org.uk/site/scripts/download_info.php? downloadID=399. Accessed 6 May 2016.

[2] Archibald G (2003) Patient's experiences of Hip fracture. JAdv Nurs 44(4): 385-392.

[3] Benner P (1984) From novice to expert. Excellence and power in clinical nursing practice. Addison-Wesley, Menlo Park.

[4] Bjorkelund KB, Hommel A, Thorngren K-G, Gustaffson L, Larsson S, Lundberg D (2010) Reducing delirium in elderly patients with hip fracture: a multi-factorial intervention study. Acta Anaesthesiol Scand 54:678-688.

[5] BritishOrthopaedic Association (BOA)/British Geriatric Society (BGS) (2007) Care of patient with fragility fractures. BOA, London. http://www.fractures.com/pdf/BOA-BGS-Blue-Book.pdf. Accessed 6 May 2016.

[6] Chaves LM, Grypdonck MH, Defloor T (2010) Protocols for pressure ulcer prevention: are they evidence-based? J Adv Nurs 66(3):562-572.

[7] Donnelly J, Collins A, Santy-Tomlinson J (2014) Wound management, tissue viability and infection. In: Clarke S, Santy-Tomlinson J (eds) Orthopaedic and trauma nursing. An evidence-based approach to musculoskeletal care. Wiley-Blackwell, Chichester, pp 131-150.

[8] Drozd M, Jester R, Santy J (2007) The inherent components of the orthopaedic nursing role: an exploratory study. J Orthop Nurs 11(1):43-52.

[9] Duboi CA, D'Amour D, Pomey MP, Girard F, Brault I (2013) Conceptualizing performance of nursing care as a prerequisite for better measurement: a systematic and interpretive review. BMC Nursing 12:7, http://bmcnurs.biomedcentral.com/articles/10.1186/1472-6955-12-7. Accessed 6 May 2016.

[10] International Council of Nurses (ICN) (2010) Definition of nursing. ICN, Geneva. http://www.icn.ch/who-we-are/icn-definition-of-nursing/. Accessed 6 May 2016.

[11] Hertz K, Santy-Tomlinson J (2014) Fractures in the older person. In: Clarke S, Santy-Tomlinson J (eds) Orthopaedic and trauma nursing. An evidence-based approach to musculoskeletal care. Wiley-Blackwell, Chichester, pp 236-250.

[12] Heslop L, Liu S (2014) Nursing-sensitive indicators: a concept analysis. J Adv Nurs 70(11):2469-2482. http://www.ncbi.nlm.nih.gov/pmc/articles/PMC4232854/. Accessed 6 May 2016.

[13] Hommel A, Bjorkelund KB, Thorngren K-G, Ulander K (2007) A study of a pathway to reduce pressure ulcers in patients with a hip fracture. J Orthop Nurs 11(3-4):151-159.

[14] Komagata N (2008) Broken hip: my story. http://nobo.komagata.net/pub/brokenhip/. Accessed 6 May 2016.

[15] Maben J, Morrow E, Ball J, Robert G, Griffiths P (2012) High quality care metrics

for nursing. National Nursing Research Unit, King's College London http://eprints. soton. ac. uk/346019/1/High-Quality-Care-Metrics-for-Nursing—Nov-2012. pdf. Accessed 6 May 2016.

[16] Maher AB, Meehan AJ, Hertz K et al (2012) Acute nursing care of the older adult withfragility hip fracture: an international perspective. Part 1. Int J Orthop Trauma Nurs 16(4): 177 - 194.

[17] Maher AB, Meehan AJ, Hertz K et al (2013) Acute nursing care of the older adult with fragility hip fracture: an international perspective. Part 2. Int J Orthop Trauma Nurs 17 (1):4 - 18.

[18] Mak J, Cameron I, March L (2010) Evidence-based guidelines for the management of hip fractures in older persons: an update. Med JAust 192(1):37 - 41.

[19] Meehan AJ, Hommel A, Hertz K, MacDonald V, Maher AB (2016) Care of the older adult with fragility hip fracture. In: Boltz M, Capezuti E, Fulmer T, Zwicker D (eds) Evidence-based geriatric nursing protocols for best practice. Springer, New York.

[20] National Institute for Health and Care Excellence (NICE) (2010) Venous thromboembolism: reducing the risk. CG 92. https://www. nice. org. uk/guidance/cg92. Accessed 6 May 2016.

[21] National Institute for Health and Care Excellence (NICE) (2011) The management of hip fracture in adults. CG 124. https://www. nice. org. uk/guidance/cg124/resources/hip-fracture-management-35109449902789. Accessed 6 May 2016.

[22] National Institute for Health and Care Excellence (NICE) (2014a) Pressure ulcers: prevention and management Clinical guideline 179. National Institute for Health and Care Excellence, London. https://www. nice. org. uk/guidance/cg179/resources/pressure-ulcers-prevention-and-management-35109760631749. Accessed 6 May 2016.

[23] National Institute for Health and Care Excellence (NICE) (2014b) Delirium (QS63). www. nice. org. uk/guidance/qs63. Accessed 6 May 2016.

[24] National Pressure Ulcer Advisory Panel/European Pressure Ulcer Advisory Panel/PanPacific Pressure Injury Alliance (NPUAP/EPUAP/PPPIA) (2014) Prevention and treatment of pressure ulcers: quick reference guide. 2nd edn. http://www. epuap. org/guidelines-2014/Quick%20 Reference%20Guide%20DIGITAL%20NPUAP-EPUAP-PPPIA-Jan2016. pdf.

[25] Obideyi A, Srikantharajah I, Grigg L, Randall A (2008) Nurse administered fascia iliaca compartment block for pre-operative pain relief in adult fractured neck of femur. Acute Pain 10(3 - 4):145 - 149.

[26] Penzer R, Ersser S (2010) Principles of skin care. A guide for nurses and other health care professionals. Wiley-Blackwell, Chichester.

[27] Rankin J, Regan S (2004) Complex needs: the future of social care. Institute for Public Policy Research/Turning Point, London. http://www. ippr. org/files/images/media/files/publication/2011/05/Meeting_Complex_Needs_full_1301. pdf? noredirect = 1. Accessed 6 May 2016.

[28] Santy J (2001) An investigation of the reality of nursing work withorthopaedic patients. J Orthop Nurs 5(1):22-29.

[29] World HealthOrganisation (WHO) (2011) Definition of palliative care http://www.who.int/cancer/palliative/definition/en/. Accessed 6 May 2016.

[30] Ziden L, Scherman MH, Wenestam C-G (2010) The break remains - elderly people's experiences of a hip fracture 1 year after discharge. Disabil Rehabil 32(2):103-113.

10　髋部骨折后的康复

Suzanne Dyer, Joanna Diong, Maria Crotty,
and Catherine Sherrington

翻译:陈辉,崔学良;一校:王磊;二校:王晓庆

10.1　髋部骨折后的康复原则

为老年患者提供积极、可行的髋部骨折术后康复方案,将有效提高其术后康复的效果。患者及家属在入院得知大体的治疗过程及出院时间等信息后,康复锻炼便可开始。越早为患者制定个体化的康复目标,并让患者了解康复过程中可能出现的困难及对策,就越有利于增强患者自我恢复的效率和信心,从而获得更好的治疗效果[1,2]。康复计划的一致性和连贯性非常重要,因为大多数患者将会在医院及社区等不同场所接受为期数月的康复锻炼[3]。

在住院期间的骨折治疗及随后的骨质疏松症预防治疗之后,需制定并实施康复锻炼计划。其内容包括对损伤情况的诊断和治疗,并发症的预防及处理,减缓功能的丧失以及在必要时建立功能丢失后的代偿(例如使用助步器、拄拐,或者一些家用的生活辅助装置)[4]。

许多系统性的回顾及荟萃分析证实:髋部骨折术后,实施康复锻炼计划相较于自然恢复会取得更好的康复效果[5-7]。然而康复计划的内容是因人而

S. Dyer, M. Crotty:Department of Rehabilitation, Aged and Extended Care, Flinders University, Repatriation General Hospital, Daws Road, Daw Park 5041, SA, Australia
E-mail: maria. crotty@ health. sa. gov. au

J. Diong: Sydney Medical School, The University of Sydney, Cumberland Campus C42, East Street, Lidcombe 1825, NSW, Australia

C. Sherrington:The George Institute for Global Health, The University of Sydney, 50 bridge street, Sydney 2000, NSW, Australia

异的,其中包括康复持续时间及康复场所(家中、病房或是门诊)。各国的标准康复计划也有所不同。一项调查表明,在英国有70%的髋部骨折病人接受老年骨科医生的评估,92%的患者接受跌倒评估,而在北京的一家三甲医院,仅有27%的髋部骨折病人接受老年骨科医生的评估,4%接受跌倒评估[8]。

在临床治疗过程中,老年髋部骨折的术后康复要立足于不同学科之间的团队协作(包括理疗康复、职业治疗、营养保健、社会服务、心理咨询及药物治疗),医疗团队需定期交流并制定目标,与患者一起分析讨论康复计划的过程,并对阶段成效做出评估。

如果缺乏有经验的康复治疗师,那么在临床治疗过程中需注意以下环节:

(1) 评估:确定需要重点关注的问题,包括发病前的功能状况及当前的合并症(例如谵妄)。

(2) 制定目标:明确哪些功能是可以改善的,而哪些是无法改善的。尤其应预估患者短期、中期和长期的活动能力及独立穿戴和洗浴能力。相应的制定一些有助于康复的正式或非正式的策略。

(3) 治疗:积极地介入并治疗疾病有助于改善生活状态(例如疼痛、维生素D缺乏、营养不良、抑郁症)。

(4) 评价:回顾干预措施的有效性并进行总结(即再次评估)。

(5) 规划:组织援助服务,为患者及护工提供自我管理方案。

世界卫生组织(WHO)制定了功能、残疾和健康的国际分类(ICF),对健康、功能和残疾的分类和描述提供了一个标准化的框架结构[9]。它摆脱了疾病或高龄必然导致残疾的传统观念,承认社会环境因素的作用,同时试图明确回归社会生活的障碍和有利因素。功能和残疾被视为多维概念,主要涉及:

(1) 人体功能(人体系统的生理和心理功能)和结构(人体的解剖结构,例如器官、肢体及其组成部分)。

(2) 人们日常活动及生活领域。

(3) 社会环境中的因素(生理、社交和心态),可以对功能的康复起到阻碍或促进作用。

如果将此方法应用于髋部骨折患者,其残疾程度可以按照ICF分类系统内健康范畴的内容(如视觉、听觉、行走、记忆)和健康相关范畴的内容(如交通的便利程度、教育水平和社会能力)来进行评估和分级。图10.1显示了一个人的功能状况或残疾程度是基于自身健康状况和其他相关因素之间的相互作用,包括环境因素和个人因素[9]。

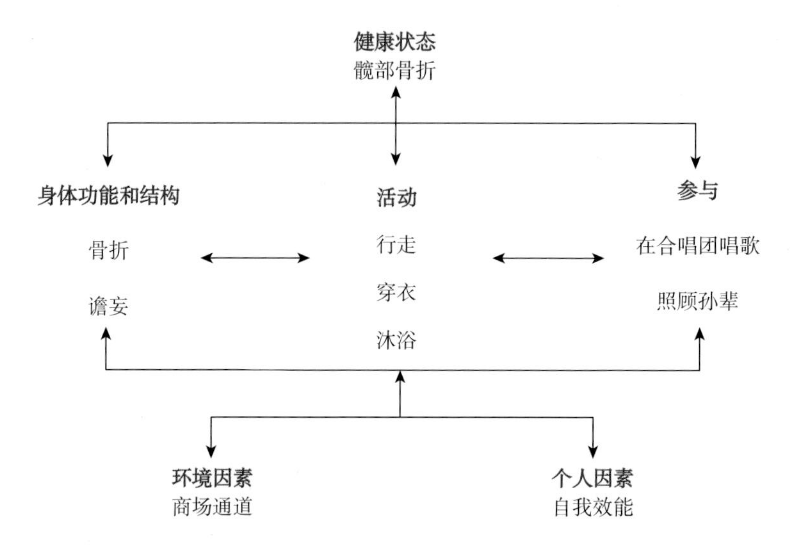

图 10.1 世界卫生组织(WHO)的功能、残疾和健康国际分类、及其各部分之间的相互作用(资料来源:WHO 2001 年[9])

10.2 髋部骨折后恢复方式的现状

主动与患者及家属进行沟通,描述大致的康复过程,使患者可以根据实际情况灵活机动地调整康复计划。然而,实际情况非常复杂,因为临床医生将研究的成果应用在不同的病人个体时,涉及研究样本间的个体偏差,以及患者进行康复治疗的种类及程度的不同。

一些队列研究显示,髋部骨折术后仅有 40%~60%的患者恢复到了骨折前的活动水平[10-12]。70%的患者可以恢复以往的基本生活自理能力[10,12,13],但是这组数据的影响因素较多,若以能够恢复日常家务活动能力为标准,所有髋部骨折患者仅占一半不到[10,14]。在西方国家,约 10%~20%的髋部骨折患者在专业机构做规范的康复锻炼[10,15-17]。这部分患者的疗效因得到更好的康复治疗而有所改善,但其具体的影响程度仍无法考量。

Magaziner 等学者实施了一项大型队列研究,他们收集了髋部骨折患者骨折后 2 年的信息并描述了髋部骨折后 8 种不同的功能恢复情况。日常生活中,上肢功能、抑郁状态和认知功能最先恢复且在 4 个月内即可恢复至原先水平。步态和平衡能力可在前 6 个月基本恢复并在 9 个月时达到最高。日常家务活动能力(如购物、烹饪、室内打扫卫生和理财)的恢复需要近一年时间。下肢功能恢复也需要大约一年时间,大约在 10 个月后恢复正常的坐位、站立和行走。无辅助工具情况下独立行走 3 m 要在 14 个月后,而且在这个时间点能做到的患者比例仅有一半不到。这项研究提示,大部分经过规范化康复治疗的患者可以在骨折后的 6 个月内恢复骨折前的行走能力和日常生活基本活动(如洗澡、穿戴),但更长期的康复治疗效果尚有待进一步研究。

10.3 髋部骨折后功能恢复不良的相关因素

某些髋部骨折的特定类型患者可能更容易出现功能恢复不良,这些人群包括男性患者、居住在保障住房的患者、骨折前活动能力较差的患者以及抑郁症或痴呆患者[13,18,19]。其中痴呆患者接受康复治疗的可能性不大[19,20]。尽管已有研究发现男性患者髋部骨折后死亡率高于女性患者,但活动能力的恢复情况并不受性别的影响[19,21]。

谵妄在髋部骨折后很常见,尽管谵妄与功能恢复不良相关,但康复治疗师很少对其进行常规评估[18]。在一项前瞻性研究中,髋部骨折患者在出院时有 39%仍存在谵妄,骨折后 1 个月谵妄发生的比例为 32%[22]。即使在有效的控制患者骨折前基础疾病及认知障碍的前提下,谵妄患者出现功能恢复不良(活动能力及日常生活能力方面)的概率仍是无谵妄患者的 2 倍[22]。

高龄患者康复后活动能力同样较差。他们的日常起居及外出活动可能需要在别人的帮助下才能完成[19,21]。尽管一项系统性回顾发现,蛋白质和能量要素在高龄髋部骨折患者的康复过程中作用有限[23],但术后摄食量低、营养供应差、术前营养不良与术后活动能力及功能恢复不良明显相关[24,25]。在养老院的居民中,与死亡及完全丧失活动能力关系最密切的因素是:年龄超过 90 岁,患有严重的认知障碍及髋部骨折后保守治疗[26]。总的来说,长期卧床、反复住院、高龄、慢性或急性认知缺陷以及住院期间的抑郁症状都提示预后较差。

10.4 康复过程中的关键要素

在手术后的初期阶段,康复计划中需包含表 10.1 中提及的要素。特别是需要评估患者的一般情况,制定相关目标,使活动能力和功能得到最大程度的康复。提供专业治疗服务以评估是否需要援助。制定相应的策略以提高日常生活的独立性[27]。药物管理应避免滥用处方药物,尽量减少抗精神病药物和镇静剂的使用并确保充分的疼痛管理。此外,对于骨质疏松症的治疗也应同步进行,并与患者和家属一起加强跌倒预防的管理。

表 10.1 基于 Alberta 髋部骨折康复护理的关键要素[27]

	类 别
一般情况	对一般情况进行评估,适当干预,让患者建立目标以到达最佳功能康复并实现安全出院
日常生活活动	确保尽量恢复至骨折前的独立水平,并根据承受度进一步改进
	根据需要提供专业化的治疗并制定提高独立性的策略
	适当使用辅助器械及设备实现安全移动
	确保在家庭环境中可以得到护理人员的帮助
	建议家人酌情考虑使用医疗警报系统
	洗漱:鼓励并支持下床独立进行洗漱,必要时可提供帮助
	穿衣:支持每日起床穿衣,必要时可提供帮助
	如厕:鼓励定期如厕并形成规律,厕所应在浴室内,不要使用下蹲式便盆
	饮食:持续高蛋白/高热量的饮食,并在椅子上或餐厅内用餐。同时应考虑口服营养补充剂
活动度	对患者的活动度/日常生活活动进行评估,以便监测活动度的恢复情况(例如,“起立-行走”计时测试,Barthel 日常生活活动指数)
	出院后应继续强化、平衡和功能方面的锻炼
	每天进行 3 次至少 50~100 m 的行走活动(辅助或者非辅助),根据骨折前的活动能力决定行走的距离
	需要证实在家中是否具有步行至餐桌的能力
	确保具有在必要时走楼梯,在户外各种天气条件、不平整的路面及上下坡等情况下安全移动的能力
药物	入院时应该对所有药物进行评估,以解决过度用药问题
	应尽量减少或停用镇静剂和抗精神病药物并定期检查剂量
	做好疼痛管理,使患者在日常生活活动中具有最佳的独立性
认知和心理状态	应持续采取预防和治疗谵妄的措施,包括合理应用视力和听力辅助器,补充体液,强化行为的定向能力和活动度,支持非药物性睡眠方案。必要时进行行为监测
	应鼓励痴呆或抑郁症患者进行走动、锻炼和社会参与方面的活动
	护理员应该得到相关的补助并适当利用社区资源

续表

	类　别
预防再次跌倒/骨折	即便在骨折前尚未发生骨质疏松症，也要及时进行相应的预防性治疗，并在出院后继续维持
	制定并实施预防跌倒的策略，鼓励患者使用髋部保护器

10.5 应推荐何种锻炼计划帮助恢复活动能力？

人们已普遍认识到，在髋部骨折后会出现一种恶性循环，即疼痛和住院会导致肌肉废用性萎缩和整体功能退化，这进一步限制了活动能力，并增加了新的跌倒和骨折的风险[28]。虽然国家临床指南建议提供平衡和强化的锻炼[29,30]，但通常不能明确具体的量化数值，以及哪些项目在康复计划中是必不可少的、康复计划应该持续多久等。

本书的两位作者针对系统的锻炼计划对活动能力恢复的影响，就文献中的随机对照试验进行了荟萃分析，研究显示锻炼可以显著改善髋部骨折后整体活动能力[6]。本章节中，我们在这篇荟萃分析的文献基础上，做了进一步的分析总结如下：通过系统回顾纳入的所有研究的总体效应量相对较小[Hedges'g 标准化均值差(SMD)为 0.35，95%置信区间为 0.12~0.58]。但在个体研究之间的效应量差异很大($I^2=67\%$，$p=0.000$)，其中包含了对活动能力无明显改善的研究，也包含了有显著改善的研究(例如，Sylliiaas 等，2012：SMD 为 1.52，95%CI 为 1.06~1.97；或 Hauer 等，2002：SMD 为 1.0，95%CI 为 0.18~1.82)[31,32]。荟萃分析中分析了纳入文献包含的数据信息，此外还增加了一篇证实锻炼可明显改善患者活动能力的研究，但是这篇文献不能被荟萃分析纳入[33]，具体详见表 10.2、表 10.3。我们的回归分析表明，按锻炼计划连续性的渐进性抗阻训练以及在院外机构进行间断的康复锻炼均可以提高计划的有效性(SMD 分别提高 0.58 和 0.50)[6]。如表 10.4 所示，如果在出院后持续进行 12~24 周的锻炼方案便可取得明显的治疗效果。目前还不确定该锻炼计划在院外可以取得多大的效果，与住院期间相比，出院后的锻炼效果更取决于干预时间的长短。但可以明确的是，锻炼计划必须在出院后很长时间内继续进行，理想情况为 3~6 个月。

在表 10.4 中总结并列出一些锻炼项目的细节，随机对照试验证实这些项目可以提高患者活动的能力。该研究中只有一个是完全在医院内进行的康复锻炼[33]。这项研究额外增加了术后早期高强度的渐进式抗阻训练，即在常规理疗基础上增加了双侧股四头肌肌力加强训练。该研究表明在 16 周后(即治疗结束 10 周),老年活动能力评估量表显著改善($p<0.026$,表 10.4),患肢伸肌力量[平均差(MD)11.80,95%CI 2.93~20.67]和功能范围(MD 1.30,95%CI 0.11~2.49)均得到显著改善。

其他的研究表明,出院后的锻炼计划可明显改善患者的活动能力(表 10.4)。我们建议患者在前 3 个月每周 2 次,由专业理疗师门诊随访,往后 3 个月每周一次[31,43]。这是对患者每周在家中锻炼的补充。锻炼内容包括渐进式抗阻训练、热身和下肢力量锻炼,与对照组的正常生活方式相比,不限制患者锻炼的方式及程度。3 个月时患者的行动能力就有了显著改善[43],而在 6 个月后该效果会更加明显[31]。虽然这个令人满意的结果一定程度上归功于对照组选择的是完全没有康复训练计划的患者,但仍有另外两个基于社区的小样本量研究显示:渐进性抗阻训练计划与其他方案相比存在明显的疗效差异[32,34]。通过门诊为全部患者提供长期锻炼计划是不可行的,即使在发达国家也是如此,因为这会使得用于康复服务和其相关费用的开支大量增加。正如为神经功能障碍患者提供康复服务一样,为髋关节骨折术后病人提供更多的在专业康复人员指导下的社区锻炼,有助于弥补这一巨大的空缺[46]。此外,对偏远地区的患者实施锻炼计划的指导存在较多困难,所以对于这部分人群,家庭锻炼及电话指导康复方案就显得尤为重要。

家庭康复锻炼计划通常是一些简单的、包含特定功能康复的锻炼,且不需要较多的指导监督,它可以适当改善机体功能[35]。在这个康复锻炼计划中,康复师共进行 3 次家访,每次 1 小时,其间指导患者康复锻炼的方法,通过面对面的指导交流增强患者康复锻炼的积极性及自信心,并克服对跌倒的恐惧(表 10.4)。此外,康复师每月需进行电话随访,必要时可增加额外的家访。锻炼计划制成 DVD,交由患者自行观看,必要时可提供 DVD 播放器。患者在自己的家中进行每周 3 次独立锻炼,持续 6 个月。康复过程还包括认知行为的训练,从而提高依从性。该研究还提示了患者的自我效能在一定程度上可能会影响这类康复计划的远期效果[47]。

表 10.2 荟萃分析包含的系统化锻炼对活动度影响的要点

研究	地点	样本量	PEDro 代码	评价指标[b]	主要干预方法
Binder（2004）[34]	医院或社区	90	7	改良 PPT	高强度抗阻力训练
Hauer（2002）[32]	医院或社区	28	6	Tinetti's POMA	高强度抗阻力训练
Latham（2014）[35]	医院或社区	232	6	SPPB	家庭基础训练
Mangione（2005）[36]	社区	41	5	6 分钟行走距离	抗阻力或有氧训练
Mangione（2010）[37]	社区	26	7	6 分钟行走距离	家庭基础训练
Mitchell（2001）[33] a	医院	80	5	早期活动度指数	高强度抗阻力训练
Moseley（2009）[38]	医院	160	8	PPME	高强度负重
Resnick（2007）[39]	医院	208	6	自我效能 WES	增强锻炼或者简单锻炼[c]
Sherrington（1997）[40]	社区	42	5	步速	负重
Sherrington（2003）[41]	医院	80	7	PPME	负重
Sherrington（2004）[42]	社区	120	7	6 m 行走时间	负重或者非负重
Sylliaas（2011）[43]	社区	150	8	6 分钟行走距离	渐进性抗阻力训练
Sylliaas（2012）[31]	社区	95	8	6 分钟行走距离	持续性抗阻力训练
Tsauo（2005）[44]	社区	54	4	行走速度	家庭物理疗法

表 10.3 荟萃分析包含的系统化锻炼对活动度影响的要点

研究	比较	剂量(h)	监督	分组练习	平衡锻炼	渐进性抗阻力锻炼	随访(周)
Binder (2004)[34]	低强度非渐进性	81	是	是	是	是	24
Hauer (2002)[32]	安慰性运动活动	81	是	是	是	是	12
Latham (2014)[35]	控制注意力	72	是	否	是	否	24
Mangione (2005)[36]	教育	12	是	否	否	是	12
Mangione (2010)[37]	控制注意力	12	是	否	否	是	10
Mitchell (2001)[33]a	常规护理	6	是	否	否	否	6
Moseley (2009)[38]	常规护理	112	是	否	是	否	16
Resnick (2007)[39]	常规护理	9	是	否	否	否	8
Sherrington (1997)[40]	常规护理	14	否	否	是	否	4
Sherrington (2003)[41]	非负重	8	是	否	是	否	2
Sherrington (2004)[42]	无干预	60	否	否	是	否	16
Sylliaas (2011)[43]	无干预	32	是	是	否	是	12
Sylliaas (2012)[31]	无干预	53	是	是	否	是	12
Tsauo (2005)[44]	床边活动	30	否	否	否	否	12

注:PPT: Physical Performance Test 身体机能测试
POMA: Performance Oriented Mobility Assessment 活动性表现评估
PPME: Physical Performance Mobility Examination 身体活动性表现测试
SPPB: Short Physical Performance Battery 简易机体功能评估法
WES: Walking Exercise Scale 步行运动量表
a. 荟萃分析包含的未发表的数据
b. 每项试验的总体活动性数据均被提取为这项研究的主要结果
c. 3 个对照组中只有 2 个研究了运动干预措施
d. 荟萃分析中包含的自 2016 年 3 月至今 MEDLINE, EMBASE, CINAHL 和 CENTRAL 数据库中关于系统化锻炼对于活动性影响的文献,文献收集方法依据 Diong 等人报道[6]。
附注:其他不包括在荟萃分析中的研究,详见 Diong 等人的报道[6]。

表 10.4 纳入研究的干预措施证明锻炼对活动性结果的有效性

研究	研究对象	锻炼类型	研究组	效应值的标准化均数差(95%可信区间)	持续时间(周)[a]	频率(次/周)	每次持续时间(min)	总量(h)	对照组	持续时间	频率	每次持续时间(min)	总量(h)
与其他锻炼计划相比较													
Binder(2004)	年龄≥65岁,居住在社区,身体虚弱	标准的物理治疗,并在3个月后增加高强度抗阻力训练	社区康复,在室内,小组化(2~5人),由康复师指导	0.83(0.37,1.28)	24	3	45~90	81	以家庭为基础,低强度非渐进式,加上每月小组锻炼和每周10分钟电话指导	24	3	未记录	不明
Hauer(2002)	女性,年龄≥75岁,近期跌倒病史	出院后开始对功能相关的肌肉群进行高强度的渐进式抗阻力训练(最大负荷量70%~90%),同时逐步进行功能锻炼如步行,上下楼梯或平衡。额外增加每周两次,每次25分钟的理疗	医院和社区,小组化(4~6人),由疗养专家指导。依从性:93%(标准差14)	1.00(0.18,1.82)	12	3	135[b]	81	群组性的安慰性运动活动,例如灵活性练习,健美操,球类运动和记忆任务依从性:97%(SD 6)额外增加每周2次,每次25分钟的理疗	12	3	60	36
Mitchell(2001)[c]	年龄≥65岁,骨折前需要或不需要辅助,ATM指数≥6	术后早期高强度双侧股四头肌肌力训练(6次×12组伸膝锻炼),从最大负荷量的50%(第1、2周),增加至70%(第3、4)和80%(第5、6周),同时进行传统的理疗	康复中心,无规范化中位数。研究顺利完成(标准误差11,范围10~12)	18(16,20) vs 17(15,20)[d]	6	2	0.5[e]	6	常规理疗	不明	5	20	不明

续表

研究	研究对象	锻炼类型	研究组	效应值的标准化均数差(95%可信区间)	持续时间(周)[a]	频率(次/周)	每次持续时间(min)	总量(h)	对照组	持续时间	频率	每次持续时间(min)	总量(h)
与非系统性锻炼相比较													
Latham(2014)	年龄≥60岁,功能受限,非辅助状态下可坐及站立,从出院起继续康复锻炼不超过20个月	基于家庭的锻炼,重复简单的功能任务,使用弹力带进行抗阻力训练,外加站立练习,使用不同高度和重量背心的站立练习(参见INVEST[45]和Sherrington和Lord[40])。包括认知和行为的治疗方案,强调锻炼、关注跌倒恐惧、重视目标设定	由康复师进行3~4次家访,每次进行1小时的家庭身体锻炼指导,必要情况下每月进行电话随访	0.48(0.19~0.76)	24	3	1	72	适当关注,注册营养师进行心血管营养教育,接触频率与干预组相匹配	—	—	—	—
SYlliaas(2011)	年龄≥65岁,居住在家,MMSE评分≥23,已完成既定研究目标(12周计划)	在骨折后3~6个月开始渐进性抗阻力锻炼(第1~3周为每周3次×15组,强度为单组最大负荷量的70%,然后强度增至80%,但在不小于8组前提下每3周递减,10~15分钟自行车或跑步机热身,然后站立膝关节屈曲,弓步,坐位膝关节伸展和腿部按压。膝关节屈曲和弓步时可以酌情考虑适当加载负荷。建议身体条件允许时增加每天30分钟步行	每周进行2次门诊随访,康复师指导,每周一次家中锻炼	0.58(0.23,0.92)	12	3	45~60	32[g]	平常的生活方式,对锻炼活动没有限制	—	—	—	—

续表

研究	研究对象	锻炼类型	研究组	效应值的标准化均数差(95%可信区间)	持续时间(周)[a]	频率(次/周)	每次持续时间(min)	总量(h)	对照组	持续时间	频率	每次持续时间(min)	总量(h)
sylliaas(2012)	年龄≥65岁，居住在家，MMSE评分≥23	从骨折后6至9个月渐进式抗阻力训练(强度为单组最大负荷量的80%，每隔3周递增)。10~15分钟自行车或跑步机热身，然后站立膝关节屈曲，弓步，坐位膝关节伸展和腿部按压。膝关节屈曲和弓步时可以酌情考虑适当加载负荷。建议身体条件允许时增加每天30分钟步行	每周进行1次门诊随访，康复师指导，每周一次家中锻炼(膝关节屈曲和弓步)	1.52(1.06，1.97)	24[f]	2	45~60	53[g]	平常的生活方式，对锻炼活动没有限制	—	—	—	—

注：AMT：Abbreviated Mental Test，简化版心理测试

MMSE：Mini-Mental State Examination，简单精神状态检查

a. 1个月=4周(因此6个月=24周)；

b. 包括休息时间；

c. 在系统评价中被确定，但没有纳入活动性结果的分析；

d. 运动组与老年运动量表对照组16周时的中位数(四分位距)，报告$p=0.026$；

e. 估算；

f. 12周加上之前Sylliaas 2011计划的12周；

g. 根据每次持续的平均时间52.5分钟确定。

10.6 康复团队在指导老年人适应残疾中的作用

临床医师对脆性骨折的老年人进行康复治疗时需要指导患者适应伤后的残疾状态。髋部骨折很常见,许多社区老年人担心髋部骨折后难逃住进老年护理机构的命运。在澳大利亚进行了一项随机对照研究,纳入可能发生髋部骨折的社区女性,目的在于明确穿戴髋关节保护装置的有效性。80%的参与者表示他们宁愿死也不愿因髋部骨折而被转入老年护理机构[48]。这项研究的参与者普遍认为,她们的生命已超出了正常预期,当前的生活是上天赐予的惊喜,因此对健康的重视程度非常高,认为是维持现有生活质量的主要因素。任何威胁到她们在社区独立生活的事件都可能是灾难性的。

当人们的健康状况发生变化时,他们经常会改变自己的价值观和内在标准,以及对于生活质量(QOL)的理解,这通常被称为"应对转变"[49]。在髋部骨折后,许多人在行走时需要辅助,使用公共交通工具受到限制,爱好和社会角色也受到影响,因此可能会导致生活质量的显著下降。最大限度地提高功能恢复是非常重要的,但与此同时,为老年人提供充分的帮助来做出"应对转变"并调整心态,从而找出适应转变的方法同样重要,例如在承认活动能力丢失的同时提供辅助,替代其丢失的活动能力。

要点总结

(1) 在初期的骨科治疗及随后的骨质疏松症的预防性治疗之后,通常需建立一个大致的康复计划,其中包括:① 疾病的随访检查;② 长期护理和基本治疗(包括疾病管理和预防跌倒);③ 与社区服务衔接,包括老年护理服务和联合健康诊疗。

(2) 不同功能的恢复时间不同,日常生活的大部分能力及认知功能会在6个月内恢复,而无辅助装置独立步行3 m的能力恢复需要1年以上的时间。

(3) 系统化的康复锻炼应该在出院后继续进行,包括渐进式抗阻训练并持续至少12周。

(4) 锻炼计划有助于患者建立自信,以便在出院后更好地完成康复锻炼。

(5) 条件允许的情况下,协助并指导患者和家属进行慢性疾病自我管理,以提高患者的自我效能并有效执行跌倒预防策略、骨质疏松症治疗和锻炼计划。

参考文献

[1] Fortinsky RH et al (2002) Rehabilitation therapy self-efficacy and functional recovery after hip fracture. Int J Rehabil Res 25(3):241-246.

[2] Schwarzer R et al (2008) Social-cognitive predictors of physical exercise adherence: three longitudinal studies in rehabilitation. Health Psychol 27(1 Suppl):S54-S63.

[3] National Institute for Health and Care Excellence (2014) Hip fracture: management, in NICE guidelines. National Institute for Health and Care Excellence (NICE), UK.

[4] World Health Organisation (2011) World report on disability. World Health Organisation, Geneva.

[5] Crotty M, et al (2010) Rehabilitation interventions for improving physical and psychosocial functioning after hip fracture in older people. Cochrane Database Syst Rev (1):CD007624.

[6] Diong J, Allen N, Sherrington C (2016) Structured exercise improves mobility after hip frac-ture: a meta-analysis with meta-regression. Br J Sports Med 50(6):346-355.

[7] Handoll HH, Sherrington C, Mak JC (2011) Interventions for improving mobility after hip fracture surgery in adults. Cochrane Database Syst Rev (3):CD001704.

[8] Tian M et al (2016) Management of hip fractures in older people in Beijing: a retrospective audit and comparison with evidence-based guidelines and practice in the UK. Osteoporos Int 27(2):677-681.

[9] World Health Organisation (2002) Towards a common language for functioning, disability and health: ICF. The International Classification of Functioning, Disability and Health. WHO, Geneva.

[10] Shah MR et al (2001) Outcome after hip fracture in individuals ninety years of age and older. J Orthop Trauma 15(1):34-39.

[11] Magaziner J et al (2000) Recovery from Hip fracture in eight areas of function. J Gerontol A Biol Sci Med Sci 55:M498.

[12] Norton R et al (2000) Declines in physical functioning attributable to hip fracture among older people: a follow-up study of case-control participants. Disabil Rehabil 22(8):345-351.

[13] Beaupre LA et al (2007) Does functional recovery in elderly hip fracture patientsdiffer between patients admitted from long-term care and the community? J Gerontol A Biol Sci and Med Sci 62(10):1127-1133.

[14] Vergara I et al (2014) Factors related to functional prognosis in elderly patients after accidental hip fractures: a prospective cohort study. BMC Geriatr 14(1):124.

[15] Beaupre LA et al (2005) Does standardized rehabilitation and discharge planning improve functional recovery in elderly patients with hip fracture? Arch Phys Med Rehabil 86(12):2231-2239.

[16] Autier P et al (2000) Costs induced by hip fractures: a prospective controlled study in Belgium. Belgian Hip Fracture Study Group. Osteoporos Int 11(5):373 - 380.

[17] Marottoli RA et al (1994) Predictors of mortality and institutionalization after hip fracture: the New Haven EPESE cohort. Established Populations for Epidemiologic Studies of the Elderly. Am J Public Health 84(11):1807 - 1812.

[18] Magaziner J et al (1990) Predictors of functional recovery one year following hospital dis-charge for hip fracture: a prospective study. J Gerontol 45(3):M101.

[19] Hannan E et al (2001) Mortality and locomotion 6 months after hospitalization for hip fracture:risk factors and risk-adjusted hospital outcomes. JAMA 85(21):2736 - 2742.

[20] Seitz DP et al (2014) Effects of dementia on postoperative outcomes of older adults with Hip fractures: a population-based study. J Am Med Dir Assoc 15:334 - 341.

[21] Osnes E et al (2004) Consequences of hip fracture on activities of daily life and residential needs. Osteoporos Int 15(7):567 - 574.

[22] Marcantonio ER et al (2000) Delirium is independently associated with poor functional recovery after hip fracture. J Am Geriatr Soc 48(6):618 - 624.

[23] Avenell A, Handoll HH (2010) Nutritional supplementation for hip fracture aftercare in older people. Cochrane Database Syst Rev (1):CD001880.

[24] Goisser S et al (2015) Malnutrition according to mini nutritional assessment is associated with severe functional impairment in geriatric patients before and up to 6 months after Hip fracture. J Am Med Dir Assoc 16(8):661 - 667.

[25] Goisser S et al (2015) Low postoperative dietary intake is associated with worse functional course in geriatric patients up to 6 months after hip fracture. Br J Nutr 113(12): 1940 - 1950.

[26] Neuman MD et al (2014) Survival and functional outcomes after hip fracture among nursing home residents. JAMA Intern Med 174(8):1273 - 1280.

[27] Alberta Health Services (2016) Alberta hip fracture restorative care pathway. Available from www. albertahealthservices. ca.

[28] French DD et al (2008) Rehospitalization after hip fracture: predictors and prognosis from a national veterans study. J Am Geriatr Soc 56(4):705 - 710.

[29] Australian and New Zealand Hip Fracture Registry (ANZHFR) Steering Group (2014) Australian and New Zealand guideline for hip fracture care: improving outcomes in Hip fracture management of adults. Australian and New Zealand Hip Fracture Registry Steering Group, Sydney.

[30] National Clinical Guideline Centre (2011) The management of Hip fracture in adults. National Clinical Guideline Centre, London.

[31] Sylliaas H et al (2012) Prolonged strength training in older patients after hip fracture: a randomised controlled trial. Age Ageing 41(2):206 - 212.

[32] Hauer K et al (2002) Intensive physical training in geriatric patients after severe falls and hip surgery. Age Ageing 31(1):49 - 57.

[33] Mitchell SL et al (2001) Randomized controlled trial of quadriceps training after proximal femoral fracture. Clin Rehabil 15(3):282 - 290.

[34] Binder EF et al (2004) Effects of extended outpatient rehabilitation after hip fracture: a randomized controlled trial. JAMA 292(7):837 - 846.

[35] Latham NK et al (2014) Effect of a home-based exercise programme on functional recovery following rehabilitation after hip fracture: a randomized clinical trial. JAMA 311(7):700 - 708.

[36] Mangione KK et al (2005) Can elderly patients who have had a hip fracture perform moderateto high-intensity exercise at home? Phys Ther 85(8):727 - 739.

[37] Mangione KK et al (2010) Home-based leg-strengthening exercise improves function 1 year after hip fracture: a randomized controlled study. J Am Geriatr Soc 58(10):1911 - 1917.

[38] Moseley AM et al (2009) Mobility training after hip fracture: a randomised controlled trial. Age Ageing 38(0375655, 2xr):74 - 80.

[39] Resnick B et al (2007) Testing the effectiveness of the exercise plus programme in older women post-hip fracture. Ann Behav Med 34(1):67 - 76.

[40] Sherrington C, Lord SR (1997) Home exercise to improve strength and walking velocity after hip fracture: a randomized controlled trial. Arch Phys Med Rehabil 78(2985158r, 8bk):208 - 212.

[41] Sherrington C, Lord SR, Herbert RD (2003) A randomised trial of weight-bearing versus non-weight-bearing exercise for improving physical ability in inpatients after hip fracture. Aust J Physiother 49(d50, 0370615):15 - 22.

[42] Sherrington C, Lord SR, Herbert RD (2004) A randomized controlled trial of weight-bearing versus non-weight-bearing exercise for improving physical ability after usual care for hip fracture. Arch Phys Med Rehabil 85(2985158r, 8bk):710 - 716.

[43] Sylliaas H et al (2011) Progressive strength training in older patients after hip fracture: a randomised controlled trial. Age Ageing 40(2):221 - 227.

[44] Tsauo JY, et al (2005) Effects on function and quality of life of postoperative home-based physical therapy for patients with hip fracture. Arch Phys Med Rehabil 86:1953 - 1957.

[45] Bean JF et al (2004) Increased Velocity Exercise Specific to Task (InVEST) training: a pilot study exploring effects on leg power, balance, and mobility in community-dwelling older women. J Am Geriatr Soc 52(5):799 - 804.

[46] Rimmer JH, Henley KY (2013) Building the crossroad between inpatient/outpatient rehabilita-tion and lifelong community-based fitness for people with neurologic disability. J Neurol Phys Ther 37(2):72 - 77.

[47] Chang FH et al (2015) Does self-efficacy mediate functional change in older adults participating in an exercise programme after hip fracture? a randomized controlled trial. Arch

Phys Med Rehabil 96(6):1014－1020.

[48] Salkeld G et al (2000) Quality of life related to fear of falling and hip fracture in older women:a time trade off study. BMJ 320(7231):341－346.

[49] Schwartz CE et al (2006) The clinical significance of adaptation to changing health: a meta-analysis of response shift. Qual Life Res 15(9):1533－1550.

11 多学科专业团队:沟通与协作

David R. Marsh
翻译:李荣娟,谢添;一校:芮云峰;二校:陈辉

本书多个章节都清晰地表明,很多学科在对老年骨折患者提供高质量的治疗方面都有着重要的贡献。但是,任何学科单独参与并不能确保其成功。我们常说"众人拾柴火焰高",我们也常自省"厨子多了做不了好汤",因为工作中有太多的方面常常混淆不清、缺乏统一的认识,而且宝贵的资源并未获得高效的利用。显然,高效的多学科工作的关键在于参与的不同角色之间的沟通和协作。那么,一个正在尝试采用老年骨科学治疗模式的骨折单元该如何来实现这一目标呢?

许多国家的指南都描述了在多学科团队中不同角色应该如何最好地统筹他们的精力去管理好脆性骨折的患者。在脆性骨折联盟网站[1]上有这些指南更新的目录(选择一个区域,然后点击脆性骨折护理指南选项)。在2014年出版的文章中,作者对美国发展形成的老年骨折中心模式做了充分的描述[2],该模式提倡比欧洲的指南稍专业的标准化的解决方案和更典型的规章制度,无论采用哪一种方法,在某一具体的骨折治疗单元实施时,都需要有协议,可以是由这家医院不同学科领导签署授予的某种手册或谅解备忘录。英国国家髋部骨折数据库网站有一个资源板块[3],包含适用于独立医院的老年骨科手册的模板,同时也包含:

- 对老年骨科医师和老年骨科专科护士工作计划的建议。
- 描述老年骨科护理不同模式的出版物的链接。
- 典型病例和展示成本效益的出版物的链接。

D. R. Marsh:University College London, London
E-mail: d. marsh@ ucl. ac. uk

11.1 督导组（指导小组）

在医院中，这个项目的启动首先要通过各个临床领域和学科代表成立督导组，来复查审核应用于老年骨折患者的整个临床路径。一旦所有相关同事对互相合作的安排知情并达成一致，那么督导组继续定期开会很重要，会议讨论包括策略方针、质量改进工作和临床监管。

实际上，这样一个督导组的启动和领导，需要具备几个这样的主导者：他们已经认识到如何才能让多学科路径变得更好、更有效，尤其是对数量巨大、花费高昂的髋部骨折患者。他们可以是骨外科医生、老年科医生、麻醉医生、护士，事实上，他可以是这家医院髋部骨折医疗护理工作之中任何一个有决心改变现状的积极分子。脆性骨折联盟的存在正是为了产生和发展这样的主导者，并将他们与全世界志同道合者联系起来。

尽管督导组本身需要维持可控的规模来保证开会的效率，但是让更广泛的听众偶尔地参与其中，提高参与脆性骨折护理工作的所有医护人员的一般知识水平和参与程度也很重要。如果一个骨折治疗单元选择参与本书第1章所提到的髋部骨折数据库，那么，在日常会议中进行有关数据的讨论（如临床审计、死亡率和发病率回顾等）是一个不错的方法。

11.2 老年骨科病区查房

包含多学科服务的核心活动之一是老年骨科病区的查房。在这里，我们再一次使用“老年骨科学”这个术语来涵盖其高级医师的参与原则，这些医师具备衰弱和老年患者相关实际问题的专业知识。这种模式的病区查房形式多样：它可以是每周一次或几次到病床边查看患者的正式查房，或者早上第一件事可能是快速交班讨论或创伤会议，再或者可能会有更长、更正式的多学科诊疗组（MDT）会议，其中会详细讨论患者的出院计划。

在任何情况下，如果让老年科医师或其他医师独自去诊察患者，在其病例记录中留下诊疗建议，这并不是理想的做法。如果由负责脆性骨折病人日常病房护理的年轻外科医生和专科护士陪同，效果会好很多。这样的活动具有很高的教学性质，如果能够理解每个决策背后的合理性，所需的行动更有可能得到妥善的执行。

11.3 专科护士

正如第 9 章中所述,许多成功的老年骨科服务关键取决于护士的投入。培训对老年脆性骨折患者特别感兴趣的护士会是最有价值的投资之一。他们可以来自骨科或者老年科,他们在骨折病区的作用可以称之为“髋部骨折护士”“老年创伤协调员”,或者其他种种可能的名称。关键是他们长期在骨科病区工作,而且还和医疗上负责患者的老年科或其他专科的医生保持紧密的联系。

当然,专科护士并不是孤军奋战,他们领导所有在骨折病区管理老年创伤患者的护士。因为,与年轻医生在各种临床培训中轮转不同,专科护士长期在那里工作,他们能够在高年资医生的指导下迅速地深入了理解临床的需求和可能的并发症。

专科护士的自主权在各个国家之间的差异很大,比如在英国,护士有权预约检查和开处方药。但不幸的是,随着髋部骨折数量的激增,在那些老年科医生紧缺、对老年骨科护理需求最迫切的国家,公共医疗卫生服务文化并不支持护理的自主权。一些护理组织,比如国际骨科护理合作组织[4],正在尝试改变这种现状。

本章编写目的,也是为突出骨折病房护士的重要,他们自然而然地成为连结投身于脆性骨折病人的其他专业人士的主要人员。因为,作为骨折病房护士中的一员,他们一直与患者在一起。也因为如此,他们在确保患者亲属和照顾者充分了解患者病情方面也起着主导作用。

11.4 其他关键角色

对脆性骨折患者而言,麻醉师是一个关键的群体。在许多医院,对创伤患者的麻醉工作是按照包括很多麻醉医师参与的排班表进行的,没有麻醉医师会欢迎衰弱的老年患者。但是,正如第 7 章所述,这些患者是最具挑战性和最有趣的群体之一。一个对此感兴趣的麻醉医师,会对这项工作带来巨大的改变和获得相当可观的效益。麻醉师和老年骨科医生之间的关系至关重要,当老年骨科医生说“这个患者目前状态就这样了,再延误手术会有危险的”的时候,麻醉师认为他们比外科医生说同样的事情要更可信。应尽一切努力保证在多学科诊疗督导组中有一位麻醉医师,其中利弊在第 7 章已有所描述,他能够带来的回报是多学科团队可以制定出一个让所有人工作都变得更简单的标准化髋部骨折患者诊疗路径。

正如第 10 章所述,康复的质与量会直接影响患者的最后结果。在有康复专业的一些国家,康复医师的参与,尤其是他们和老年骨科医生保持良好的沟通十分重要。在一些国家,老年科医生主导病人的康复锻炼;而在另外一些国家,病人的康复锻炼仍是骨科医生担负的责任。无论是哪一个医学专业主导康复,物理治疗师都发挥着关键的作用。尽管团队的所有成员,尤其是护士,每天都帮助患者恢复日常活动,但物理治疗师在指导力量和平衡训练中发挥着特殊的作用。这不仅对患者恢复活动至关重要,而且在通过预防跌倒来降低患者发生再骨折风险方面也有很大的帮助。难题在于如何实现在院期间的术后理疗与出院后的长期跌倒预防之间的无缝衔接,预防跌倒与骨质疏松症治疗并列为二级预防的两大支柱之一。

11.5 文档记录

正如以上所述,尽管团队成员都希望随时都能像病区查房那样尽可能地在一起,但不在一起的情况下,就需要有文档记录来确保信息的传输。传统模式下,医生有病历笔记,护士有护理笔记,物理治疗师也有他们自己的记录,这些并不适合作为多学科团队系统的临床记录。目前综合的老年骨科部门几乎都使用这种或那种单一的多专业的文档记录。

此外,很多情况下,使用好表格能够提高记录信息的效率,并且可以很好地提醒小组成员们需要完成的任务。这最终表现为可用于髋部骨折患者管理的各种集束化治疗路径(integrated care pathways, ICP)。许多评估表和综合医疗路径可以从类似于英国国家髋部骨折数据库这样的网站的资源板块下载获取[3]。

当骨折单元参加到审计过程中,如髋部骨折审计数据库的审计,这些表格就显得特别重要。这些表格应该被设计成类似数据库输入页面的样子,这样就可以方便缺乏临床经验的人进行数据录入,而让经验丰富的人去做其他的工作。

对于老年骨科医生,正如英国老年病学学会白皮书[5]介绍的那样,综合性老年人评估法是一种识别脆弱患者并预测可能的围术期并发症的综合方法。

11.6 共管医疗的领导

老年骨科学概念意味着骨科医生和老年科医生或者其他医生之间的责任分担。显然，手术过程是外科医生的责任，一个早期、高质量的手术对于患者坚定地走上康复之路是至关重要的。正因为如此，多数观点认为髋部骨折患者一开始最应该去的地方是创伤病区。然而，为提供良好和具有成本效益的全方位的医疗而需要解决的大多数其他问题是医疗或社会问题。老年骨科医生最适合领导这一过程并协调其他学科的投入，旨在实现患者的早期高效的出院。

英国的经验表明，每个老年骨科医生的工作安排按照每年 100 例髋骨骨折来计算，每周要有 8 小时专用临床时间。这对于一个每年 400 名患者的骨折病房来说，大约需要一名全职顾问。如果需要他们照看所有的脆性骨折，则需要更多的老年骨科医师。考虑到假期和缺勤，安排多个兼职顾问要比一个全职顾问更加灵活、容易调整。

参考文献

[1] Fragility Fracture Network (2016) Global Regions, [Online]. Available: http://fragilityfracturenetwork.org/global-regions/. Accessed 19 June 2016.

[2] Friedman SM, Mendelson DA (eds) (2014) Fragility Fractures. Clin Geriatr Med 30(2):175-394.

[3] The National Hip Fracture Database (2016) Other resources, [Online]. Available: http://www.nhfd.co.uk/20/hipfractureR.nsf/ResourceDisplay. Accessed 19 June 2016.

[4] ICON (2016) International collaboration of orthopaedic nursing, [Online]. Available: http://orthopaedicnursing.org/. Accessed 19 June 2016.

[5] Cooke M, Oliver D, Burns A (2012) Quality care for older people with urgent & emergency care needs ('Silver Book'). [Online]. Available: http://www.bgs.org.uk/campaigns/silverb/silver_book_complete.pdf. Accessed 21 June 2016.

12　如何实施骨折联络服务

C. Cooper, M. C. Schneider, M. K. Javaid, K. Åkesson,
B. Dawson-Hughes, R. Rizzoli, J. A. Kanis,
and J. Y. Reginster viii
翻译:李 洁,刘俊延;一校:王晓庆;二校:倪明

12.1　介绍

对于 50 岁以上的人来说,1/3 的女性和 1/5 的男性会发生脆性骨折[1-3]。事实上,脆性骨折非常普遍。据估计,世界范围内每 3 秒就会发生一例脆性骨折[4]。随着人口老龄化,骨质疏松症将会导致脆性骨折发生增多,并使情况进一步恶化。除了明显增加的人力成本外,脆性骨折增加的经济成本也显而易见。欧洲每年这方面的费用估计已经超过 370 亿欧元[5],美国每年为 200 亿美元,中国到 2020 年预计将达到 125 亿美元。

C. Cooper: NIHR Musculoskeletal Biomedical Research Unit, Nuffield Department of Orthopaedics, University of Oxford, Oxford, UK; MRC Lifecourse Epidemiology Unit, University of Southampton, Southampton General Hospital, Southampton SO16 6YD, UK
E-mail: cc@mrc.soton.ac.uk
M. C. Schneider: International Osteoporosis Foundation (IOF), Nyon, Switzerland
M. K. Javaid: NIHR Musculoskeletal Biomedical Research Unit, Nuffield Department of Orthopaedics, University of Oxford, Oxford, UK
K. Åkesson: Department of Orthopaedics, Malmö Skåne University Hospital, Malmö, Sweden
B. Dawson-Hughes: Jean Mayer USDA Human Nutrition Research Center on Aging, Tufts University, 711 Washington St., Boston, MA 02111, USA
R. Rizzoli: Division of Bone Diseases, Geneva University Hospitals and Faculty of Medicine, Geneva, Switzerland
J. A. Kanis: Centre for Metabolic Bone Diseases, University of Sheffield Medical School, Sheffield, UK
J. Y. Reginster: Department of Public Health, Epidemiology and Health Economics, University of Liège, Liège, Belgium

对骨质疏松症的诊治是降低脆性骨折发生的一项关键措施。许多研究表明脆性骨折显著增加了再次骨折的风险[8]。因此,初次脆性骨折患者是骨折发生的主要高危人群。尽管初次脆性骨折很容易诊断,并且有效的药物治疗可以显著地降低再次骨折的风险,但在这其中仍然存在一个重大的医疗缺口[9]。实际上,出现在医疗保健专业人员面前的大部分脆性骨折患者,并没有对其骨质疏松症这一根本病因进行诊治[5,7,9]。据估计,只有20%的骨折患者接受了适当的评估和治疗。由于这一医疗缺口,使一些本可以避免的骨折发生了,给病人、家庭、护理人员、医疗保健服务和整个社会造成重大负担。国内和国际指南以及文献调查均推荐骨折联络服务(fracture liaison services, FLS)模式,可有效地弥补这一医疗缺口。

12.2 FLS 的解决方法

骨折联络服务,俗称 FLS,是以协调员为基础的由卫生保健系统实施的继发骨折预防服务,对已有骨折患者的骨质疏松症和跌倒风险进行系统管理[11,13~16]。FLS 为脆性骨折患者的常规评估和管理提供了一种人员组织保障。FLS 是一个由具有责任心的利益相关者组成的团队,并聘请专职协调员作为病人和骨科团队、骨质疏松症和预防跌倒服务以及主治医生之间联系的纽带。FLS 可以位于二级和/或初级护理医疗机构,并且需要获得有行医资格人士的支持,他们可以是一名具有预防脆弱骨折专长的医院医生或具有专业兴趣的初级医疗机构的医生。

尽管 FLS 的成效已被证实,但现如今在世界各国建立 FLS 数量上仍然存在长期不足。在欧洲,27 个国家中 19 个国家在不到 10%的医疗机构中存在 FLS[17](图 12.1)。在亚太地区,16 个国家中有 9 个国家报道称医院没有 FLS。在剩下的 7 个国家中(包括中国、日本和澳大利亚),拥有 FLS 的医院的比例在 1%~25%之间。只有新加坡称已在医院中广泛建立 FLS (>50%)[19]。重要的是,在 FLS 模式已经存在的地方,服务设计中存在的多样性使衡量服务效果和评估患者的潜在效益变得困难[4]。从政策出发,设定一个统一的卫生保健标准,然后以这一标准衡量服务,是改善病人管理的一种有力工具。国际骨质疏松症基金会(IOF)识别骨折® (CTF)项目制定了继发性骨折预防的准则和标准。CTF 项目制定标准并用这些标准来评估 FLS,收集同构数据点并在全球范围内对效果提供一致性的评估。2013 年的一项研究表明,这是唯一能够评价世界各地不同的医疗保健系统服务的组织结构标准[15]。

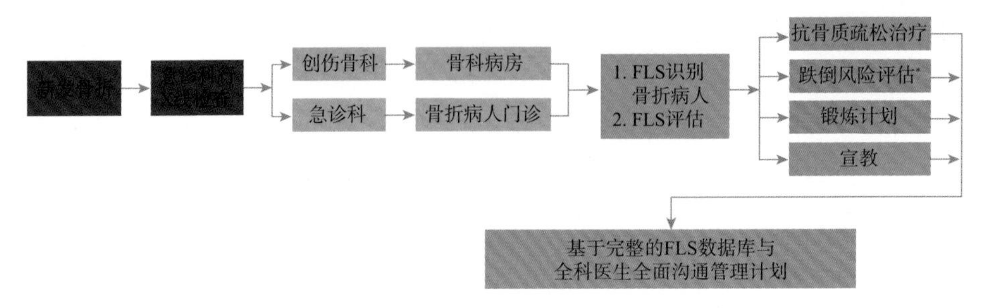

图 12.1 英国医院骨折联络服务事例

在适当情况下，对老年患者进行鉴别，并且做跌倒风险评估。

12.3 如何实行 FLS

FLS 主要通过四个相互关联的阶段实施：将继发性骨折的预防作为政策重点，可实现的财政计划、FLS 实施，以及 FLS 的不断改进和可持续性发展（图 12.2）。

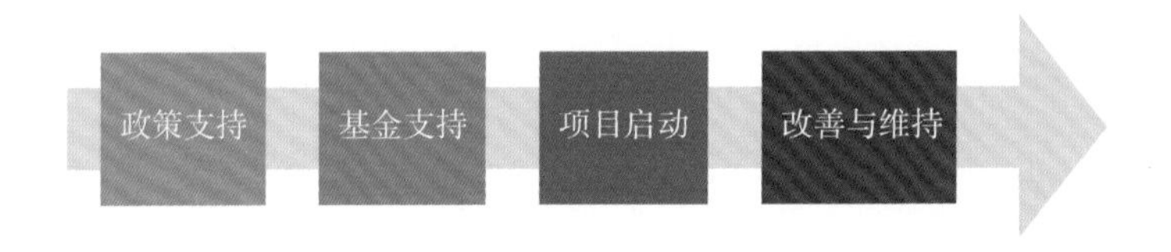

图 12.2 FLS 的实施阶段

财政计划成功的关键是服务机构能为健康和社会保健系统储蓄提供中、长期的效益。该效益要求计算出该地点每年预期的脆性骨折数量，以及被识别、研究、开始治疗和坚持治疗的数量，以此来评估避免脆性骨折的数量。常见骨折病人包括髋部骨折病人、其他住院治疗的脆性骨折病人、在创伤门诊治疗的骨折病人和椎体骨折病人。在英国，英国国家骨质疏松症学会已经为国家卫生系统开发出类似的计算方法。有了 FLS 每年可以预期的病人数量，以及为了识别、研究、开始和监测而提供的服务类型，可以推算出运行 FLS 所需的资源，也可预知 FLS 的成本。FLS 的服务模式应该是由 IOF 的 CTF 最佳实践框架告知（见下文）。遵循这个框架有助于确保所选择的服务模型适用于 FLS 所观察的患者。FLS 很有可能需要专业从业人员、管理员、信息技术、工作场所、骨密度测定、血液检查，以及对人员的培训。

从最初打算到在本地建立 FLS 进步为一个有竞争力的业务提案，需要自身精心的项目管理(表 12.1)。

表 12.1 FLS 项目管理

计划
建立一个多学科的 FLS 项目团队,其中可能包括在你们的医院或卫生系统中的以下人员:
骨质疏松方面权威的临床医生
对髋部骨折手术有兴趣的骨科医生
老年医学专家
放射学或核医学专家
相关专科护士、物理治疗师及联合的医疗保健专业人员
医院或卫生系统药学组代表
地方初级保健医师代表
负责新业务的医院或卫生系统管理部门的代表
进行现状调查,确定脆性骨折患者的医疗缺口:
≥50 岁男性和女性出现脆性骨折的数量
≥50 岁男性和女性根据相关的临床指南获得骨折后骨质疏松治疗的比例(BMD 测试及骨质疏松药物)
审查以往对脆性骨折护理的地方审计的任何数据
设计标准 FLS 服务模式,消除管理差距:
书写具体和时间相关的宗旨和目标
确定如何获知脆性骨折患者
为适当的设定编写病例追查的草案,例如住院病房、骨折诊所、诊断性影像学等
确保多学科 FLS 项目团队的所有成员支持标准的 FLS 模式
在 FLS 诊所启动之前,确保管理规程得到相关地方和国家机构批准
与利益相关者讨论所有文件和通信机制
从事医院或卫生系统管理,为试验阶段提供资金
要求
实现标准服务模式
在整个试验阶段收集审计数据

续表

研究
从提供的护理审计中分析改进
改善标准服务模式以进一步提高性能
行动
执行改进方案并监控性能改进
通过持续不断的审计和评审,重复 PDSA 循环

执行 FLS 需要精细化管理。其目的是在一组患者(例如门诊患者或髋部骨折患者)中,优化从识别到监控的二级骨折预防,然后在成功运行时,再扩展到其他病人组。有效的项目管理是这一阶段成功的关键,相比于为了资助一个 FLS 要求取得一个有竞争力的金融案例的技能,这是一种不同的技能组合。因为经常缺乏有经验的从业人员,需要考虑征聘和培训工作人员。世界上有一些国家提供关于继发性骨折的预防和 FLS 实施的教育课程[20]。可能需要额外的工作来制定能够辨别患者的临床路径,包括安排 DXA 扫描,血液样本采集排除导致骨质疏松的次要因素,并且基于从髋部骨折开始到合并其他骨折的骨折类型来增加 FLS 的范围(非髋关节患者,然后是门诊患者,最后是脊椎患者),如图 12.3 所示。一旦最初的 FLS 开始运行,有几种方法进一步扩展:

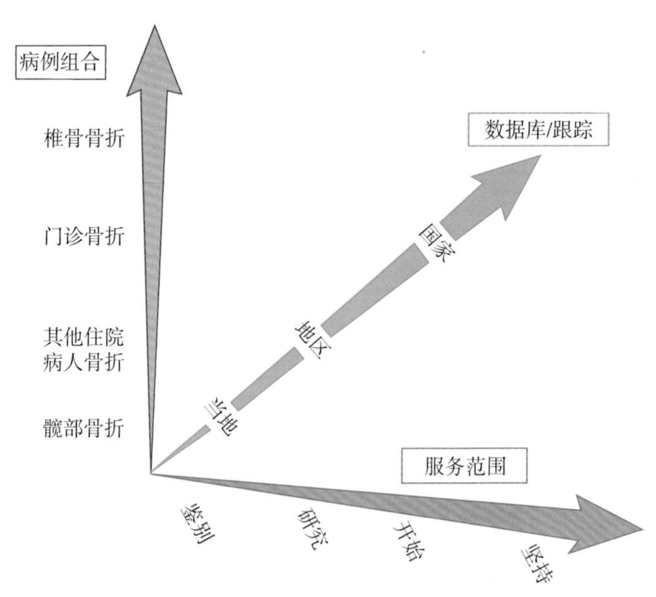

图 12.3 实施 FLS 的步骤

（1）运行一个优秀的FLS中心作为样板，然后扩展到其他地区。确定参照中心，然后将其作为标准用作于同一区域/国家内其他中心。FLS协调员应该作为一个国家拥护者，并应促进国际化的标准来有效地运行FLS。

（2）从B型（2i）到A型模式（3i）逐渐增加FLS模式的强度。2013年的一项对骨折后护理模式的系统回顾性研究，为分类提供了一个非常有用的框架[13]。FLS模式根据脆性骨折患者的识别、研究和开始（被称为3i）水平进行分类，归纳为A－D四种类型。A型模式提供了3i；B型模式提供了2i（包括识别和调查）；C型模式提供了1i（识别）；D型模式是最低级即当没有前瞻性的病例发现出现时。骨折后护理模式的强度越大，效果越好。在相同的基础设施条件下，一个B型模型可以很容易地扩展为一个A型模型。GANDA系统评价报告称FLS显著降低重复骨折率[13]。

（3）基于区域/省卫生行政管理数据库或其他电子医疗记录系统患者身份的识别，加强干预。根据诊断性影像学发现椎体骨折病例。椎体骨折使未来骨折风险增加2～5倍，进而降低生活质量，增加患者发病率和死亡率。就骨质疏松症的评估和治疗而言，他们是诊断最少的骨折类型[24-26]。在医院有相当多的人因为骨质疏松以外的原因，进行诊断性影像学检查，这给椎体骨折的病例发现提供了机会[27]。

（4）实施区域性的FLS A型模式（3i）。这是一种最快的扩展方法：从一开始就尽可能在最短的时间范围内实现健康收益最大化。

（5）维持一个FLS。维持FLS需要定期检查识别的患者数量、评估时间、骨折和跌倒介入的治疗率、对骨折和跌倒以及介入的监测评估时间、参与者满意度和经验问题以及参与国家和/或国际同行审查和/或审计方案。

12.4 俘获骨折®计划

12.4.1 描述

为了支持和推动全球范围内有效护理模式的使用，IOF于2012年3月在法国波尔多举行的IOF欧洲骨质疏松症和骨关节炎大会上启动了CTF计划。这个由专家引导和基于证据的项目，旨在通过促进FLS在全球层面的实施，减少继发性骨折的发生。最佳实践框架（BPF）是CTF开发的主要资源，它为FLS设定标准，作为现有FLS的基准，并成为发展有效FLS的指导工具[15]。为了努力让全球医学界参与进来，CTF提供了一个最佳实践识别方案。在该方案中，FLS可以将其服务提交给IOF，以获得对BPF标准的评估，从而获得对成果认可的金、银或铜星。然后 FLS 被放在最佳实践的陈列柜内,并被绘制于显示参与的 FLS 和它们各自的成就水平的最佳实践 CTF 示意图上(图 12.4)。为了促进变革,地图可作为在世界范围内可见的 FLS 及其成就和继发性骨折预防机遇与发展领域等方面的可视化展现。

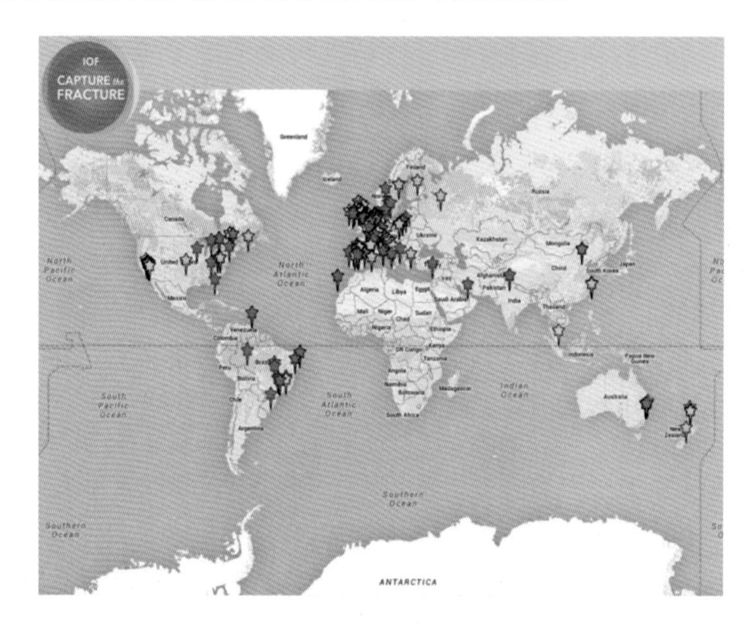

图 12.4 最佳实践的 CTF 示意图

12.4.2 最佳实践框架(BPF)

最佳实践框架(BPF)由指导委员会建立,并根据世界范围内已建立的骨折联合照护服务(FLS)领导人反馈的信息进行修改成型。BPF 的各项标准能够积极推进各国有效开展 FLS,并为当地居民提供服务,同时,也为预防再次骨折的主要利益相关者带来了机遇和挑战。BPF 设定了 FLS 的国际标准,阐明开展 FLS 的必要因素和次要因素,并以此作为 IOF 奖励“全球最佳识别骨折共识”的评估标准。下面将详述 13 个全球认可的 BPF 标准[15]:

12.4.2.1 标准 1:患者识别

确定骨折患者所在医疗机构(包括住院、门诊设施以及健康护理院)能够完成再次骨折的预防,该标准确定了骨折患者的识别路径,规范哪些医疗机构只能管理住院患者,哪些医疗机构只能管理门诊患者,而哪些医疗机构可以同时负责管理住院及门诊患者。

12.4.2.2 标准 2:患者评估

对机构内确认的骨折患者进行再骨折风险评估。依据该标准可以评估医疗机构或系统内一种骨折患者存在再骨折风险比例。前面标准已经明确，哪些医疗机构适合管理住院患者或门诊患者，或同时管理住院和门诊患者。通过该标准能够判断在何种情况下是最佳的实践方案，而无须评估骨折风险直接给予患者提供治疗方案（例如80岁以上的老年患者）。

12.4.2.3 标准3：骨折后的评估时间

预防再骨折的骨折后评估必须在骨折后的恰当时机开始。何时开始骨折后的评估至关重要，该评估可由任何有资质的医疗机构承担，但必须在FLS的协调人员跟踪下完成，而且必须包括骨密度检测、风险评估等相关的骨折后评估要素，以确保完成正规的骨折风险评估流程。

12.4.2.4 标准4：椎体骨折

医疗机构通过评估体系筛查出既往未诊断的椎体骨折患者，并对该类患者进行再次骨折预防的评估。目前仍有很多椎体骨折病人未被发现或识别，该标准旨在建立相关体系，以此筛查出在任何机构就诊或者住院的椎体骨折患者。椎体骨折患者的骨密度及其他资料信息能够明显提高再次骨折风险的预测。

12.4.2.5 标准5：评估指南

医疗机构中确定是否进行干预的再次骨折预防评估应符合当地和所在区域/国家的标准，该标准主要包括两个方面。第一，该标准要求机构遵循所在国家/地区专家同行达成的共识指南；第二，该标准强调有效的FLS能够在整个国家健康保健体系的团队合作中发挥重要的领导作用，并且能够促进和勾画再次骨折预防的国家标准。

12.4.2.6 标准6：骨质疏松的继发性原因

医疗机构可以通过进一步的检查（例如骨密度降低潜在风险的血液学检查）确定需要接受预防再次骨折治疗的患者的比例。明确患者骨质疏松的病因非常重要，建议遵循规范的路径筛查出引起骨质疏松的继发性原因。

12.4.2.7 标准7：预防跌倒服务

脆性骨折的患者具有较高再次跌倒的风险，需要进一步评估是否需要接受预防跌倒服务。该评分标准基于医疗机构是否能给患者提供预防跌倒服务。评估完成后，这一基本标准能够确定病人是否需要预防跌倒服务。

12.4.2.8 标准8：综合健康及生活方式危险因素评估

脆性骨折患者需接受综合健康及生活方式危险因素评估，通过改善健康及生活方式降低再次骨折的风险，对于高风险患者应转诊至相应的多学科专业医生进行进一步评估和治疗。除了药物治疗，评估健康或生活方式方面任何能够导致再次骨折的潜在危险因素，并给予相应的干预措施至关重要。及时发现患者的危险因素，例如吸烟、饮酒、营养不良、缺乏锻炼、协调性差或者平衡性差,并采取积极的健康管理措施有助于预防再次骨折。

12.4.2.9 标准 9:启动药物治疗

所有未接受治疗的 50 岁以上骨折患者均应启动就医流程,初级保健医生应根据所在国家/地区的循证指南给予患者合理的抗骨质疏松药物治疗。并不是所有的 50 岁以上骨折患者都需要接受药物治疗,该标准主要是针对依据指南应接受药物治疗的患者。

12.4.2.10 标准 10:药物治疗评价

正在接受抗骨质疏松治疗的患者如果发生骨折需要进行再次评估,包括评估患者用药的依从性、是否需要调整药物治疗方案以及是否需要给予患者积极的非药物干预措施。该标准旨在评价 FLS 是否关注到正在接受抗骨质疏松治疗但仍发生骨折的患者人群,以及是否评估了该亚组患者所占的比例。

12.4.2.11 标准 11:沟通策略

医疗机构的 FLS 管理方案由初级和中级保健医生相互沟通,内容包含医疗保险公司所需及允许获得的信息。该标准旨在明确 FLS 管理方案的具体内容以及相关临床保健医生之间管理方案的沟通,从而确保医疗团队的观点与 FLS 推荐的观点相一致。

12.4.2.12 标准 12:长期管理

医疗机构具有长期随访循证干预和长期遵循的方案,该标准明确了实施长期骨折风险管理的具体流程。具备地区基础初级保健机构的健康保健体系,必须包括开展骨折后护理的流程[9]。在缺乏基础初级保健机构的保健体系中,FLS 必须建立能够跟踪随访患者或者照护者的反馈机制。

12.4.2.13 标准 13:数据库

所有明确诊断脆性骨折患者的信息资料都应录入数据库,并最终被国家中心数据库记录在案。创建一个有效的数据库对于加强 FLS 管理是至关重要的,有利于在全国范围内对 FLS 机构进行标准化管理。

12.4.3 识别方案

BPF 提供了一种全球公认预防再次骨折的精湛方法。申请机构获得 IOF 最佳实践认可的方法如下:① 申请机构的 FLS 应以 CTF 为特征,包含健康保健系统的名称、地点、链接以及方案展示;② 申请机构将获准使用 IOF 批准的 CTF 最佳实践标识用于相关网址和资料。最佳实践申请机构有机会接受 FLS 同行评审,并且有机会改进病人的护理和康复过程。该方案提供了世界 FLS 团队共享最佳实践策略的平台,对于改进世界脆性骨折患者的护理发挥重要作用。

网站将独立完成骨折服务调查问卷,并将此提交给 CTF 委员会。委员会将进行 FLS 总结,对四组主要的脆性骨折患者(髋部骨折、其他骨折住院患者、门诊骨折患者和椎体骨折患者)及其组织特征依照 BPF 标准从行政和临床两个方面予以评分。总结概要草案将信息资料反馈到网站,并可能需要进一步补充资料。该网站总结收到的反馈信息并提交给委员会审议通过,并形成最终的总结报告。那些授予最佳实践认可的机构将出现在 CTF 网址的交互式地图上并被 IOF 授权可以使用 CTF 最佳实践认可的标识和证书(图 12.4)。

12.4.4 结果和评论

制定 BPF 是为了确保启动 FLS 时能够符合质量控制标准,该标准的内容主要围绕骨折的部位(包括髋部骨折、非髋部骨折住院病人、门诊病人和椎体骨折)、服务范畴(包括骨折的识别、确诊、启动干预以及监控)及组织要素(图 12.3)。尽管 FLS 作为预防再次骨折的推荐模式能够有效弥补服务缺陷,但由于全球预防骨折的规模和范围存在差异性,因此,各地健康保健系统同预期存在较大差异。在不同领域之间,预防髋部骨折方面要明显好于椎体骨折。研究结果表明,目前预防椎体骨折的有效方案有待进一步完善,已建立服务设施需进一步提高以满足这一需求。方案包括应用 IOF 推荐的椎体骨折教育方案培训放射学医技人员以及专科医生、研发自动椎体骨折评估(VFA)工具识别意外椎体骨折、包含 VFA 的标准 DXA 评估以及评估不同服务传递方式的临床试验。

不同区域在纳入跌倒预防服务范畴的初级标准和次级标准、数据库的建立以及长期用药依从性方面也存在差异性。FLS 评估能够识别需要跌倒预防紧急干预的患者,传统模式则给予患者不同的跌倒服务。已上传的数据显示,尽管全球设定了接受预防跌倒服务的最低标准,但未接受预防跌倒有效干预的患者人群仍存在较大差异性。尽管全球评估的问卷、血液和影像学检查方法具有共性,大多数医疗机构的数据库评分仍然较低。数据库非常重要,通过它可以使区域间相互连接,使国家发现不同病人结果的多样性和改良服务。全国髋部骨折数据库是已存数据库的典范,其他骨折也应推行类似的数据库并使其国际化[28-31]。此外,慢病患者服药的依从性非常重要,由于缺乏用药获益明显改善的临床症状、服药产生的消化不良等副作用、患者共病所需多种合并用药等原因,服药的依从性对于骨健康来说仍是极大的挑战[32-34]。目前,如何应用患者病历、医生报告、骨转化指标[35,36]以及骨密度检查[37]识别服药依从性较差的患者仍缺乏共识,改善服药依从性的干预效果欠佳[38-39]。

该方案的初步研究结果表明,尽管国家和地区的健康保健系统存在广泛差异，在全球范围实施同一方案仍具有可行性，其结果值得期待[40]。

结论

文献回顾性研究表明[14]，大多数有效的再骨折预防系统需要专职协调员，专职协调员成为骨科团队、预防骨质疏松和跌倒服务、患者以及主要保健医生之间的联系纽带。全球许多国家以协调员为基础的骨折后照护模式已经成功预防再次骨折，并取得较高的经济效益[12]。为促进以协调员为基础的多学科再次骨折预防模式的开展，IOF 认为推行 CTF 方案是全球改善患者照护和降低螺旋骨折相关医疗费用的最重要的一件事。CTF 方案已经成为规范化 FLS 的最佳实践框架，以此确保开展脆性骨折管理工作的有效性。

致谢：感谢所有参加国际骨质疏松症基金会识别骨折项目的骨折联络服务的申请人！

参考文献

[1] Kanis JA et al (2000) Long-term risk of osteoporotic fracture in Malmo. Osteoporos Int 11(8):669 - 674.

[2] Melton LJ 3rd et al (1998) Bone density and fracture risk in men. J Bone Miner Res. 13(12):1915 - 1923.

[3] Melton LJ 3rd et al (1992) Perspective. How many women have osteoporosis? J Bone Miner Res 7(9):1005 - 1010.

[4] Johnell O, Kanis JA (2006) An estimate of the worldwide prevalence and disability associated with osteoporotic fractures. Osteoporos Int 17(12):1726 - 1733.

[5] Hernlund E et al (2013) Osteoporosis in the European Union: medical management, epidemiology and economic burden. A report prepared in collaboration with the International Osteoporosis Foundation (IOF) and the European Federation of Pharmaceutical Industry Associations (EFPIA). Arch Osteoporos 8:136.

[6] Cummings SR, Melton LJ (2002) Epidemiology and outcomes of osteoporotic fractures. Lancet 359(9319):1761 - 1767.

[7] Akesson K, Marsh D, Mitchell PJ (2012) Capture the fracture a global campaign to break the fragility fracture cycle. World Osteoporosis Day Report 2012. The report is available online: https://www.iofbonehealth.org/capture-fracture-report-2012..

[8] Kanis JA et al (2014) Goal-directed treatment of osteoporosis in Europe. Osteoporos

Int 25(11):2533－2543.

[9] Cooper C et al (2012) Long-term treatment of osteoporosis in postmenopausal women: a review from the European Society for Clinical and Economic Aspects of Osteoporosis and Osteoarthritis (ESCEO) and the International Osteoporosis Foundation (IOF). Curr Med Res Opin 28 (3):475－491.

[10] Solomon DH et al (2014) Osteoporosis medication use after hip fracture in U.S. patients between 2002 and 2011. J Bone Miner Res 29(9):1929－1937.

[11] Eisman JA et al (2012) Making the first fracture the last fracture: ASBMR task force report on secondary fracture prevention. J Bone Miner Res 27(10):2039－2046.

[12] Marsh D et al (2011) Coordinator-based systems for secondary prevention in fragility fracture patients. Osteoporos Int 22(7):2051－2065.

[13] Ganda K et al (2013) Models of care for the secondary prevention of osteoporotic fractures: a systematic review and meta-analysis. Osteoporos Int 24(2):393－406.

[14] Sale JE et al (2011) Systematic review on interventions to improve osteoporosis investigation and treatment in fragility fracture patients. Osteoporos Int 22(7):2067－2082.

[15] Akesson K et al (2013) Capture the Fracture: a Best Practice Framework and global campaign to break the fragility fracture cycle. Osteoporos Int 24(8):2135－2152.

[16] Mitchell PJ (2011) Fracture liaison services: the UK experience. Osteoporos Int 22 (Suppl3):487－494.

[17] Kanis JA et al (2013) SCOPE: a scorecard for osteoporosis in Europe. Arch Osteoporos 8:144.

[18] Mithal A et al (2014) The Asia-pacific regional audit-epidemiology, costs, and burden of osteoporosis in India 2013: a report of international osteoporosis foundation. Indian J Endocrinol Metab 18(4):449－454.

[19] Secondary prevention of osteoporotic fractures—an "OPTIMAL" model of care from Singapore. Chandran M, Tan MZ, Cheen M, Tan SB, Leong M, Lau TC. Osteoporos Int. 2013; 24(11):2809－17. doi: 10.1007/s00198-013-2368-8. Epub 2013 Apr 25. PMID: 23615816.

[20] Australia /New Zealand: http://osteoporosis.org.nz/, Canada: http://www.osteoporosis.ca/fls/. utm_source=Home+Page&utm_medium=Menu+Button&utm_campaign=FLS, UK: https://www.nos.org.uk/fls-resources,Singapore:PMID:23615816, USA: PMID: 2401419712.

[21] Ensrud KE, Schousboe JT (2011) Clinical practice. Vertebral fractures. N Engl J Med 364(17):1634－1642.

[22] Lentle BC et al (2007) Recognizing and reporting vertebral fractures: reducing the risk of future osteoporotic fractures. Can Assoc Radiol J 58(1):27－36.

[23] Schousboe JT et al (2008) Vertebral fracture assessment: the 2007 ISCD official positions. J Clin Densitom 11(1):92－108.

[24] Cooper C et al (1992) Incidence of clinically diagnosed vertebral fractures: a population-based study in Rochester, Minnesota, 1985－1989. J Bone Miner Res 7(2):221－227.

[25] Delmas PD et al (2005) Underdiagnosis of vertebral fractures is a worldwide problem: the IMPACT study. J Bone Miner Res 20(4):557－563.

[26] Lems WF (2007) Clinical relevance of vertebral fractures. Ann Rheum Dis 66(1):2－4.

[27] Majumdar SR et al (2012) Interventions to increase osteoporosis treatment inpatients with 'incidentally' detected vertebral fractures. Am J Med 125(9):929－936.

[28] Currie CT, Hutchison JD (2005) Audit, guidelines and standards: clinical governance for hip fracture care in Scotland. Disabil Rehabil 27(18－19):1099－1105.

[29] Heikkinen T et al (2005) Evaluation of 238 consecutive patients with the extended data set of the Standardised Audit for Hip Fractures in Europe (SAHFE). Disabil Rehabil 27(18－19):1107－1115.

[30] Lindley RI (2014) Hip fracture: the case for a funded national registry. Med J Aust. 201(7):368－369.

[31] Thorngren KG (2008) National registration of hip fractures. Acta Orthop 79(5):580－582.

[32] Kanis JA et al (2011) Partial adherence: a new perspective on health economic assessment in osteoporosis. Osteoporos Int 22(10):2565－2573.

[33] Lekkerkerker F et al (2007) Adherence to treatment of osteoporosis: a need for study. Osteoporos Int 18(10):1311－1317.

[34] Rabenda V, Reginster JY (2010) Overcoming problems with adherence to osteoporosis medication. Expert Rev Pharmacoecon Outcomes Res 10(6):677－689.

[35] Burch J et al (2014) Systematic review of the use of bone turnover markers for monitoring the response to osteoporosis treatment: the secondary prevention of fractures, and primary prevention of fractures in high-risk groups. Health Technol Assess 18(11):1－180.

[36] Vasikaran S et al (2011) International osteoporosis foundation and international federation of clinical chemistry and laboratory medicine position on bone marker standards in osteoporosis. Clin Chem Lab Med 49(8):1271－1274.

[37] Bell KJ et al (2009) Value of routine monitoring of bone mineral density after starting bisphosphonate treatment: secondary analysis of trial data. BMJ 338:b2266.

[38] Hiligsmann M et al (2013) Interventions to improve osteoporosis medication adherence and persistence: a systematic review and literature appraisal by the ISPOR Medication Adherence & Persistence Special Interest Group. Osteoporos Int 24(12):2907－2918.

[39] White HJ et al (2010) A systematic review assessing the effectiveness of interventions to improve persistence with anti-resorptive therapy in women at high risk of clinical fracture. Fam Pract 27(6):593－603.

[40] Javaid MK et al (2015) Effective secondary fracture prevention: implementation of a global benchmarking of clinical quality using the IOF Capture the Fracture(R) Best Practice Framework tool. Osteoporos Int 26(11):2573－2578.

13 中国和印度老年髋部骨折的管理：一种弥合证据—实践差距的系统方法

Santosh Rath and Aparajit B. Dey
翻译：徐宏亮，陈民浩；一校：张亚峰；二校：邱晓东

13.1 引言

老年人髋部骨折（HF）较为常见，由于存在骨质疏松，患者常因轻微摔倒而导致骨折，对患者、家庭及医疗保健系统都造成影响[1]。髋部骨折是公认的由骨质疏松引起的代表性骨折[2]，尽管他们在所有骨质疏松性骨折中只占不到20%[3,4]，但全球范围内50岁以上人群与骨质疏松性或脆性骨折相关的医疗保健支出、死亡率和致残率，髋部骨折占了绝大多数[2]。50岁以上人群髋部骨折的发生率在不同人群之间差异很大。髋部骨折发生率随着年龄线性升高，并在晚年呈指数增长。一项来自芬兰的研究报告称，每5个80岁的女性和每2个90岁的女性中就有一例髋部骨折患者[5]。据估计，1990年全世界有166万人次发生髋部骨折[7,8]。由于中国和印度的人口老龄化及寿命延长[10]，预计到2030年将增加到310万，2050年将增加到625万[3,9]。到2050年，预计全球近一半髋部骨折患者将来自亚洲，由此带来的负担堪比一场海啸。

因此，必须立即采取措施，向全球和国家决策者广泛宣传这些事实，并传播预防骨质疏松和脆性骨折及治疗髋骨骨折的最佳方法[11]。

S. Rath：Institute of Global Health Innovations，Imperial College，London，UK
E-mail：s. rath@ imperial. ac. uk
A. B. Dey：AIIMS，New Delhi，India
E-mail：abdey@ hotmail. com

13.1.1 中印两国髋部骨折及其治疗负担的现状

据中国卫生部2003—2006年的一项调查估计，中国50岁以上的人群中，有超过6 940万的人患有骨质疏松症，每年有687 000人发生髋部骨折的风险[12]。这一数字还可能被低估，因为在1992—2006年期间，70岁以上的北京人中，女性髋部骨折数量增加了3.37倍，男性增加了一倍[13]。根据中国的人口预测，到2020年，中国人口将达到14.3亿，而50岁以上的人口将达到4.69亿[12]。在未来几十年里，因髋部骨折所带来的负担将压垮中国的医疗保健系统，并对中国经济带来深远影响。

2004年来自印度的一份报告估计，每年有60万骨质疏松性髋部骨折发生[8]，预计到2026年，这一数字将显著增加，因为印度60岁以上人口的比例将上升到12.4%，而总人口将达到13.6亿人口[14-16]。在印度，年龄超过70岁的老年人，不论性别，普遍患有骨质疏松症[17,18]，他们更容易受到脆性骨折的伤害。尽管髋部骨折是老年人口的常见问题，而且也是骨科的常见病例[15]，但印度有关髋部骨折的流行病学数据有限。

13.1.2 数据

来自高收入国家的数据表明，髋部骨折在老年人群具有较高的发病率和死亡率。髋部骨折后30天和1年死亡率分别为9%和高于20%[1,19]。髋部骨折的住院时间通常在3周以上，几乎一半的老年人无法回归他们原来居住的地方[8]。髋部骨折后的医疗服务时间延长近1年，大部分费用来自长期的治疗[20]。在中国和印度的老年髋部骨折中，有关医疗服务的公开信息很少。

在印度，公共和私营部门都会为老年人提供卫生服务。区级医院或二级医疗机构的外科手术通常仅限于剖宫产和腹部手术，而有限的骨科力量却大部分被交通事故占用了。影像设备和植入物的缺乏是区级医院实施骨科手术的主要障碍。老年髋部骨折患者通常由三级医疗机构处理，且平均转运距离达80km以上[21]。许多人都在寻求传统的接骨治疗，这种治疗很容易获得，也很便宜[22]。

中国的情况与其相似，绝大部分的髋部骨折在市级的三级医疗中心和医院中进行治疗。中国的户口制度限制了农村人口进入城市医院，并可能对髋部骨折患者的手术治疗造成障碍。

13.1.3 治疗成本

根据一项英国Leal等的髋部骨折患者的大型队列研究，估算骨折后第一年和第二年的住院费用分别为14 163英镑和2 139英镑，证明有力的经济激励在预防和处理髋部骨折上显现明确的经济效益[23]。目前还没有关于印度髋部骨折治疗费用的可靠信息，据估计在2 500～3 000美元[24]。其大部分费用都需自付，因为只有不到10%的人拥有私人医疗保险，私营保险公司则以高额保费和限制获保福利来限制老年人投保。而印度政府的贫困家庭保险计划也不能为髋部骨折手术费用提供足够的担保。

13.2 老年骨折综合护理路径和卫生系统对循证医学实践的要求

13.2.1 集束化治疗途径

根据国家髋部骨折数据库（NHFD）和其他研究中报道，英国的"集束化治疗路径"（ICP）和髋部骨折费用审计显著改善治疗效果，降低30天死亡率，减少住院时间并降低住院费用[13,14,19,25]。ICP规范为：① 在4小时内迅速进入骨科病房，② 入院后48小时内进行手术，③ 骨科—老年科（ortho-geriatrician，OG）联合诊疗，④ 术后早期活动，⑤ 预防压疮，⑥ 药物治疗骨质疏松症，⑦ 预防跌倒[15,16]。如今这些治疗指南被认为是老年髋部骨折治疗的国际"金标准"[17]。此路径前两项可归类为治疗流程（processes of care），之后的三项为治疗实践（practices），最后两项为预防（prevention）。在髋部骨折的管理中，是否能实现"3P"中的每项标准取决于当地的卫生系统，以及医疗保健的投入水平。中国、印度和巴西这样的新兴经济体其现实状况会对老年髋部骨折治疗最佳方案的选择造成障碍。3P原则比"金标准"更务实，可进一步发展成为适应地方特点的处理老年髋部骨折的ICP。因此有必要利用现有的效果比较好的治疗经验，系统制定一套有地方特色和可行的ICP策略。

13.2.2 最佳方案的实施

对髋部骨折认识的有效转化和最佳处置方案的实施不仅需要医疗或技术干预，卫生系统能满足实现高效治疗的能力同样至关重要。总体改善老年人医疗的官方承诺以及支持地区医院加强卫生系统建设和外科医疗发展是同等重要的举措。单一方案也就是所谓的垂直方案不可能改善髋部骨折的治疗，这种方案不能为老年髋部骨折患者提供早期诊断和早期处理，包括尽早转诊至最近的手术机构，入院2～3小时内进行必要的麻醉和手术，并为高危患者提供三级综合转诊服务。英国采用的髋部骨折治疗质量标准[26]是通过官方授权，由BPT（best practice tariff）机构来制定，并且使用BPT的这个标准来评估髋部骨折治疗的质量。BPT为经NHFD监控并符合标准的病例提供额外的费用。

13.2.3 知识转化

知识转化(knowledge translation,KT)被定义为“对知识的整合、交流和应用,以利于加速全球和地方在加强卫生系统和改善人民健康方面的改革”[27]。世界卫生组织老龄化与生命学部门已经将知识转化应用于老龄和健康的指导框架[28]。地方背景的影响被认为是研究证据应用的重要障碍和促进因素。知识背景、对研究证据应用的意愿、研究联系实践的氛围及支持循证医疗的官方意愿是促进知识转化的重要因素[28]。

13.3 金标准的理论证据和最优化实践的壁垒

髋部骨折治疗的最优化治疗指南[26]已在前面的章节中详细讨论过。为健康系统不完善或欠优化的国家探索指南证据基础和实施条件,可促进指南实施的可行性和特定条件下的常规化。

13.3.1 早期入院

在英国,髋部骨折患者到达急诊后 4 小时内将送往骨科病房是一项流程管理目标[26]。而伤后送至急诊室的时间没有具体指标。柳叶刀国际外科委员会建议将患者伤后 2 小时内能送入手术机构作为评价地区外科基本能力的指标[29]。入院延误[30]首先受就医过程[22]、合适的转运设施和离医院距离的影响。就医过程受到多种因素的影响,包括:老年人对受伤的严重性缺乏判断、确定求医的决策过程、老人对子女的经济依赖程度、性别、对传统整骨医师的信任、对政府医院失去信心和超出支付能力。一项正在进行的关于印度就医行为的研究表明,在送至患者接受手术的医院之前,在多家医院间转运和接受传统的整骨治疗都会造成延误[22]。

> 对于传统整骨医师的信任:我们村里的许多人都来这里(传统的整骨)接受治疗,甚至从遥远的村庄来治疗骨折。这个地方治疗骨折比其他地方好很多。另一个男孩从椰子树上摔了下来。他们在男孩身上多处涂敷膏药,并在 5 天内治好了骨折,骨折对这里的治疗者来说是个小问题。在两三天内骨头就会愈合。不要带你的病人去医院,他们会应用植入物,而且骨折不会愈合。一位 60 岁的髋部骨折患者在接受采访时说。

多次转诊：在我摔倒之后，我的儿子带我去了 Bhapur(初级医院)……然后去了 Khordha(地区医院)，在那里他们拍摄了照片(X-ray)……建议我把腿伸直，然后开了一些药片。但当我们回家之后，疼痛变得更剧烈了。所以他们又将我送去了省会医院(区域医院)……然后他们又把我转到了 Cuttack 医院(三级转诊医院)，但我们决定回去，并来到了这家医院，他们最终帮我安装了这个牵引装置……

——一位私人医院就诊的 72 岁髋部骨折患者接受采访时这样说

从初步调查结果来看，针对印度女性的性别不平等在决策过程中是显而易见的。印度一家大型医院最近的髋部骨折的人群分布数据显示，尽管女性髋部骨折的发生率较高[21,31]，但 53%进行髋部骨折手术的为男性患者。妇女，特别是社会经济地位低下的寡妇，大多被忽视。

一份来自印度对 1 031 例髋部骨折患者的统计报告显示，有 86%的病人延迟入院，平均延迟时间为 18 天[21]。北京一家大型三级医院的统计表明，只有 2/3 的髋部骨折患者在 24 小时内住院。而在中国农村地区，髋部骨折患者的结局无人知晓。髋部骨折后住院时间延迟是导致围术期死亡率增加的原因[33]。

13.3.2 早期手术

髋部骨折早期手术的益处得到了广泛认可。住院时间缩短带来的经济效益显而易见，而且对病人来说，早期手术能早点减轻疼痛并降低发生应激性溃疡、肺部感染和合发症恶化的风险。术后更快的恢复和早期的活动有助于提高生活质量。没有明确的证据表明 48 小时内手术能降低死亡率[34]。等待手术的时间和死亡率之间亦没有相关性[33,35]。虽然过度延迟手术和更差的愈后关系密切，但文献报道的髋部骨折患者延期手术与高发病率/死亡率之间的关联性，大多数可由导致延期手术的医学因素来解释[36]。

在中国和印度，髋部骨折的早期手术存在系统性壁垒。据北京一家大型三级医院的髋部骨折统计报告显示，在骨折后 48 小时内仅有 8%的人进行了手术，有 30%的人在延迟一周后进行了手术[32]。来自印度某三级医疗机构的一项前瞻性研究的初步结果显示，只有 1/4 的髋部骨折患者在 48 小时内接受手术，近一半的人在一周后才接受手术[37]。而另一项统计报告显示，患者入院后手术时间平均延迟 3.7 天，仅有 10%的患者 24 小时内进行手术[21]。尚未确诊的合并症是手术延迟的常见原因，而这些合并症在髋部骨折患者住院期间比较常见。

“在我住进这家医院后，我才第一次知道自己的血压是多少。”

——一位56岁的女性患者分享

印度一家公立医院在伤后24小时内可完成60%的髋部骨折手术，证明了在资源匮乏的条件下进行早期手术的可行性[32]。这项研究强调了著名公众人物的号召和倡导对优化髋部骨折治疗的重要性。道路交通事故(RTA)的高负担和手术室容积的不足是阻碍髋部骨折优先手术的主要原因[37]。一项关于就医途径的初步研究表明，区县级医院几乎没有髋部骨折手术。大多数患者被转诊至三级医疗机构，使这些机构内患者过多从而导致手术延期。因此有必要去做研究以获得确切依据，研究实际工作中的差距、壁垒以及有利于基于髋部骨折指南进行治疗的条件，就医方式及以循证为基础的卫生系统的现实环境[37]。对这些因素的深入了解将有助于印度和中国的决策者采用合适又符合现实条件的老年髋部骨折管理方案。这项工作可以改善老年人髋部骨折患者的愈后及降低死亡率[38]。

13.3.3 专业老年骨科医疗照护

专业老年骨科(OG)医疗照护是目前最重要的医疗进展，利于髋部骨折患者的转归。有证据表明，老年骨科学治疗可降低死亡率[39,40]，提高患者生活质量和回归日常生活的机会[41]。中国和印度的挑战在于，如何在缺乏训练有素的老年病学专家的情况下，提供专业老年骨科医疗照护。在北京的三级医院中，接受专业老年骨科医疗照护的髋部骨折患者只有22%[32]。

在印度，老年髋部骨折患者接受骨科专业治疗的过程中，内科或老年科医生在术前或术后都极少参与其中，除非有紧急的医疗问题或并发症需要内科医生的治疗。很少有老年患者在住院期间接受针对系统功能状态，认知状态和器官脆弱性的全面评估。在印度，由于受过老年医学培训的内科医生的缺乏，所以并不存在多学科合作的针对老年髋部骨折患者的专业老年骨科医疗照护。只有很少的三级医疗中心提供老年医疗照护，而这些医疗照护通常没有与骨科相结合。初级或二级医疗机构的医师缺乏为髋部骨折患者提供循证治疗的技术和能力。

“来自骨科医生的采访：有一种概念叫老年骨科，但我们医院里没有这种东西。因为骨科和老年医学科是不同的，所以他们之间有……差距。”

13.3.4 术后早期活动

术后早期活动有明显的益处，包括预防压疮。前几章中已经讨论了老年护理培训以及这些工作带来的优点。在印度，护士/病人比不足是提高护理质量的一个障碍，所以需要转变工作目标，以提高术后护理质量，预防压疮的发生。物理治疗和护理宣教均应强调髋部骨折老年患者术后早期活动的安全性和优点。

13.3.5 预防和治疗骨质疏松症

治疗骨质疏松症，骨折联络服务（FLS）和预防跌倒：这些工作对预防二次骨折的益处已经在前面的章节中讨论过。在印度，DEXA 扫描设备的不足是评估骨质疏松症的壁垒[24]。治疗骨质疏松症的药物也往往不足，仅限于钙片和维生素 D 片。在中国，经常缺少对于髋部骨折后预防跌倒的建议[32,42]。尽管内科医生和初级卫生人员有兴趣了解，但风险预测和“俘获骨折”的概念并不存在。

> “如果认真对待预防环节可以减少关节置换。如果你能加强病人的骨质状态就可以预防髋部骨折。如果可以预防骨质疏松症，那么就可以预防许多的髋部骨折”
>
> ——HCPs 知情人访谈录

> “我们需要教育群众，Anganwadi，PHC's 和 SHC's。公开宣讲不太有效，但通过广告宣传有明确帮助，让患者知晓预防骨折的常识非常重要，而且必须从学校层面开始教育”。
>
> —— HCPs 知情人访谈录

13.4 理论与实践之间的差距对髋部骨折治疗和转归的影响

13.4.1 数据

在印度和中国，缺乏诊疗过程数据以明确“理论证据—实践差距”（EPG）的大小。最近在北京进行的一项基于病历记录的治疗审计结果统计显示，中国关于髋部骨折的治疗质量与英国相比存在显著差距（表 13.1）[32,42]。

表 13.1　蓝皮书关于髋部骨折治疗六项标准观点[32]

项　目	时间	JSTH(%)	UK NHFD 2012(%)
进入骨科病房*		n=780	n=59 365
	4 小时	无	50
	24 小时	66	100
	>24 小时	34	0
手术时间		n=702%	n=57 880%
	48 小时	8	83
	1 周	70	100
	>1 周	30	0
		n=780%	n=59 365%
老年骨科评估		27	70
压疮		2	3.7
骨质疏松管理		0.3	94
跌倒风险评估		3.8	92

*北京积水潭医院的统计,指从骨折到入住骨科病房的时间;在英国髋部骨折数据库中,指从进入急诊室到进入骨科病房的时间。

13.4.2　髋部骨折的手术治疗

除了终末期病患,所有髋部骨折患者都有手术治疗的机会。手术率(外科机构住院病人接受手术的占比)在英国是 97%[19],中国是 92%[32],印度是 66%[21]。来自印度的调查表明,20% 的病人或他们的监护人拒绝手术治疗[21]。其中可能的原因包括监护人无力支付医疗费用,老年健康医疗的优先级低和住院治疗的性别不平等,尤其是寡妇[22]。

在印度和中国,对高危髋部骨折患者反而不收住院治疗。外科医生们热衷于最大限度地利用床位,需要延长住院时间的病人优先级较低。就医行为研究和来自不同地区的髋部骨折调查表明存在针对老年人的未选择手术治疗的偏差[21,22]。

13.4.3　死亡率

北京积水潭医院的统计显示髋部骨折患者住院死亡率是 0[32]。而英国 30 天的死亡率达到 8%[25]。中国髋部骨折后 1 年的死亡率为 3.8%,而在英国和澳洲，则分别是28%和45%[25,42,43]。与中国相比，英国的髋部骨折患者平均年龄较高，因此也有更高的死亡率、更长的住院时间以及更频繁的老年病学评估（表13.1）。在印度，手术患者术后早期和1年的死亡率分别为7%和10%[21, 31]。上述关于中国和印度HF患者的死亡率是基于三级医院的数据统计而来，并不能反映出髋部骨折患者在社区医院中的死亡率[21]。缺乏复合型髋部骨折患者的数据（包括社区死亡率）影响了对髋部骨折人群负担的合理评估，并且成为髋部骨折作为公共健康问题引起官方关注的一大阻碍。

13.4.4 压疮

压疮是护理质量的一个指标。来自印度的统计报告指出，髋部骨折非手术和手术患者的压疮率分别为66%和21%。中国的压疮率只有2%（表13.1），这可能是高质量护理的反映，也可能是因为报告不全或如上所述（第13.4.2节）病患收住标准的偏差。

13.5 弥补理论—实践差距，改变髋部骨折的医疗卫生政策

13.5.1 弥补理论—实践差距

有必要通过差距分析的方法来确定EPG，从而可以为相关干预措施提供信息，以缩小差距。以下措施可为实施ICP提供数据和指导。

- 目前的管理做法、基础设施、转诊流程和护理差距的情况分析。
- 使用应用科学的理论框架来调查相关重要因素，这些因素为调整恰当的最优临床方案提供依据，实现有效的知识转化和实践应用。
- 采用对临床结局的影响原则来评估ICP用于HF管理的可行性[38]。
- 通过定性研究来了解卫生保健提供者的视角，以提示他们有实际干预行动，以便ICP用于管理老年髋部骨折患者[37]。
- 髋骨骨折的数据普查。

13.5.2 髋部骨折普查案例

定期汇编数据对于记录髋部骨折的发病率、医疗资源利用率、费用和死亡率至关重要。像NHFD和FFN支持的髋部骨折普查数据库和基本外科的区域普查可提供数据以监控，评估和策划髋部骨折的治疗。此外，正如第1章所述，持续参与髋部骨折的数据普查本身就有助于提高治疗标准。

13.5.3 新兴经济体内髋部骨折最优治疗方案的系统路径

一个关于髋部骨折知识普及和 ICP 的早期研究结果强调,印度和中国需要一个系统路径来改善髋部骨折老年患者的管理[22,32,37]。ICP 的 3Ps 中每一项都需要协调一致地计划,并融入当地卫生系统,以确保可持续性。在不改进卫生系统的情况下只改善一个或多个最优临床方案的单向探索不会获得预期的效果。例如,如果没有同时改善入院前服务和手术能力,老年骨科医疗照护项目的推行将无法获益。获得政治优先性和政策影响力的关键在于在资源匮乏的情况下能改进切实有效的解决方案,建设好已有和将有的国家优先权,以及发展强大的国内和国际盟友网络[45]。加速发展针对髋部骨折的 ICP 和 OG 医疗照护将引发针对其他疾病的多学科诊疗合作路径,并有助于强化当地卫生体系。

> "我认为在某些西方国家,髋部骨折管理的综合治疗路径非常完善,即使在我们医院也需要建立完善的髋部骨折治疗路径,我认为,一开始就不需要太多的参与者,只需要骨科医生, 麻醉医生和内科医生,这三四人就可以保证质量,使患者可以提前手术,因为手术越早,结果就越好。"
>
> ——骨科临床主任 KII

13.5.4 为脆性髋部骨折创造政策优先权

对于髋部骨折知识的有效转化和最佳临床方案的实施,需要的不仅仅是医学或技术的干预。成功的全球卫生计划的经验表明,获得政策优先是建立和维持支持良好临床实践体系的关键。获取政策优先权可以定义为促使全球或国家领导人积极关注某一问题并提供与所需解决问题相称的资源。在英国成功建立 ICP 和髋部骨折数据普查,并将 BPT 作为优质医疗的激励机制,是"为脆性髋部骨折治疗获取政策优先权"的极佳范例。在英国,获取政策优先权所需要的所有条件都存在,也有一群积极分子在良好政策召唤下聚集在一起工作[44,45]。区域专业人才网络对促进多学科协作医疗可提供变革的动力,并为脆性骨折带来政策优先权。

13.5.5 印度的老年医疗

2010 年,在国家老年健康医疗计划(NPHCE)的主持下,印度发起了一项针对老年医疗专项规划,以改善老人在公共卫生系统中获取高质量的医疗保健[46]。这一旗舰项目是为印度老年人的医疗照护获取政策优先权的成功范例。该规划可服务于卫生保健的各个层面，以及投资人力资源培训和基础设施建设。该规划包括预防保健和促进性的；疾病管理、专为老年患者设立的"卫生人员发展计划"；医学康复与治疗干预；为老年服务的医疗和医疗相关专业人员提供适当的培训课程；促进和鼓励在基础、临床、流行病学和实用层面对老龄化和老年医学做研究[46]。

印度 NPHCE 项目实施计划(PIP)及其辐射到区级医院的活动[47]涉及一所已确定将加强对老年人的管理的地区医院。它将有一个 10 张床位的老年病房，每天有一个老年医学门诊。所有床位数在 100 张或 100 张以上的区级医院将设立一个专门的物理治疗单元。额外的预算被批准用于在每个区级医院任命两名医学顾问、六名护士、一名理疗师、两名医院护工和两名清洁工。已拨出额外预算用于培训老年护理人员。在适当的时候，将在初级保健中心设立老年医学门诊，并为这些老年患者提供上门康复服务。初级健康中心的卫生官员将负责协调、实施和促进老年人的医疗保健。ANM/男性卫生工作者将接受培训，为老年人提供家庭保健服务。

印度卫生系统对于老年人保健的目标：

第 12 个五年规划的预期结果(2012—2017)[47]：

- 在区级医院为老年病人增加 6 400 张病床。
- 区级医院配置老年医疗及物理治疗单元，以及在 CHCs/PHCs 设立超过 2 000 个老年医学门诊。
- 为老年人提供免费的援助和用具。
- 提高老年人的预期寿命和生活质量。

13.5.6 印度的老年骨科治疗

NPHCE 开始在整个卫生系统中扩大老年患者服务，这提供了一个机会发展以髋部骨折管理和骨质疏松预防为代表的老年骨科医疗照护的实用模式。以下的政策和实践指导可能对促进印度的老年骨科医疗照护有价值。

(1) 初级医疗机构的医生应接受髋部骨折诊断的培训并及时向合适的医疗中心求助。

(2) 所有髋部骨折患者都应在确诊后的 12 小时内由一名老年病学专家或一名经过老年医学培训的医师共同管理。老年病学专家应完成一项全面的评估，并开始进行适当的干预处理合并症及疼痛。

(3) 所有与手术有关的决定都应在第一个 12 小时内由骨科医生、麻醉医生和老年病学专家共同商讨完成。

(4) 老年病学专家应在整个术前和术后期间共同管理病人。

(5) 在本科生和研究生培养计划中引入老年骨科治疗学课程。

(6) 在更新行医许可证时,应强制其定期参加关于老年骨科学的跨学科医学继续教育项目。

13.6 全球脆性骨折联合会优先改善老龄化国家的医疗水平

最近的研究提供了有关中国和印度在髋部骨折管理中证据理论与实践差距的数据。对髋部骨折的就医方式、知识转化和治疗路径的定性研究表明,国际脆性骨折联合会提出的“金”标准不适用于中国和印度目前的卫生系统。根据相关指南,采用现有卫生服务中可行的最佳做法,似乎是一种适当的方法。国际脆性骨折联合会需转换思路,考虑为人口多样和卫生保健变化巨大的国家推行一套系统和政策方针。支持卫生系统全面发展的另一些需要强化的国际举措,包括基本外科服务[48],全民医保和为持续减少残疾进行宣传将有益于髋部骨折医疗的发展。以下做法是国际脆性骨折联合会为获得全球政策优先权的指导方针。

问题定义:就问题定义和国际应用的解决方案协定达成一致。

定位:一个能使政治家和公众倾听的条理清晰的诉求(需要什么)和一揽子理由。

建立联盟:卫生部门内的盟友;卫生部门以外的盟友;参与的社会群众。

治理:有效性;包容性;合法性[49]。

13.7 总结

在印度和中国,系统方法弥补理论与实践的差距以提高老年髋部骨折患者的管理水平,可以通过以下方法实现。

(1) 设立优先级:在印度和中国,RTA 的负担占用了大部分的创伤医疗资源,目前髋部骨折没有优先考虑。随着人口构成改变,80 岁以上人口超过 10%,且相当一部分人超过 90 岁,髋部骨折的发生将激增。这些国家的政策制定者必须了解即将到来的老年人口的健康和社会保健需求、脆性骨折的治疗费用以及对老年骨科医疗的需求。

(2) 收集相关数据来发布政策:进行区域或国家性质的骨折登记和审计,以监测和评估髋部骨折的治疗过程。FFN HFAD 使用其全球认可的最小数据集,可以提供信息来比较和追踪区域、国家和国际对老年人脆性髋部骨折的治疗情况。

（3）通过数据倡议政策的制定：利用数据来影响循证管理髋部骨折的政策。

（4）地区卫生系统的强化：地区医院内老年人的综合治疗，包括髋部骨折的外科治疗和老年骨科医生的内科培训。

（5）全民医疗保险：全面的医疗保险，以减少卫生保健的支出，同时防止因医疗支出导致的贫困。

（6）医学教育：在研究生医学教育中纳入老年医学。内外科医生培训计划强化多学科协调管理的价值。

（7）老年医学培训：增加培训以获得足够的能力照顾日益增长的老年人口。

（8）最佳实践指南：髋部骨折治疗指南应根据不同地区进行改编以适应当地环境；传播最佳实践的相关知识；在地区医院和初级治疗中使用 OG 原则；对老年人进行髋部骨折治疗的监控和评估。

（9）预防脆性骨折：让治疗者和社区工作者认识到老年人发生脆性骨折的风险，组织骨折联络服务，将骨质疏松的治疗与社区非传染性疾病管理方案结合在一起。

（10）全球性手术：支持世卫组织基本和急诊外科治疗方案，为区域性医疗提供外科手术服务[48]。

致谢：感谢印度乔治全球健康研究所的定性研究顾问 Abha Tewari 女士和研究员 Lalit Yadav 提供的在印度研究的关键人物访谈和焦点小组讨论的材料。

参考文献

[1] Moran CG et al (2005) Early mortality after hip fracture: is delay before surgery important? J Bone Joint Surg Am 87(3):483 - 489.

[2] Kanis JA et al (2012) A systematic review of hip fracture incidence and probability of fracture worldwide. Osteoporos Int 23(9):22 - 56.

[3] Johnell O, Kanis JA (2006) An estimate of the worldwide prevalence and disability associated with osteoporotic fractures. Osteoporos Int 17(12):1726 - 1733.

[4] Strom O et al (2011) Osteoporosis: burden, health care provision and opportunities in the EU: a report prepared in collaboration with the International Osteoporosis Foundation (IOF) and the European Federation of Pharmaceutical Industry Associations (EFPIA). Arch Osteoporos 6(1 - 2):59 - 155.

[5] Kannus P et al (1999) Hip fractures in Finland between 1970 and 1997 and predictions for the future. Lancet 353(9155):802 - 805.

[6] Kannus P et al (1996) Epidemiology of hip fractures. Bone 18(1 Suppl):57S-63S.

[7] Cooper C, Campion G, Melton LJ 3rd (1992) Hip fractures in the elderly: a worldwide projection. Osteoporos Int 2(6):285-289.

[8] Johnell O, Kanis JA (2004) An estimate of the worldwide prevalence, mortality and disability associated with hip fracture. Osteoporos Int 15(11):897-902.

[9] Cooper C et al (2011) Secular trends in the incidence of hip and other osteoporotic fractures. Osteoporos Int 22(5):1277-1288.

[10] Oden A et al (2015) Burden of high fracture probability worldwide: secular increases 2010-2040. Osteoporos Int 26(9):2243-2248.

[11] Bloom DE et al (2015) Macroeconomic implications of population ageing and selected policy responses. Lancet 385(9968):649-657.

[12] Mithal A, Dhingra V, Lau E (2009) The Asian Audit: epidemiology, costs and burden of osteoporosis in Asia 2009, in IOF report.

[13] Xia WB et al (2012) Rapidly increasing rates of hip fracture in Beijing. China J Bone Miner Res 27(1):125-129.

[14] Government of India (2015) The Registrar General & Census Commissioner, India, New Delhi, Ministry of Home Affairs, Government of India 2015.

[15] Dhanwal DK et al (2013) Incidence of hip fracture in Rohtak district, North India. Arch Osteoporos 8(1-2):135.

[16] Mithal A, Kaur P (2012) Osteoporosis in Asia: a call to action. Curr Osteoporos Rep 10(4):245-247.

[17] Pande KC, Pande S, Babhulkar S (2012) Low bone mineral density in Indian patients with fragility fractures. Climacteric 15(2):163-166.

[18] Dhanwal DK et al (2013) Hip fracture patients in India have vitamin D deficiency and secondary hyperparathyroidism. Osteoporos Int 24(2):553-557.

[19] Currie C, Partridge M, Plant F, et al (2013) A National hip fracture database report.

[20] Lambrelli D et al (2014) Retrospective database study to assess the economic impact of hip fracture in the United Kingdom. J Med Econ 17(11):817-825.

[21] Dash SK et al (2015) Fragility Hip Fractures in Elderly Patients in Bhubaneswar, India (2012-2014): A Prospective Multicenter Study of 1031 Elderly Patients. Geriatr Orthop Surg Rehabil 6(1):11-15.

[22] Tewari A et al (2015) Care seeking pathways of older adults with hip fracture in India: exploratory study protocol. Int J Equity Health 14(1):1.

[23] Leal J et al (2016) Impact of hip fracture on hospital care costs: a population-based study. Osteoporos Int 27(2):549-558.

[24] Mithal A, D V, Lau E (2009) The Asian Audit: Epidemiology, costs and burden of osteoporosis in Asia, in IOF report.

[25] Neuburger J et al (2015) The Impact of a National Clinician-led Audit Initiative on Care and Mortality after Hip Fracture in England: An External Evaluation using Time Trends in Nonaudit Data. Med Care 53(8):686-691.

[26] National Clinical Guideline Centre (2011) Hip fracture. The management of hip fracture in adults, Clinical guideline; no. 124. National Institute for Health and Clinical Excellence (NICE), London.

[27] Pablos-Mendez A, Shademani R (2006) Knowledge translation in global health. J Contin Educ Health Prof 26(1):81-86.

[28] Ellen M (2012) Knowledge translation framework for ageing and health. World Health Organization. http://www.who.int/ageing/publications/knowledge_translation/en/.

[29] Meara JG et al (2015) Global Surgery 2030: evidence and solutions for achieving health, welfare, and economic development. Lancet 386(9993):569-624.

[30] Barnes-Josiah D, Myntti C, Augustin A (1998) The "three delays" as a framework for examining maternal mortality in Haiti. Soc Sci Med 46(8):981-993.

[31] Jain D et al (2015) Early Results of a Geriatric Hip Fracture Program in India for Femoral Neck Fracture. Geriatr Orthop Surg Rehabil 6(1):42-46.

[32] Tian M et al (2016) Management of hip fractures in older people in Beijing: a retrospective audit and comparison with evidence-based guidelines and practice in the UK. Osteoporos Int 27(2):677-681.

[33] Vidal E et al (2012) Delay from fracture to hospital admission: a new risk factor for hip fracture mortality? Osteoporos Int 23(12):2847-2853.

[34] Hagino T et al (2015) Efficacy of early surgery and causes of surgical delay inpatients with hip fracture. J Orthop 12(3):142-146.

[35] Arliani GG et al (2011) Correlation between time until surgical treatment and mortality among elderly patients with fractures at the proximal end of the femur. Rev Bras Ortop 46(2):189-194.

[36] Vidan MT et al (2011) Causes and effects of surgical delay in patients with hip fracture: a cohort study. Ann Intern Med 155(4):226-233.

[37] Yadav L et al (2016) Protocol-based management of older adults with hip fractures in Delhi, India: a feasibility study. Pilot Feasibility Stud 2(1):1-6.

[38] Kumar G (2012) Protocol-guided hip fracture management reduces length of hospital stay. Br J Hosp Med (Lond) 73(11):645-648.

[39] Grigoryan KV, Javedan H, Rudolph JL (2014) Orthogeriatric care models and outcomes in hip fracture patients: a systematic review and meta-analysis. J Orthop Trauma 28(3):e49-e55.

[40] Friedman SM et al (2009) Impact of a comanaged Geriatric Fracture Center on short-term hip fracture outcomes. Arch Intern Med 169(18):1712-1717.

[41] Prestmo A et al (2015) Comprehensive geriatric care for patients with hip fractures:

a prospective, randomised, controlled trial. Lancet 385(9978):1623 – 1633.

[42] Wang O et al (2015) A survey of outcomes and management of patients post fragility fractures in China. Osteoporos Int 26(11):2631 – 2640.

[43] Cameron ID et al (2010) Hip fracture causes excess mortality owing to cardiovascular and infectious disease in institutionalized older people: a prospective 5-year study. J Bone Miner Res 25(4):866 – 872.

[44] Smith SL, Shiffman J, Kazembe A (2014) Generating political priority for newborn survival in three low-income countries. Glob Public Health 9(5):538 – 554.

[45] Shiffman J, Smith S (2007) Generation of political priority for global health initiatives: a framework and case study of maternal mortality. Lancet 370(9595):1370 – 1379.

[46] NPHCE, N. P. f. H. C. o. t. E. (2011) Operational guidelines for NPHCE.

[47] National Programme for Health care of Elderly https://nrhm. gujarat. gov. in/ncd. htm.

[48] WHO (2015) Strengthening emergency & essential surgical and anaesthesia care as a component of Universal Health Coverage. Who sixty-eighth World Health Assembly A68/31 Provisional agenda item 17. 1, 2015.

[49] Schiffman J (2015) Generating global political priority for fragility fracture care. FFN Rotterdam presentation, September 2015, http://fragilityfracturenetwork. org/.

14　患者及其照料者的心理健康状况

Paolo Falaschi and Stefano Eleuteri

翻译:汪天宇;一校:张亚峰;二校:李荣娟

14.1　为什么心理状态对髋部骨折的治疗和预后很重要?

髋部骨折与健康相关生活质量(QOL)下降相关。Bueckling 和他的同事[1]发现,需要护理、功能受限、认知障碍和抑郁等因素,都是术后患者低 QOL 独立的相关因素。为了确定骨质疏松症和骨质疏松性骨折治疗的现实价值,了解骨质疏松性骨折对 QOL 的全面影响是非常重要的。事实上,QOL 除了可以预测死亡率,还能预测生理与心理功能[2]。在发生髋部骨折时,抑郁、谵妄和认知障碍发生率分别为 9%~47%(平均 29%),43%~61%(平均 49%),31%~88%(平均 47%)[3]。有学者指出,手术时的心理健康状况是影响手术疗效重要的决定因素,精神障碍患者的功能恢复较差,死亡率也较高[4]。例如,功能衰退可能导致残疾、住院时间延长、被送往社会收容机构甚至死亡[5]。也有人认为,和骨折前痴呆相比,日常生活能力量表(ADL)中骨折前的依赖状态是进一步功能衰退更有力的预测因子,常常导致患者被送往社会收容机构或死亡[6]。此外,谵妄与短期和长期的功能低下的结局相关,造成病程的延长,以及增加痴呆及持续认知障碍的风险[7]。谵妄也与其他的一些医院获得性并发症相关,这些并发症导致被送往社会收容机构的概率更高,出院后更需要康复和家庭保健服务,死亡率和医疗保健费用增加,以及给患者、医院工作人员和家庭护理人员造成额外的负担[8]。另一项研究表

P. Falaschi, MD; S. Eleuteri, PsyD: Sapienza University of Rome, Rome, Italy
E-mail: paolo. falaschi@ uniroma1. it

明[9]，谵妄是骨折术后1个月的功能不良独立的相关因素，即使在调整骨折前脆弱状态以后。此外，在6个月的随访中，谵妄已经成为在骨折前住在家中的髋部骨折患者被送往收容机构的独立危险因素。在对术后能回家的患者进行6个月随访发现，谵妄是功能下降的一个强有力的预测因子[10]。关于抑郁症，文献显示约有1/5的患者在骨折时无抑郁而在8周后转为抑郁[11]。一项长期的研究[12]对老年髋部骨折患者2年后的功能康复进行了评估，研究结果显示抑郁会影响患者的康复。抑郁对日常生活活动的负面影响也出现在术后6个月的末期。患者积极参与康复过程对治愈有积极作用。然而，由于依从性不佳、负面认知和类似于精神运动性迟滞的症状，抑郁的出现会干扰恢复的过程。老年髋部骨折患者的抑郁情绪对日常生活活动有负面影响。在考察髋部骨折患者是否得到有效恢复的时候，其心理状况也是重要的考量指标[13]。对髋部骨折的情感反应可以时刻预测患者生理和心理功能，这为促进这种衰弱损伤后的恢复提供一个潜在的目标[14]。同时也提示，如果由于担心跌倒(fear of falling，FOF)而导致功能受限[15]，那么髋部骨折后的康复效果可能不会太好。综上所述，关注髋部骨折患者的心理状态似乎是很重要的。

14.1.1 为什么照料者的心理状态也很重要?

髋部骨折(HF)患者是最脆弱的住院患者之一。对患者的照料和康复任务往往落在家庭成员身上。大部分照料者(86%)是家庭成员(主要是女性)，也被称为“非正规照料者”[16]。他们平均每天工作7~11小时，在患者临床症状恶化时，工作时间达到10~15小时[17]。通常他们不具备专业的照料技能。非正规照料者必须应对身体、心理和社会压力，而这些压力会对他们的健康状况和生活质量会产生负面影响。非正规照料者所承受的主要压力与患者病情的严重程度相关，也与照料患者的时间相关。对于髋部骨折的老年患者来说，非正规照料者是很重要的，因为他们在患者康复过程中起着关键作用。照料者一个重要的任务是激励患者坚持他们的治疗方案。髋部骨折的老年患者可能会出现其他复杂问题，这可能对他们和他们的照料者来说都具有挑战性。已经证明，家庭照料者的心理健康水平是患者被送往收容机构的一个重要预测因素[18]，也是患者死亡率的一个危险因素。客观的主要应激源在不同程度地造成不同的负担：功能健康与时间相关、身体和发育负担有关；认知状态与时间相关的负担有关。此外，有研究还探讨了家庭照料者的心理健康随时间的变化模式，以及研究了家庭照料者心理健康与老年髋部骨折患者康复预后之间的关系。研究结果表明，在患者出院后的第一年，家庭照料者的心理健康与患者骨折后的恢复有关，包括身体功能的恢复、疼痛的减轻和健康相关预后的改善。这些结果也表明,当评估髋部骨折患者的恢复时间和与健康相关的预后时,医疗服务提供者也应该考虑家庭照料者的心理健康。对照料相关预测因子与老年人髋部骨折术后康复之间关系的理解,可能会为术后恢复提供更全面的视角[19]。大多数文献的主要观点是,家庭成员的照料只提供给居住在家里的老年人。然而,当对照料者进行很长时间的观察可以发现,家庭照料责任并没有随着患者被送往收容机构而结束。相反,这个关键性的转变似乎影响到了提供照料的方式和强度。不同于先前的研究将被送往收容机构作为家庭照料的一个"终点",最近的研究强调了亲属在护理方面的持续参与,以及家庭护理对家庭成员的压力和心理健康的影响。目前缺乏有关脆弱老年人的家庭照料及其对家庭照料者生活质量影响的文献。照料者对自身所处环境的主观反应,很大程度上影响着其维持护理工作的持续性。照料者的高抑郁症状和低生活满意度,也可能与提供给患者低质量护理有关,甚至与虐待老人有关[20]。照料者的负担及其相关的压力对照料者的一般身心健康产生负面影响[21],并与髋骨骨折术后出院 1 个月时老年家庭成员的功能状况呈负相关[22,23]。

在最近的一项研究中,我们发现患者的心理健康状况与照料者的负担之间存在相关性。在 2 个月的随访中,患者 ADL 评分的结果与护理者的负担呈负相关($p<0.01$)。在照料者报告住院期间负担较低的病人中,其随访功能水平较高($p=0.03$)。有趣的结果是,患者的心理健康与照料者的情绪之间存在相关性;心理健康程度越高,抑郁的可能性就越小。

患者的心理健康和照料者的负担之间似乎存在一种相互关系,因此,一个人的健康状况的改善可以促进另一个人的健康状态,反之亦然。这一数据证实了在处理患者和照料者以及评估髋部骨折患者和照料者的心理状态时使用生物—心理—社会方法的重要性[24,25]。

14.2 患者和照料者的心理状况应如何评估?

在表 14.1 中,我们列举了我们认为重要的几个不同领域,以便在疾病和康复的不同阶段对髋部骨折患者及其相关照料者获得一份完整的评估。

表 14.1 在不同阶段对髋部骨折患者及其照料者进行综合评估时需要评估的领域

评估领域	阶段				
患者	1	2	3	4	5
生活质量	X		X	X	
害怕摔倒			X		
疼痛			X	X	
日常活动	X		X	X	
谵妄	X	X			
抑郁	X		X	X	X
认知状况	X				
照料者					
心理健康	X		X	X	
照料者负担	X		X	X	

1=入院;2=出院;3=90 天随访;4=1 年随访;5=2 年随访。

14.2.1 患者的心理评估

患者的术后恢复过程可随着患者的合并症、认知和功能状态以及他们的心理社会状态而发生变化。从这个意义上说,幸福感比健康更重要。在采用生物—心理—社会方法评估患者的心理状态时,对负性和正性的不同维度进行评估都很重要。

14.2.1.1 生活质量

健康相关生活质量(QOL)被认为是健康状况的重要指标,可被用以评价疾病和保健服务[26],是一种广泛的、多维度的,包括躯体、心理和社会功能等领域的评价指标[27],被用来评估生命质量的特定方面,并确定是否需要必要的干预。

有一些患者承受着生活质量受损带来的痛苦,而另一些患者则选择住进疗养院安享晚年[30]。Rasmussen 和他的同事们认为,在探索促进康复可能性的方法时,应该考虑幸福感和自我效能感是健康和疾病的重要部分。过去几年的文献都强调了患者对自身所接受照料的认知的重要性[32]。没有 QOL 数据,骨质疏松性骨折的负担可能会被低估[33]。欧洲五维健康量表(EQ-5D)已被推荐用于老年患者的 QOL 评估[34]。尽管这种方法对老年患者具有良好的心理测量功能,但对认知功能障碍患者的 QOL 进行评估仍然是困难的。在轻度和中度痴呆患者中，该测试对描述性部分具有良好的有效性和重复测试可靠性，但对于问卷中视觉模拟量表（VAS）这部分的有效性和可靠性均较差。在某些情况下，当患者无法做出回答时，由他人代为评估是收集关于QOL信息的唯一方法。家庭照料者易于高估那些不太容易被察觉到的健康受限的事件（疼痛和焦虑/抑郁）。通常，卫生保健专业人员对所有的5个部分常进行同一水平评分（一些问题是共性的）。对于最合适的代理人，目前还没有达成一致意见。但在我们看来，对EQ-5D的代理评估可能是评估严重痴呆患者QOL的最佳选择。应在入院时使用EQ-5D方法评估骨折前、出院后90天及1年随访的QOL。在严重痴呆患者中，如果有合适的代理人，EQ-5D应由这个代理人完成[35]。

14.2.1.2 担心摔倒

害怕跌倒与自我效能感有关。自我效能感是人们对自己执行某些任务的能力的信念[36]。

髋部骨折发生后，老年人认为他们的生活在躯体、自我和社会上都发生了变化[37]。McMillan和他的同事[38]在患者出院后3个月时进行随访发现，在髋部骨折康复期间，老年人设法通过平衡承担风险和寻求帮助两者间的关系，来努力实现对未来生活的掌控。接受随访的患者意识到，一方面，四处走动可能会有风险，他们害怕摔倒；但另一方面，他们想要活动，并试图做些事情。他们决心重获独立，为了取得进展，一些接受随访的患者强调向患者提供信息的重要性，以及在随访交谈中告知他们的进展。在患者随访中，应在入院后90天内对担心跌倒（FOF）进行评估。

14.2.1.3 疼痛

在髋部骨折患者中，首先应该在EQ-5D测试中对疼痛进行评估。然而，正如我们之前所说，EQ-5D所使用的VAS评分在认知障碍患者中是不可靠的[34]。而且，EQ-5D中VAS评估的是全身疼痛，而我们对骨折部位的疼痛也很关注。口头评定量表（VRS）在痴呆症患者中表现良好，并且对于骨折部位的疼痛可提供更多信息[39]。Liem和他的同事[35]认为应该在术后第2天或者在进行保守治疗患者入院后第2天使用该量表，以及在入院后90天和1年后使用。

14.2.1.4 日常活动

在老年骨科人群中，日常活动（ADLs）是一项重要的健康指标。恢复到骨折前健康和功能水平是髋关节骨折治疗的主要目标之一。因此，重要的是评估功能水平随着时间变化而加重的状态。尽管文献中提供了大量的ADL测量工具，其中Katz日常活动量表[40]应用最广泛。很多情况下，在入院时准确评估损伤前的ADL可能是困难的。在这种情形下，我们建议询问患者的代理人，代理人通常是家庭成员、朋友或照料者。入院时应使用 ADLs 来评估患者骨折前的状态。在随访期间,应在入院后 90 天及 1 年时对患者 ADLs 进行评估。

14.2.1.5 谵妄

髋部骨折患者出现谵妄通常发生在术后 2~5 天。谵妄在老年髋部骨折患者中常见,发生率为 10%~61%[41]。因为症状的波动可能导致无法识别谵妄的发生,所以谵妄代表一种难以评估的临床状况[42]。由 MMSE 测量出的老年痴呆和认知功能下降是谵妄发生的独立危险因素[43]。对普通内科和外科患者而言,意识模糊评估法(CAM)[44]是一种可靠的、有效的谵妄测量方法。CAM 侧重于四个特点:① 精神状态剧烈变化,② 注意力不集中,③ 思维紊乱,④ 意识水平改变。这是一项用来评估谵妄的有价值的测试,应在入院后评估患者骨折前状态,并在急诊住院后出院时进行评估。

14.2.1.6 抑郁

抑郁是最常见的与髋部骨折相关的心理疾病,尽管通常很难评估[45]。老年人的低功能状态与抑郁症状之间存在着独立的关系[46]。那些不能很好行走进行日常活动的老年人,经常会出现社会隔离,而社会隔离本身就是抑郁的危险因素[47]。因此,我们可以说,在骨折前存在的抑郁与骨折后抑郁加重之间产生了低 ADL 的恶性循环,即在进行日常活动时会产生不足的感觉。老年抑郁量表(GDS)是评估抑郁的一个重要工具[48]。应在患者入院评估其骨折前状态时,对抑郁进行评估。患者随访期间,应在入院后 90 天、1 年、2 年进行抑郁评估。

14.2.1.7 认知障碍

一些研究表明,认知障碍在 31%~88%的老年髋部骨折患者中被发现,是髋部骨折术后功能恢复差的一个预测指标[13]。此外,患者骨折前的认知障碍也与其较高的死亡率有关。简明精神状态检查(MMSE)[49]可能被证明是一个评估认知障碍有价值的工具。认知障碍的评估应在患者入院时进行,评估其骨折前状态。

14.2.2 照料者心理评估

非正规照料者倦怠风险增加与他们感知的负担水平密切相关,这被定义为对负面评价和感知压力的多维反应[50]。在照料的过程中,照料者的负担感和幸福感是共存的,从这两个维度进行联合评估,可以鉴别个人和亲属资源,这些资源在照料者的干预措施中能得到有效运用[16,17,50]。

14.2.2.1 心理健康

主观幸福感(SWB)的概念本质上是多元的。它受正性成分(如幸福)、负性成分(如抑郁症状)和认知成分(如生活满意度)的影响。其多元成分是受到不同社会决定因素影响的,在连续的生命阶段中也会得到不同的发展[51]。照顾需求的高水平可能会影响照顾者生活的多个方面,包括自由时间,社交生活,情感和身体健康以及个人发展。这些主观定义的压力也称为照料者负担。照料者对“照料者负担”的感受可能对其自尊和照料能力产生负面影响[20]。这可能会让照料者受到严重抑郁症状的影响,从而对自身生活感到不满。换句话说,主要来自客观方面的压力和照料者的主观幸福感之间,多维的照料者负担可能起着中介作用。心理全面健康指数(PGWBI)[52]是对患者和照料者心理健康状况调查的一项有价值的测试。在入院时、入院后 90 天和 1 年后,应对心理健康状况进行评估。

14.2.2.2 照料者负担

非正规照料者必须面对影响他们健康状况和生活质量的生理、心理和社会压力[50]。在过去的 30 年里,研究人员特别重视对负担的调查和评估[51]。照料者负担量表(CBI)[53]提供客观负担(OB)和主观负担(SB)的信息,客观负担即照料者投入日常照料活动的时间和付出,主观负担即缺乏日常机会、疲劳、躯体问题、社会参与方面的问题以及他们对被照料者的看法。照料者负担是一个包罗万象的术语,指的是照料者为了向躯体或精神残疾患者提供帮助,而出现的生理的、情感的和经济方面的反应[54]。越来越多的研究注意到了“照料者负担”这一现象,缺乏对照料者的支持,缺乏减轻照料者负担的干预。这类研究之所以会增多,可能是因为越来越多的证据表明,照料者负担已成为影响被照料者生活质量(QOL)的决定性因素。有几项研究揭示了患者和照料者的特征与照料者的 QOL 之间的联系,而“照料者负担”是 QOL 的重要预测指标。“照料者负担”也被用作结果变量而不是预测因素[55],这表明“照料者负担”和 QOL 是密切相关的。因此,“照料者负担”似乎是患者、照料者的特征和照料者的 QOL 之间关联的潜在的调节者。一些研究表明,髋部骨折老年人的照料者存在多方面的负担,包括疲劳、情绪困扰和角色冲突[21,22]。许多照料者对进入这一角色几乎或根本没有准备,而是被迫必须在很短时间内就学会照顾他人的方方面面。通常照料者不知道在髋部骨折康复期会发生什么。他们面临的情况是,他们必须处理各种与护理有关的任务,例如如何安排康复服务、如何管理辅助器具。当照料者需要平衡自己的工作和家庭生活时,这些问题会带来更大压力。在髋部骨折患者的急性损伤期,照料者的负担可能会随时间推移而减少;然而,它往往超过 12 个月或更长时间[56]。在骨折后的头两个月,照料者承受的压力往往是最大的,这与护理需求的提升和费用的提高有关,髋部骨折患者的家庭照料者承受着中度负担[22]。此外,“照料者负担”与老年髋部骨折患者的生理功能负相关。另一方面,社会支持与“照料者负担”的减少相关[23]。入院时、入院后 90 天和 1 年应对“照料者负担”进行评估。

14.3 老年骨科治疗团队如何积极地影响心理状态?

我们发现,在患者的心理健康和照料者负担之间似乎存在着一种相互关系,即一个人的健康状况的改善会促进另一个人健康状况的改善,反之亦然。患者的心理健康状况与照料者负担之间的相关性证实了使用生物—心理—社会方法对待患者和照料者的重要性[24,25]。遗憾的是,目前还没有研究能够说明,老年骨科团队应该如何去做,才能对患者和照料者的心理状态产生积极影响。因此,未来的研究需要更好地去探究应该用哪种方法来改善心理健康。

在前面段落中,我们介绍了不同的消极和积极的维度,这些维度对我们提出的评估阶段和我们认为最合适的评估工具而言是非常重要的。老年骨科治疗团队应该遵循生物—心理—社会方法来关注处理这些方面。在团队中加入一个心理医生可以帮助评估患者和照料者的心理健康,使用我们上面详述的工具,也可以使用心理咨询。在心理治疗中,心理医生还可以获得更多的定性资料,以便对出现的情况和需求进行干预,并对评估中发现的问题和优势向患者及其照料者进行反馈。例如,一项初步的研究表明,每周 2 次的心理咨询,每次 45 分钟左右,对髋部骨折患者的抑郁和焦虑症状有积极的影响。虽然良好的初步结果能否长效保持仍需要长期随访,但这些数据已经能够说明心理治疗对这类患者的有效性[57]。

文献显示,与其他成年人相比,某些患者的风险更大,住院频率更高。制订全面的出院计划方案,包括尽早识别那些有风险的患者,能够改变这些统计数据。在进入护理机构后,早期多维评估可以提供一些如何更有效地解决整个患者治疗过程的重要指标。我们的经验是和主管护士合作,为照料者开设课程,搭建“照料者服务台”。这可能是老年骨科治疗团队可以使用的一种全面提高出院计划方案的额外工具,通过这种方式,可提高髋部骨折患者及其照料者的心理健康水平。

参考文献

[1] Bueckling B, Struewer J, Waldermann A, Horstmann K, Schubert N, Balzer-Geldsetzer M et al (2014) What determines health-related quality of life in hip fracture patients at the end of acute care? A prospective observational study. Osteoporos Int 25:475 – 484.

[2] Kao S, Lai KL, Lin HC, Lee HS, Wen HC (2005) WHOQOL-BREF as predictors of

mortality: a two-year follow-up study at veteran homes. Qual Life Res 14:1443 – 1454.

[3] Fenton FR, Cole MG, Engelsmann F, Mansouri I (1997) Depression in older medical inpatients. Int J Geriatr Psychiatry 12:389 – 394.

[4] Holmes JD, House AO (2000) Psychiatric illness predicts poor outcome after surgery for hip fracture: a prospective cohort study. Psychol Med 30:921 – 929.

[5] Miller EA, Weissert WG (2000) Predicting elderly people's risk for nursing home placement, hospitalization, functional impairment, and mortality: a synthesis. Med Care Res Rev 57:259 – 297.

[6] Krogseth M, Wyller TB, Engedal K, Juliebø V (2014) Delirium is a risk factor forinstitutionalization and functional decline in older hip fracture patients. J Psychosom Res 76: 68 – 74.

[7] Marcantonio ER, Flacker JM, Michaels M, Resnick NM (2000) Delirium is independently associated with poor functional recovery after hip fracture. J Am Geriatr Assoc 48: 618 – 624.

[8] Saczynski JS, Marcantonio ER, Quach L, Fong TG, Gross A, Inouye SK et al (2012) Cognitive trajectories after postoperative delirium. N Engl J Med 367:30 – 39.

[9] Pompei P, Foreman M, Rudberg MA, Inouye K, Braund V, Cassel CK (1994) Delirium in hospitalized older patients: outcomes and predictors. J Am Geriatr Soc 42:809 – 815.

[10] Mossey JM, Knott K, Craik R (1990) The effects of persistent depressive symptoms on hip fracture recovery. J Gerontol 45:M163 – M168.

[11] Yesavage JA, Brink TL, Rose TL, Lum O, Huang V, Adey M et al (1982) Development and validation of a geriatric depression screening scale: a preliminary report. J Psychiatr Res 17:37 – 49.

[12] Alarcón T, Gonzúlez-Montalvo JI, Gotor P, Madero R, Otero A (2011) Activities of daily living after hip fracture: profile and rate of recovery during 2 years of followup. Osteoporos Int 22:1609 – 1613.

[13] Fredman L, Hawkes WG, Black S, Bertrand RM, Magaziner J (2006) Elderly patients with hip fracture with positive affect have better functional recovery over 2 years. J Am Geriatr Soc 54:1074 – 1081.

[14] Langer JK, Weisman JS, Rodebaugh TL, Binder EF, Lenze EJ (2015) Short term affective recovery from hip fracture prospectively predicts depression and physical functioning. Health Psychol 34:30 – 39.

[15] Visschedijk J, Achterberg W, Van Balen R, Hertogh C (2010) Fear of falling after hip fracture: a systematic review of measurement instruments, prevalence, interventions, and related factors. J Am Geriatr Soc 58:1739 – 1748.

[16] National Alliance for Caregiving (NAC), American Association of Retired Persons (AARP) (2009) Caregiving in the U. S. NAC\\AARP, Bethesda\\Washington, DC.

[17] Neugaard B, Andresen E, McKune SL, Jamoom EW (2008) Health-related quality

of life in a national sample of caregivers: Findings from the behavioral risk factor surveillance system. J Happiness Stud 9:559 – 575.

[18] Deimling GT, Poulshock SW (1985) The transition from family in-home care to institutional care focus on health and attitudinal issues as predisposing factors. Res Aging 7: 563 – 576.

[19] Liu HY, Yang CT, Cheng HS, Wu CC, Chen CY, Shyu YI (2015) Family caregivers' mental health is associated with postoperative recovery of elderly patients with hip fracture: A sample in Taiwan. J Psychosom Res 78:452 – 458.

[20] Carretero S, Garcés J, Ródenas F, Sanjosé V (2009) The informal caregiver's burden of dependent people: theory and empirical review. Arch Gerontol Geriatr 49:74 – 79.

[21] Shyu YIL, Chen MC, Liang J, Tseng MY (2012) Trends in health outcomes for family caregivers of hip-fractured elders during the first 12 months after discharge. J Adv Nurs 68: 658 – 666.

[22] Lin PC, Lu CM (2005) Hip fracture: family caregivers' burden and related factors for older people in Taiwan. J Clin Nurs 14:719 – 726.

[23] Lin PC, Lu CM (2007) Psychosocial factors affecting hip fracture elder's burden of care in Taiwan. Orthop Nurs 26:155 – 161.

[24] Falaschi P, Eleuteri S, Mitroi C, Farulla C, Martocchia A (2015) Hip fracture: relation between patient's and caregiver's psychological wellbeing. In: Abstracts of the 4th Fragility Fracture Network Congress, Rotterdam, 3 – 5 Sept, pp 75 – 76.

[25] Eleuteri S, Bellanti G, Falaschi P Hip fracture: preliminary results supportingsignifi cative correlations between the psychological wellbeing of patients and their relative caregivers. J Gerontol Geriatr, submitted. in press.

[26] Testa MA, Simonson DC (1996) Assessment of quality-of-life outcomes. N Engl J Med 334:835 – 840.

[27] World Health Organization (1948) WHO constitution. World Health Organization, Geneva.

[28] Roth T, Kammerlander C, Gosch M, Luger TJ, Blauth M (2010) Outcome in geriatric fracture patients and how it can be improved. Osteoporos Int 21:S615 – S619.

[29] Randell AG, Nguyen TV, Bhalerao N, Silverman SL, Sambrook PN, Eisman JA (2000) Deterioration in quality of life following hip fracture: a prospective study. Osteoporos Int 11:460 – 466.

[30] Bertram M, Norman R, Kemp L, Vos T (2011) Review of the long-term disability associated with hip fractures. Inj Prev 17:365 – 370.

[31] Rasmussen B, Uhrenfeldt L (2014) Lived experiences of self-efficacy and wellbeing in the first year after hip fracture: a systematic review protocol of qualitative evidence. JBI Database Syst Rev Implement Rep 12:73 – 84.

[32] Garratt A, Schmidt L, Mackintosh A, Fitzpatrick R (2002) Quality of life measure-

ment: bibliographic study of patient assessed health outcome measures. BMJ 324:1417 – 1421.

[33] Xenodemetropoulos T, Devison S, Ioannidis G, Adachi JD (2004) The impact of fragility fracture on health-related quality of life. The importance of antifracture therapy. Drugs Aging 21:711 – 730.

[34] Hutchings L, Fox R, Chesser T (2011) Proximal femoral fractures in the elderly: how are we measuring outcome? Injury 42:1205 – 1213.

[35] Liem IS, Kammerlander C, Suhmb N, Blauth M, Roth T, Gosch M et al (2013) Identifying a standard set of outcome parameters for the evaluation of orthogeriatric comanagement for hip fractures. Int J Care Inj 44:1403 – 1412.

[36] Bandura A (2010) Self-efficacy. In: Weiner EB, Craighead EW (eds) The corsini encyclopedia of psychology, 4th edn. Wiley, Hoboken.

[37] Jellesmark A, Herling SF, Egerod I, Beyer N (2012) Fear of falling and changed functional ability following hip fracture among community-dwelling elderly people: an explanatory sequential mixed method study. Disabil Rehabil 34:2124 – 2131.

[38] McMillan L, Booth J, Currie K, Howe T (2013) 'Balancing risk' after fall-induced hip fracture: the older person's need for information. Int J Older People Nurs 9:249 – 257.

[39] Pesonen A, Kauppila T, Tarkkila P, Sutela A, Niinisto L, Rosenberg PH (2009) Evaluation of easily applicable pain measurement tools for the assessment of pain in demented patients. Acta Anaesthesiol Scand 53:657 – 664.

[40] Katz S, Ford AB, Moskowitz RW, Jackson BA, Jaffe MW (1963) Studies of illness in the aged. The index of ADL: a standardized measure of biological and psychosocial function. JAMA 185:914 – 919.

[41] Siddiqi N, Stockdale R, Britton AM, Holmes J (2007) Interventions for preventing delirium in hospitalized patients. Cochrane Database Syst Rev 2:CD005563. .

[42] de Castro SMM, Ünlü Ç, Tuynman JB, Honig A, van Wagensveld BA, Steller EP et al (2014) Incidence and risk factors of delirium in the elderly general surgical patient. Am J Surg 208:26 – 32.

[43] Murray AM, Levkoff SE, Wetle TT, Beckett L, Cleary PD, Lipsitz LA et al (1993) Acute delirium and functional decline in the hospitalised elderly patient. J Gerontol Med Sci 48: M181 – M186.

[44] Ely EW, Margolin R, Francis J, May L, Truman B, Dittus R et al (2001) Evaluation of delirium in critically ill patients: validation of the Confusion Assessment Method for the Intensive Care Unit (CAM-ICU). Crit Care Med 29:1370 – 1379.

[45] Nightingale S, Holmes J, Mason J, House A (2001) Psychiatric illness and mortality after hip fracture. Lancet 357:1264 – 1265.

[46] Bostrom G, Condradsson M, Rosendahl E, Nordstrom P, Gustafson Y, Littbrand H (2014) Functional capacity and dependency in transfer and dressing are associated with depressive symptoms in older people. Clin Interv Aging 9:249 – 257.

[47] Djernes JK (2006) Prevalence and predictors of depression in populations of elderly: a review. Acta Psychiatr Scand 113:372 – 387.

[48] Atay M, Aslan A, Burç H, Demirci D, Atay T (2016) Is depression associated with functional recovery after hip fracture in the elderly? J Orthop 13:115 – 118.

[49] Folstein MF, Folstein SE, McHugh PR (1975) "Mini-mental state". A practical method for grading the cognitive state of patients for the clinician. J Psychiatr Res 12(3):189 – 198.

[50] Fianco A, Sartori RD, Negri L, Lorini S, Valle G, Delle Fave A (2015) The relationship between burden and well-being among caregivers of Italian people diagnosed with severe neuromotor and cognitive disorders. Res Dev Disabil 39:43 – 54.

[51] Keyes CLM (2002) The mental health continuum: from languishing to flourishing in life. J Health Soc Behav 43:207 – 222.

[52] Dupuy HJ (1984) The Psychological General Well-Being (PGWB) index. In: Wenger N (ed) Assessment of quality of life in clinical trials of cardiovascular therapies. Le Jacq, New York.

[53] Novak M, Guest C (1989) Application of a multidimensional caregiver burden inventory. Gerontologist 29:798 – 803.

[54] Pearlin LI, Mullan JT, Semple SJ, Skaff MM (1990) Caregiving and the stress process: an overview of concepts and their measures. Gerontologist 30:583 – 594.

[55] McCullagh E, Brigstocke G, Donaldson N, Kalra L (2005) Determinants ofcaregiving burden and quality of life in caregivers of stroke patients. Stroke 36:2181 – 2186.

[56] Kashner TM, Magaziner J, Pruitt S (1990) Family size and caregiving of aged patients with hip fractures. In: Biegel DE, Bulm A (eds) Aging and caregiving: theory, research and policy. Sage, Beverly Hills.

[57] Gambatesa M, D'Ambrosio A, D'Antini D, Mirabella L, De Capraris A, Iuso S et al (2013) Counseling, quality of life, and acute postoperative pain in elderly patients with hip fracture. J Multidiscip Healthc 6:335 – 346.

英文缩略词列表

英文缩写	英文全称	中文
AAGBI	The Association of Anaesthetists of Great Britain and Ireland	英国和爱尔兰麻醉医师协会
ADL	Activities of Daily Living	日常生活能力量表
AIP	Association of Psychogeriatrics	精神病学协会
AITOG	Associazione Italiana di Traumatologia ed Ortopedia Geriatrica	意大利创伤和老年矫形外科学会
AOGU	Acute Orthogeriatric Units	急诊老年骨科单元
BCIS	Bone Cement Implantation Syndrome	骨水泥植入综合征
BJD	Bone and Joint Decade	骨与关节十年
BMD	Bone Mineral Density	骨密度
BPF	Best Practice Framework	最佳实践框架
BPT	Best Practice Tariff	最佳治疗流程
CAM	The Confusion Assessment Method	意识模糊评估法
CAS	Cumulated Ambulation Score	累积步行评分
CBI	Caregiver Burden Inventory	照料者负担量表
CGA	Comprehensive Geriatric Assessment	老年患者综合评估
CKD	Chronic Kidney Disease	慢性肾病
CRT	Cardiac Resynchronization Therapy	心脏再同步化治疗
DGG	Deutsche Gesellschaft Für Geriatrie	德国老年医学协会
DGU	Deutsche Gesellschaft für Unfallchirurgie	德国创伤学会
DNACPR	Do Not Attempt Cardiopulmonary Resuscitation	拒绝心肺复苏
DXA	Dual X-ray Absorptiometry	双能 X 射线测定法

续表

英文缩写	英文全称	中文
EPG	Evidence-Practice Gaps	理论证据—实践差距
FFN	Fragility Fracture Network	脆性骨折联盟
FI	Frailty Index	衰弱指数
FICB	Fascia-Iliaca Compartment Blocks	髂筋膜阻滞
FIT-I	Fracture Intervention Trial	骨折干预试验
FLS	Fracture Liaison Service	骨折联络服务
FNF	Femoral Neck Fracture	股骨颈骨折
FOF	Fear of Falling	担心摔倒
GDS	The Geriatric Depression Scale	老年抑郁量表
GFC	Geriatric Fracture Center	老年骨折中心
GFP	Geriatric Fracture Program	老年骨折计划
GH	Growth Hormone	生长激素
HA	Hemi-Arthroplasty	半髋关节置换术
HF	Hip Fracture	髋部骨折
HSA	Hip Structure Analysis	髋部结构分析
ICD	Implantable Cardioverter-defibrillators	植入式心脏复律除颤器
ICP	Integrated Care Pathways	集束化治疗路径
IGCTs	Inpatient Geriatric Consultation Teams	住院患者老年咨询小组
IGF-I	Insulin-like Growth Factor-I	胰岛素样生长因子- I
IHFD	Irish Hip Fracture Database	爱尔兰髋部骨折数据库
IOF	International Osteoporosis Foundation	国际骨质疏松症基金会
ISFR	International Society for Fracture Repair	国际骨折修复学会
LFW	Lateral Femoral Wall	股骨外侧壁
LMWH	Low Molecular Weight Heparin	低分子肝素
LTC	Long-Term Care	长期护理
METS	Metabolic Equivalents	代谢当量
MMSE	Mini-Mental State Examination	简明精神状态检查
MNA	Mini Nutritional Assessment	营养评估简表

续表

英文缩写	英文全称	中文
MPR	Medication Possession Ratio	药物持有率
NHFD	National Hip Fracture Database	国家髋部骨折数据库
NHFS	Nottingham Hip Fracture Score	诺丁汉髋部骨折评分
NICE	National Institute for Health and Care Excellence	国家健康保健研究所
NRS	Numerical Rating Scales	数字疼痛评分
NT-ProBNP	N-terminal Fragment of Brain Natriuretic Peptide	N 端脑钠肽原
OARS	Orthopedic Aged Care and Rehabilitation Service	老年骨科护理及康复服务
OB	Objective Burden	客观负担
OFC	Osteoporotic Fracture Campaign	骨质疏松性骨折运动
OFL	Osteoporotic Fracture Line	骨质疏松性骨折线
OG	Ortho-Geriatrician	老年骨科
PE	Pulmonary Embolism	肺栓塞
PGWBI	Psychological General Well-Being Index	心理全面健康指数
POCD	Post-operative Cognitive Dysfunction	术后认知功能障碍
POMA	Performance Oriented Mobility Assessment	活动性表现评估
PPME	Physical Performance Mobility Examination	身体活动性表现测试
PPT	Physical Performance Test	身体机能测试
QCT	Quantitative Computerized Tomography	定量计算机断层扫描
QOL	Quality of Life	生活质量
QUS	Quantitative Ultrasound	定量超声
RNI	Recommended Nutrient Intakes	推荐营养摄入
RTA	Road Traffic Accidents	道路交通事故
SB	Subjective Burden	主观负担

续表

英文缩写	英文全称	中文
SEFRAOS	Sociedad Española de Fracturas Osteoporóticas	西班牙骨质疏松性骨折协会
SHFA	Scottish Hip Fracture Audit	苏格兰髋部骨折研究
SIGG	Society of Gerontology and Geriatrics	老年医学和老年病学学会
SIGN	Scottish Intercollegiate Guidelines Network	苏格兰学院间指南
SPPB	Short Physical Performance Battery	简易机体功能评估法
SQ	Semi-Quantitative Method	半定量方法
Sub-TF	Sub-Trochanteric Fracture	股骨转子下骨折
SWB	Subjective Well-being	主观幸福感
TBS	Trabecular Bone Score	骨小梁评分
TF	Trochanteric Fracture	转子间骨折
THA	Total Hip Arthroplasties	全髋关节置换术
VAS	Visual Analogue Scale	视觉模拟量表
VERT	Vertebral Efficacy with Risedronate Therapy	利塞膦酸盐治疗椎体疗效
VFA	Vertebral Fracture Assessment	椎体骨折评估
VRIII	Variable Rate Intravenous Insulin Infusion	变量静脉输注胰岛素
VRS	Verbal Rating Scale	口头评定量表
VTE	Venous Thromboembolism	静脉血栓栓塞
WES	Walking Exercise Scale	步行运动量表
WHO	World Health Organisation	世界卫生组织